国家卫生健康委职业教育托育专业系列教材

婴幼儿生理基础

（供婴幼儿托育服务与管理专业高职使用）

陈慧玲　主　编

中国人口出版社
China Population Publishing House
全国百佳出版单位

图书在版编目（CIP）数据

婴幼儿生理基础 / 陈慧玲主编 . —北京：中国人口出版社，2022.8（2023.1 重印）
国家卫生健康委职业教育托育专业系列教材
ISBN 978-7-5101-8598-4

Ⅰ. ①婴…　Ⅱ. ①陈…　Ⅲ. ①婴幼儿 - 生理卫生 - 高等职业教育 - 教材　Ⅳ. ① R720.1

中国版本图书馆 CIP 数据核字（2022）第 093557 号

国家卫生健康委职业教育托育专业系列教材·婴幼儿生理基础

GUOJIA WEISHENG JIANKANG WEI ZHIYE JIAOYU TUOYU ZHUANYE XILIE JIAOCAI · YINGYOUER SHENGLI JICHU

陈慧玲　主编

责任编辑　张宏文
美术编辑　刘海刚　侯　铮
责任印制　林　鑫　王艳如
装帧设计　北京利宏博识文化有限公司
出版发行　中国人口出版社
印　　刷　小森印刷（北京）有限公司
开　　本　787 毫米 ×1092 毫米　1/16
印　　张　17.75
字　　数　290 千字
版　　次　2022 年 8 月第 1 版
印　　次　2023 年 1 月第 2 次印刷
书　　号　ISBN 978-7-5101-8598-4
定　　价　50.00 元

电子信箱　rkcbs@126.com
总编室电话　（010）83519392
发行部电话　（010）83510481
传　　真　（010）83538190
地　　址　北京市西城区广安门南街 80 号中加大厦
邮政编码　100054

托育职业教育专业教材建设指导组

组　长　杨文庄　国家卫生健康委人口家庭司司长

副组长　郭震威　中国人口出版社党委书记、社长

闫　宏　国家卫生健康委人口家庭司一级巡视员

杨爱平　国家卫生健康委继续教育中心主任

全国卫生健康职业教育教学指导委员会副主任委员

刘兰明　教育部职业院校教育类专业教学指导委员会主任

北京工业职业技术学院副院长、教授

成　员　洪秀敏　北京师范大学学前教育研究所所长、教授

李曼丽　清华大学教育研究院教授

刘鸿雁　中国人口与发展研究中心副主任、研究员

张　彤　首都儿科研究所首席专家、研究员

王晓勤　中国妇幼保健协会副秘书长

钟杏梅　北京金融街教育投资有限公司书记

北京金科职桥科技发展有限公司董事长、总经理

杨彩霞　中国儿童中心副主任

马　梅　上海市人口早期发展协会会长

徐拥军　国家卫生健康委人口家庭司二级巡视员

由晓柳　国家卫生健康委人口家庭司综合处处长

陈　晨　国家卫生健康委人口家庭司家庭处副处长

全国卫生健康职业教育教学指导委员会委员

宋仙保　国家卫生健康委继续教育中心资格认证处处长

　　　　全国卫生健康职业教育教学指导委员会委员

刘金伟　国家卫生健康委流动人口服务中心婴幼儿照护服务处处长

姜淑芳　中国人口出版社教材出版中心主任、编审

托育职业教育专业教材建设审核组

（按姓氏笔画排序）

一、职业教育类专家（共 10 人）

王春菊　中国科学院幼儿园园长

王彩凤　郑州幼儿师范高等专科学校教育教学部教授

文　颐　成都师范学院教授

李曼丽　清华大学教育研究院教授

杨金国　保定幼儿师范高等专科学校党委书记

张　懿　中福会托儿所保育教研组组长

茅红美　上海市托育服务指导中心主任

赵　青　金华职业技术学院早期教育专业负责人、教授

洪秀敏　北京师范大学学前教育研究所所长、教授

童　连　复旦大学公共卫生学院副教授

二、妇幼保健类专家（共 10 人）

马冠生　北京大学公共卫生学院营养系主任

王惠珊　中国疾病预防控制中心妇幼保健中心儿童保健部原主任

关宏岩　首都儿科研究所婴幼儿照护服务研究指导中心主任、研究员

许培斌　中国妇幼保健协会婴幼儿照护分会主委

邹　燕　国家卫生健康委科研所女性临床中心主任

张　彤　首都儿科研究所首席专家、研究员

金　曦　中国疾病预防控制中心妇幼保健中心原首席专家

段蕾蕾　中国疾病预防控制中心伤害防控与心理健康室主任

徐轶群　中国疾病预防控制中心妇幼保健中心副研究员

童梅玲　南京市妇幼保健院儿保科主任

三、政策管理类专家（共 9 人）

丁树德　河南卫生健康干部学院院长

杨　钢　中国人口出版社原副总编辑、编审

佘　宇　国务院发展研究中心一级调研员、研究员

张　力　中国政法大学法学院副教授

张　廷　呼伦贝尔职业技术学院党委副书记、院长

张本波　国家发展改革委宏观经济研究院社会发展所主任

张宏文　中国人口出版社卫生健康分社社长、副编审

茅倬彦　首都经济贸易大学教授

贾让成　宁波卫生职业技术学院院长

全国卫生健康职业教育教学指导委员会委员

编 委 会

主 编 陈慧玲 浙江·宁波卫生职业技术学院

副主编 刘立祯 江西·赣南卫生健康职业学院

游 坤 广西卫生职业技术学院

聂春莲 广东江门中医药职业学院

编 委（按姓氏笔画排序）

方 敏 中国科学院大学宁波华美医院

刘 娟 江西·赣南卫生健康职业学院

苏傲蕾 广西卫生职业技术学院

况 炜 浙江·宁波卫生职业技术学院

张玉琳 浙江·宁波卫生职业技术学院

唐有利 广西卫生职业技术学院

覃 朗 广西卫生职业技术学院

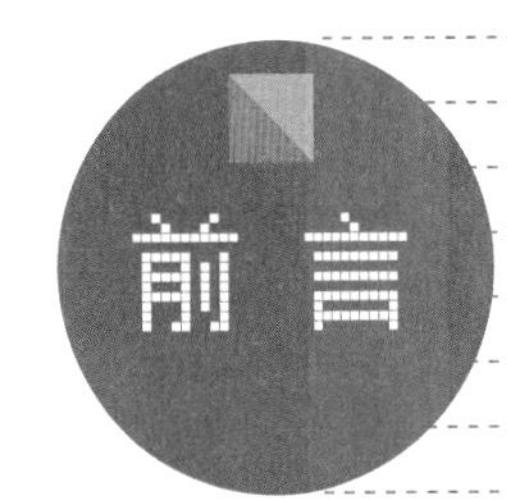

前言

为贯彻落实《中华人民共和国国民经济和社会发展第十四个五年规划和2035年远景目标纲要》《中华人民共和国职业教育法》《中共中央 国务院关于优化生育政策促进人口长期均衡发展的决定》（中发〔2021〕30号）、《国务院办公厅关于促进3岁以下婴幼儿照护服务发展的指导意见》（国办发〔2019〕15号）等规定精神，加快培养婴幼儿照护相关专业人才，发展普惠托育服务体系，“推进婴幼儿照护服务专业化、规范化发展，提高保育保教质量和水平”，国家卫生健康委员会在教育部和全国卫生健康职业教育教学指导委员会的大力支持下，组织编写职业教育托育专业系列教材。为有效解决托育领域高质量教材数量较少、专业覆盖面尚有空缺的问题，计划分期分批、快速有序出版37种中职、高职专科、高职本科教材：2022年8月，出版高职专科专业教材14种；2023年8月，出版中职和高职本科专业教材23种。

《婴幼儿生理基础》是高职专科托育专业系列教材之一。本书主要介绍运动系统、血液、循环系统、呼吸系统、消化系统、泌尿系统、生殖系统、感觉器官、神经系统和内分泌系统等人体各系统器官的功能活动规律及其原理，并突出体现婴幼儿的结构和生理功能特点。婴幼儿处于生长发育的阶段，其生理功能尚未成熟，与成人相比存在明显差异，只有充分认识其结构和功能特点，才能把握婴幼儿的生长状态和活动特点，合理设计和安排婴幼儿活动项目，识别健康问题并理解常见病防治，从而为婴幼儿提供更好的生长发育环境，保证其健康茁壮成长。

本教材主要有以下几方面特点：

一、以系统为单位进行知识整合。打破学科界限，将婴幼儿结构特点、基本生理功能以及婴幼儿功能活动特点有机融合，以加强知识之间的横向联系，有助于学生的学习理解，形成对婴幼儿的机体生理特点和生长发育规律的整体认识。

二、突出应用型人才培养。利用婴幼儿托育工作相关案例导入教学内容，通过案例分析和实验操作，引导学生主动探究，突出应用型知识学习能力的培养，促进分析问题、解决问题能力培养，与高职教育对高素质技术技能型人才的培养需求相适应。

三、加强对学生自主学习的支持。在纸质教材中，以二维码形式插入教学 PPT、微课、练习题等数字资源，充分利用多媒体技术使枯燥抽象的理论内容形象化、生动化，通过资源平台便于学生随时随地开展学习和测评，满足学生自主学习的需要。

在教材编写中，我们坚持教材建设的政治性、实践性、科学性和规范性，充分体现德育为先、立德树人的教育理念，突出职教特色、紧密联系岗位工作，符合教育教学规律和学生特点，力求内容准确、逻辑严密、表述规范。本书既可作为 3 年制高等职业教育婴幼儿托育服务与管理专业学生的教材使用，也可作为相关专业学生以及托育服务从业人员的学习或参考用书，还可供家长科学育儿参考。

在本书的编写过程中，参阅了大量教材和其他相关资料，引用了较多的图表，我们尽可能标明了出处，在此向所引用资料的原作者表示诚挚的感谢。由于编写水平有限，书中难免存在疏漏及不足，敬请广大师生和读者批评指正，提出宝贵意见。

编　者

2022 年 8 月

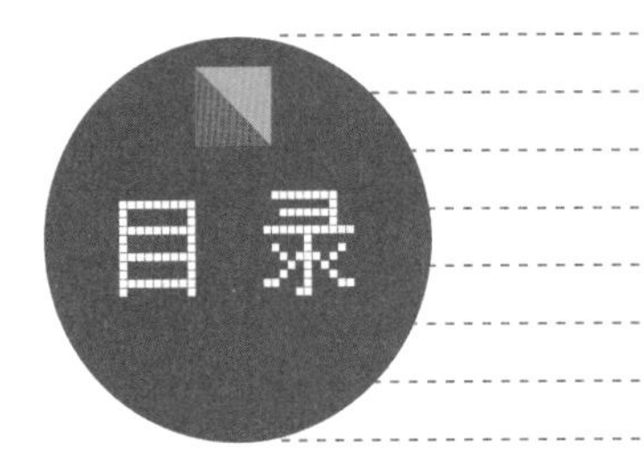

目录

第一章　绪论

第一节　人体的基本结构…… 002

第二节　生命的基本特征…… 006

第三节　内环境和稳态…… 007

第四节　人体功能的调节…… 009

第二章　能量代谢与体温

第一节　能量代谢…… 015

第二节　体温及其调节…… 019

第三章　运动系统

第一节　骨和骨连结…… 027

第二节　骨骼肌…… 040

第三节　婴幼儿的运动发展…… 043

第四章　血液

第一节　血量与血液组成…… 051

第二节　血细胞生理…… 054

第三节 血液凝固和纤维蛋白溶解…… 060
第四节 血型和输血…… 063

第五章 循环系统

第一节 婴幼儿的循环系统结构特点…… 071
第二节 心脏生理…… 079
第三节 血管生理…… 086
第四节 心血管活动的调节…… 092
第五节 婴幼儿的循环系统功能特点…… 096

第六章 呼吸系统

第一节 婴幼儿的呼吸系统结构特点…… 101
第二节 肺通气…… 104
第三节 肺换气和组织换气…… 110
第四节 气体在血液中的运输…… 112
第五节 呼吸运动的调节…… 114
第六节 婴幼儿的呼吸功能特点…… 117

第七章 消化系统

第一节 婴幼儿的消化系统结构特点…… 122
第二节 食物的消化…… 127
第三节 吸收…… 135
第四节 消化活动的调节…… 138

第五节 婴幼儿的消化和吸收特点…………………………………………………… 139

第八章 泌尿系统

第一节 婴幼儿的泌尿系统结构特点……………………………………………… 145
第二节 尿的生成过程……………………………………………………………… 149
第三节 尿生成的调节……………………………………………………………… 155
第四节 尿液及其排放……………………………………………………………… 158
第五节 婴幼儿的泌尿功能特点…………………………………………………… 161

第九章 生殖系统

第一节 男性生殖系统……………………………………………………………… 166
第二节 女性生殖系统……………………………………………………………… 171

第十章 感觉器官

第一节 眼…………………………………………………………………………… 181
第二节 耳…………………………………………………………………………… 190
第三节 皮肤………………………………………………………………………… 196

第十一章 神经系统

第一节 婴幼儿的神经系统结构特点……………………………………………… 203
第二节 神经系统的感觉分析功能………………………………………………… 212
第三节 神经系统对躯体运动的调节……………………………………………… 216

第四节　神经系统对内脏活动的调节…………………………………… 221
第五节　脑的高级功能……………………………………………………… 224
第六节　婴幼儿的神经系统功能特点…………………………………… 230

第十二章　内分泌系统

第一节　概述………………………………………………………………… 237
第二节　下丘脑和垂体……………………………………………………… 239
第三节　甲状腺……………………………………………………………… 242
第四节　肾上腺……………………………………………………………… 245
第五节　调节钙、磷代谢的激素…………………………………………… 248
第六节　胰岛………………………………………………………………… 251

第十三章　实验课

实验一　ABO 血型鉴定 ………………………………………………… 256
实验二　心音听诊…………………………………………………………… 258
实验三　动脉血压测量……………………………………………………… 260
实验四　肺通气功能测量…………………………………………………… 263
实验五　视力测量…………………………………………………………… 265
实验六　人体腱反射检查…………………………………………………… 267

参考文献 ………………………………………………………………… 269

第一章

绪　论

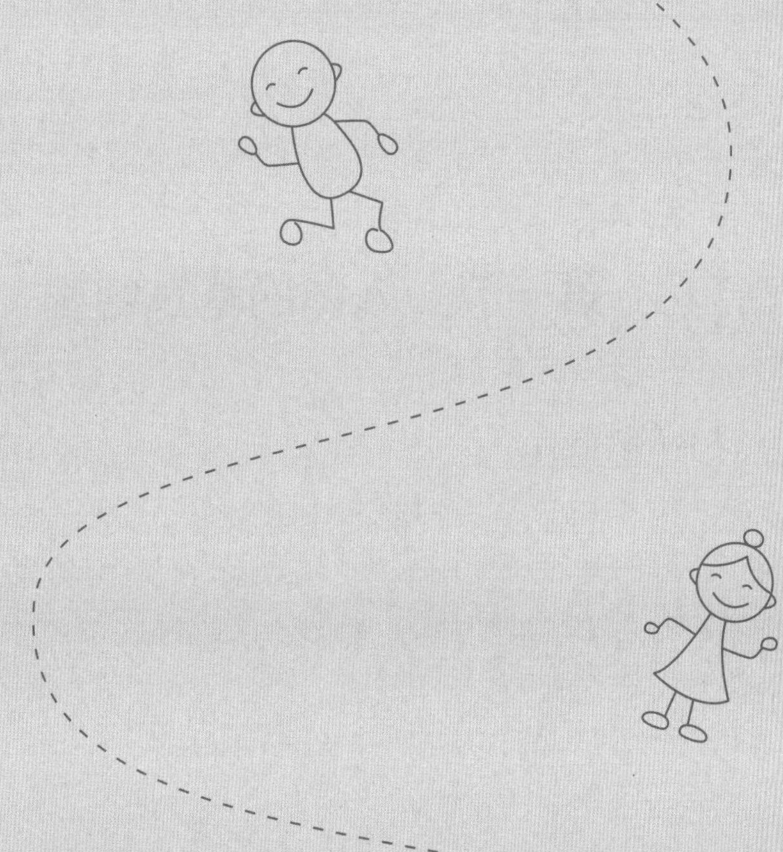

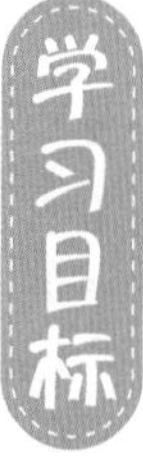

学习目标

1. 认识婴幼儿生理基础知识与岗位工作的关系，培养学生对课程知识学习的兴趣。
2. 结合生命的基本特征，引导学生尊重生命、关爱生命。
3. 掌握人体的基本结构，内环境稳态及其意义。
4. 了解细胞的基本功能。
5. 能分析内环境稳态与婴幼儿健康的关系。
6. 能理解婴幼儿生理功能调节的基本方式和反馈机制。

案例导入

晨晨刚满4个月，有一天早上出现吐奶、腹泻的情况。因为以前也出现过这种情况，妈妈决定先观察一下，结果到了晚上，晨晨越来越没有精神，尿量很少，发生昏迷失去了意识。妈妈赶紧将晨晨送到了儿童医院。经过仔细询问和检查，医生判断晨晨是由于脱水导致昏迷。

请思考：晨晨为什么会发生脱水？婴幼儿的体液量有什么特点？

教学PPT：
绪论

第一节　人体的基本结构

一、人体的外形

从外形看，人体可分为头、颈、躯干和四肢四个部分。头是人体最重要的部位，分为面部和颅部。颈连接着头部和躯干，颈的前部称为颈，后部称为项。躯干的前面分为胸、腹、盆部和会阴，后面分为背部和腰部。四肢分为上肢和下肢，上肢又分肩、臂、前臂和手，下肢又分臀、股、小腿和足。

人体内部有颅腔和体腔，颅腔容纳脑，体腔分为胸腔和腹腔。胸腔内有心、肺、气管和食管等器官。腹腔内有胃、肠、肝、胆、胰、脾、肾等器官，腹腔的最下部称为盆腔。盆腔内有膀胱、直肠等器官。

二、人体的基本结构

（一）细胞

细胞是人体结构和功能的基本单位，由细胞膜、细胞质和细胞核构成（图 1-1）。

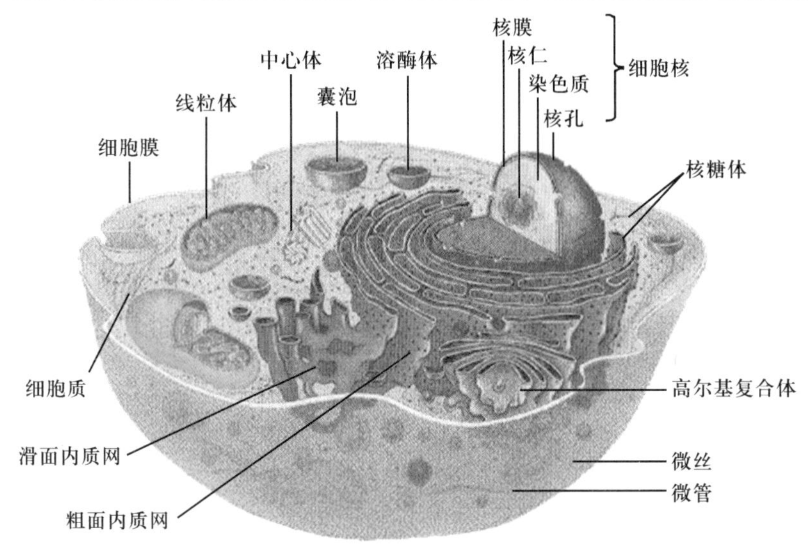

图 1-1 细胞结构模式图

1. 细胞膜 细胞膜的主要成分是蛋白质和脂质，还有少量糖类。细胞膜为细胞的生命活动提供相对稳定的内部环境，并具有物质转运、信号转导等重要功能。脂溶性小分子（O_2、CO_2 等）以单纯扩散的方式从浓度高的一侧向浓度低的一侧直接跨膜移动；水溶性小分子（葡萄糖、氨基酸等）或离子如钾离子（K^+）、钠离子（Na^+）等以易化扩散的方式在特殊膜蛋白帮助下顺浓度差转运；细胞还可通过消耗能量的主动转运方式将物质由膜的低浓度一侧转运到高浓度一侧，如转运 Na^+、K^+ 的钠 - 钾泵；一些大分子物质或物质团块（如细菌、激素等）以膜泡的形式进出细胞。

微课：
细胞膜的物质转运

2. **细胞质** 细胞质主要由基质和细胞器组成。在液态的基质中存在多种细胞器，如线粒体、核糖体、内质网、高尔基体、溶酶体等。线粒体是有氧氧化、产生三磷酸腺苷（ATP）的主要场所；核糖体是蛋白质合成的场所；内质网的功能主要是合成、加工蛋白质，合成脂质等；高尔基复合体主要与蛋白质的加工和包装相关；溶酶体具有分解物质、清除异物等作用。

3. **细胞核** 细胞核是细胞遗传与代谢的调控中心，由核膜、染色质、核仁及核基质等组成。染色质上存在着遗传物质脱氧核糖核酸（DNA）分子，DNA 碱基对的排列顺序构成了遗传信息。细胞核对 DNA 的复制和核糖核酸（RNA）的转录具有直接的决定作用，并通过信使核糖核酸（mRNA）携带遗传信息指导蛋白质的合成，从而间接调控细胞的形态功能及生命活动。

（二）组织

一些形态相似、功能相近的细胞和细胞间质结合在一起，构成组织。人体组织有四种基本类型：上皮组织、结缔组织、肌组织和神经组织（图 1-2）。

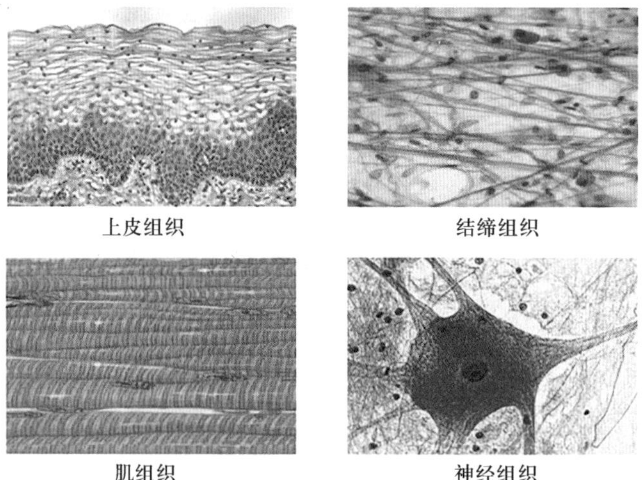

图 1-2 人体的组织

1. **上皮组织** 上皮组织覆盖在身体表面或衬贴在有腔器官的腔面，由排列紧密的上皮细胞组成，具有保护作用。有些上皮细胞分化为具有分泌作用的腺上皮，形成各种腺体，如汗腺、唾液腺等。

2. **结缔组织** 结缔组织由少量细胞和大量细胞间质组成，分布广泛、种类较多，如皮下组织、脂肪、肌腱、软骨、骨和血液等均属于结缔组织，具有支持、营养、保护等功能。

3. **肌组织** 肌组织主要由肌细胞组成，分为骨骼肌、心肌和平滑肌三种。骨骼肌受意识控制，称为随意肌。骨骼肌的舒缩能牵动骨骼产生运动。心肌和平滑肌不受意识控制，称为不随意肌。心肌分布于心壁，能自动有节律地收缩和舒张；平滑肌分布于内脏器官和血管的管壁，能缓慢持久地收缩。

4. **神经组织** 神经组织主要由神经细胞组成。神经细胞也称神经元，具有感受刺激、整合和传导信息的功能。

（三）器官

几种不同的组织构成具有一定形态、能完成一定功能的结构，称器官，如心、肺、胃、肾等。如心脏位于胸腔内，呈圆锥形，是人体血液循环的动力器官。

（四）系统

参与人体某一方面生理功能的一系列器官组合在一起，构成系统。人体有九大系统，包括运动系统、循环系统、呼吸系统、消化系统、泌尿系统、生殖系统、感觉器官、神经系统和内分泌系统。

本节内容回顾

本节内容架构		应知应会星级
一、人体的外形		★★★★★
二、人体的基本结构	（一）细胞	★★★★
	（二）组织	★★★★
	（三）器官	★★★★
	（四）系统	★★★★

第二节 生命的基本特征

生命具有一些共同的基本特征，包括新陈代谢、兴奋性、生长发育、生殖、遗传变异、衰老死亡等。

一、新陈代谢

在生命活动中，人体与外界环境之间不断地进行物质和能量交换，以实现自我更新，这一过程称为新陈代谢。新陈代谢是生命体与非生命体相区别的最基本特征。

新陈代谢包括同化作用和异化作用。人体不断从外界环境摄取营养物质，将其转变为自身组成成分，并储存能量，这一过程称为同化作用，又称合成代谢。同时，体内部分物质不断分解，释放能量，并将分解的最终产物排出体外，此过程称为异化作用，又称分解代谢。

婴幼儿处于快速的生长发育时期，其新陈代谢非常旺盛。此阶段机体的同化作用大于异化作用，这是婴幼儿生长发育的基本保证。

二、兴奋性

一切具有生命活动的机体、组织或细胞能对刺激发生反应，这种特性称为兴奋性。组织或细胞对刺激的反应有两类：由相对静止状态转变为相对活动状态，或由较弱活动状态转变为较强活动状态，称为兴奋；反之，则称为抑制。

人体内几乎所有的组织和细胞都有兴奋性，但是不同组织兴奋性的高低差异较大。神经、肌肉、腺体这三类组织的兴奋性较高，称为可兴奋组织。它们容易接受刺激并发生明显的兴奋反应。细胞在受刺激之前（安静状态），由于钾离子（K^+）在细胞内外的不均衡分布，K^+从浓度高的细胞内外流，形成外正内负的电荷分布，称为静息电位。当细胞受刺激时，细胞膜上钠离子（Na^+），钙离子（Ca^{2+}）通道打开，Na^+等离子内流，引起一过性的膜内电位升高，称为动作电位。动作电位的产生是细胞兴奋的标志。

三、生长发育

生长是指细胞的数量增加和体积增大，表现为身体各器官、组织的长大和形态变化，反映量的改变。发育是指组织器官的分化完善和功能上的成熟，反映质的改变。二者密切相关，生长是发育的物质基础，而发育状态又是生长的前提。

生长和发育是儿童所特有的生理现象。人体的生长发育是指从受精卵到成人的成熟过程。人体在生长发育的过程中，各系统、器官和组织都要经历从简单到复杂，直至组织器官功能的完善和成熟。

本节内容回顾

本节内容架构	应知应会星级
一、新陈代谢	★★★★
二、兴奋性	★★★★
三、生长发育	★★★★

第三节　内环境和稳态

一、内环境

构成人体的绝大多数细胞不与外界环境直接接触，而是生存于细胞外液中。细胞从细胞外液中摄取新陈代谢所需的氧和营养物质，同时将二氧化碳和代谢产物排到细胞外液中，再通过呼吸、泌尿等途径排出体外。因此，细胞外液构成了细胞生存的环境，称为内环境。内环境为体内细胞提供了新陈代谢的必需条件，对细胞的生存以及正常功能的维持十分重要。

成人体内的液体总量约占体重的60%，成人体内液体总量的2/3左右在细胞内，构成细胞内液；约1/3在细胞外，构成细胞外液。细胞外液包括血浆、组织液、淋巴液、脑脊液和房水等。人的年龄越小，体液总量相对越多。新生儿的体液总量占体重的78%，1岁时约占体重的70%，2~14岁时体液总量占体重的65%左右。可见，儿童体液量占体重的比例相对较大，因此对水的需要量也相对较大，而机体的调节能力又较差，故儿童较成人容易发生脱水。

二、内环境稳态

人体内环境的理化性质，如温度、pH值、离子浓度、渗透压等经常保持相对稳定的状态，称为内环境稳态，简称稳态。稳态并非指内环境的各种理化性质恒定不变，而是一种动态平衡，即在一定范围内变动但又保持相对稳定。例如，人的正常体温总是在37℃左右波动，但波动幅度不超过1℃。

知识链接

婴幼儿的需水量

由于婴幼儿生长发育快、新陈代谢旺盛，故而对水的需求量大。不同年龄的婴幼儿对水的需求不同。按体重计算，年龄越小，每日需水量越多。小于1岁，每日需水量为120~160mL/kg；1~3岁，每日需水量为100~140mL/kg。根据此标准，以及不同年龄参考体重计算：0~6个月婴儿，已从母乳或配方奶中获得所需的水分，无须额外饮水；6个月至1岁，每日水总摄入量约900mL，包含奶、食物和饮水，其中奶量不少于500~800mL；1~2岁，每日水总摄入量约1300mL，其中奶量400~600mL，除去食物所含水量，额外饮水500~600mL；2~3岁，每日除三餐外饮水量600~700mL。但具体饮水量应结合婴幼儿的实际情况做调整，如：进食不足可酌情增加饮水量；有大量出汗、腹泻等情况时，也应增加饮水量以防脱水。

稳态是细胞进行正常功能活动的重要保证，也是机体维持正常生命活动的必要条件。内环境稳态的破坏（如高热、酸中毒、缺氧及离子浓度异常等）可引起细胞功能的严重损害，导致疾病发生，甚至危及生命。在正常情况下，细胞代谢或外界环境因素也会干扰内环境稳态，但机体可通过神经、体液等因素的调节，使内环境稳态得以及时恢复，从而维持其相对稳定。

本节内容回顾

本节内容架构	应知应会星级
一、内环境	★★★★★
二、内环境稳态	★★★★★

第四节 人体功能的调节

人体具有完善的调节机制及控制系统，当处于不同生理情况或外界环境发生变化时，能有效调节各系统、器官的功能活动，以维持内环境稳态，并做出适应性反应。

一、人体功能调节的方式

人体对功能活动的调节主要有三种方式：神经调节、体液调节和自身调节。

（一）神经调节

通过神经系统的活动对人体功能进行调节称为神经调节，其基本方式是反射。反射是指在中枢神经系统参与下，机体对刺激做出的规律性反应。

反射活动的结构基础是反射弧，由感受器、传入神经、神经中枢、传出神经和效应器5个部分组成（图1-3）。感受器能感受体内外的各种刺激，并将刺激信号转变为电信号，通过传入神经传到相应的神经中枢，神经中枢对传入信号分析综合后发出指令，再通过传出神经到达效应器，最后由效应器完成反射活动。

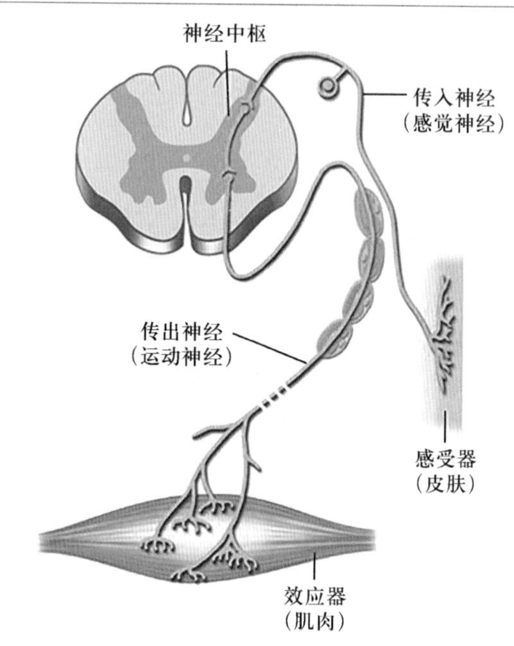

图 1-3　反射弧模式图

神经调节的特点：产生效应迅速、调节范围精确、作用持续时间较短暂。

（二）体液调节

体内一些特殊化学物质通过体液（血液、组织液等）运输，能对相应的组织细胞功能进行调节，这种调节称为体液调节。参与体液调节的化学物质主要是内分泌细胞分泌的激素。体液调节的特点是：产生效应较缓慢、作用范围较广泛、作用持续时间较长。

人体内多数内分泌活动接受神经系统的支配，作为神经调节的一个传出环节发挥作用，这种调节称为神经－体液调节。

（三）自身调节

自身调节是指一些组织、细胞不依赖神经和体液调节，由自身对刺激做出适应性反应的过程。自身调节的范围相对较窄、调节能力相对较弱，但仍有较重要的生理意义。例如在保持肾血流量、心搏出量的稳定过程中，自身调节均发挥重要作用。

二、人体功能调节的反馈机制

在人体功能活动的调节系统中，调节者主要是神经系统和内分泌系统，而接受它们支配的器官、组织则是被调节者。调节者向被调节者发出的信息称为调节信息，被调节者向调节者发出的信息则称为反馈信息。

微课：人体功能调节的反馈机制

（一）正反馈

反馈信息作用于调节者，结果引起原来的调节信息加强，称为正反馈。例如排尿反射，当排尿中枢兴奋，发出调节信息引起膀胱逼尿肌收缩、尿道括约肌松弛，导致尿液排出；尿液进入尿道后刺激尿道壁的感受器，感受器的传入信息（即反馈信息）可引起排尿中枢进一步兴奋，使排尿反射加强，直至尿液排完为止。正反馈的生理意义在于，促使人体的某种生理过程尽快完成。

（二）负反馈

如反馈信息的作用引起原来的调节信息减弱，或者向相反方向变化，称为负反馈。人体内的负反馈调节非常普遍，如体温的相对稳定。当幼儿剧烈运动时，产热增加，使体温升高，这种反馈信息作用于体温调节中枢，可引起散热增加、产热减少（如出汗），导致体温回降，恢复至37℃左右。负反馈的生理意义在于，维持人体生理功能的稳态。

本节内容回顾

本节内容架构		应知应会星级
一、人体功能调节的方式	（一）神经调节	★★★★
	（二）体液调节	★★★★
	（三）自身调节	★★
二、人体功能调节的反馈机制	（一）正反馈	★★★
	（二）负反馈	★★★

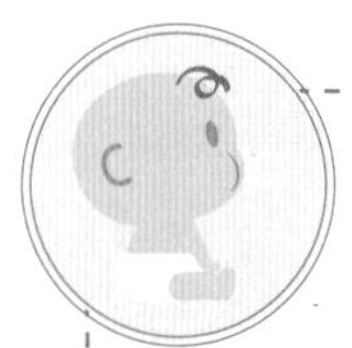

—思考题—

1. 什么是内环境？请分析内环境稳态与婴幼儿健康之间的关系。

2. 什么是负反馈？举例说明负反馈对婴幼儿生理功能调节的意义。

绪论习题及答案

（本章编者：陈慧玲）

第二章

能量代谢与体温

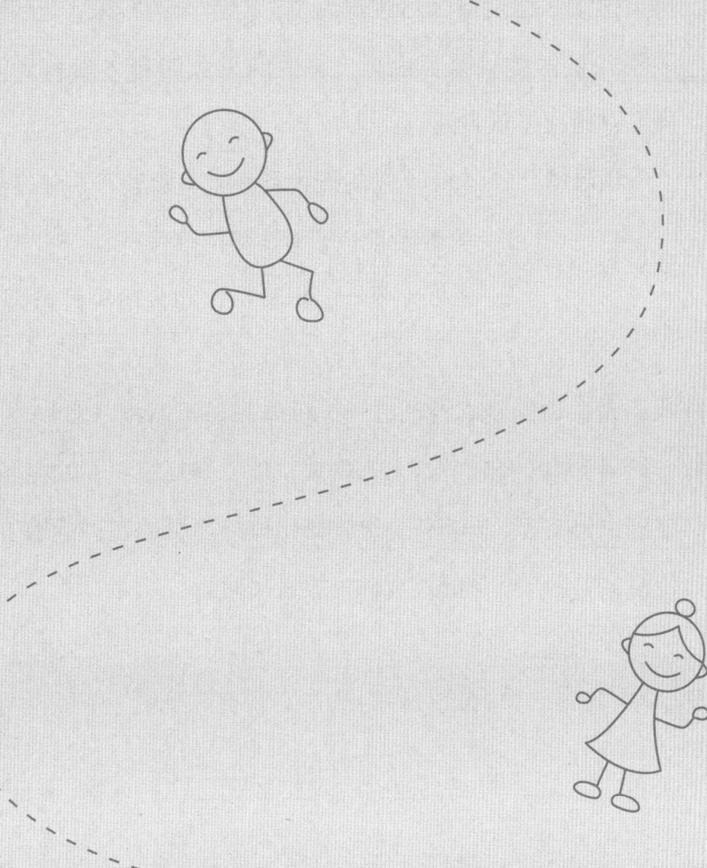

学习目标

1. 引导学生细致观察和分析婴幼儿的能量消耗及需求，加强关爱儿童的意识。
2. 通过体温调节的分析，培养对立统一、动态平衡的辩证思维。
3. 掌握婴幼儿的能量代谢特点，体温的概念及其生理变动，皮肤的散热方式。
4. 了解人体能量的来源和利用，产热的方式及调节，体温的调节。
5. 能根据活动消耗、生长发育等特点对婴幼儿的能量需求进行初步分析。
6. 能说明体温测量的常用部位，并分析体温测量的影响因素。

案例导入

贝贝今年 2 岁了，是个健康活泼的小女孩。她有肉乎乎的小手，圆圆的脸蛋，明亮的大眼睛，非常可爱，大家都很喜欢她。她在做健康体检的时候，妈妈发现她超重了，担心她以后越长越胖，于是每餐给她减少了食量，让她以吃素食为主，很少让她吃肉和奶，她经常喊吃不饱。饮食控制半年后，妈妈发现贝贝瘦了，也没那么活泼好动了，时常无精打采，还经常感冒，于是带贝贝去医院儿童保健科做了检查，医生说贝贝的身体没有大问题，就是有些营养不良，并给出了饮食建议。

请思考： 1. 人体所需的三大营养素有哪些？机体主要的供能物质有哪些？

2. 能量代谢的平衡是如何维持的？

3. 假如你是一名保育员，你会给贝贝妈妈提出哪些饮食建议？

新陈代谢是生命的基本特征之一。机体需要不断地从食物中摄取营养物质，经过消化、吸收、利用食物中的营养成分来构成机体、修复组织，贮存能量、维持体温，调节生理功能、促进生长发育，并将代谢废物排出体外。机体在进行物质代谢过程中所伴随的能量释放、转移、贮存和利用的过程称为能量代谢。

第一节　能量代谢

一、人体能量的来源和利用

教学 PPT：
能量代谢

（一）能量的来源

婴幼儿生长发育及生命活动所需的能量主要来源于食物中的营养素。营养素分为有机物和无机物两大类。有机物包括糖类、脂肪、蛋白质、维生素和膳食纤维；无机物包括水和矿物质。其中，糖类、脂肪、蛋白质为主要的三大营养素。

1. **糖类**　是机体的主要供能物质，包括单糖、双糖以及多糖等糖类。2 岁以上儿童膳食中，糖类所产生的能量应占总能量的 55%~65%。婴幼儿的能量需要与其生长速度、活动量有关，0~6 个月婴儿糖类适宜摄入量为 60g/d，7~12 个月婴儿为 85g/d，1~3 岁幼儿每日糖类参考摄入量为 120g。糖在体内的贮存量极少，因此，日常保证充分的糖类摄入，提供合适比例的能量来源是很重要的。

2. **脂肪**　是机体供能的重要物质。脂肪能促进脂溶性维生素的吸收、维持体温、保护体内脏器。脂肪所提供的能量占每日总能量的 35%~50%。婴幼儿每日每千克体重约需脂肪 4~6g。体内贮存的脂肪量可占体重的 20%。脂肪既可以直接从食物中摄取，也可由糖和氨基酸在体内转化而来。婴幼儿对脂肪的摄入主要来源于母乳、乳制品、蛋黄、鱼、肉类、植物油等。

3. **蛋白质**　由氨基酸组成，是构成人体组织、细胞和体液的主要成分，也是组成体内酶、激素、抗体等的重要物质，具有调控渗透压、保证生理功能的作用。人体内蛋白质量约占成人体重的 1/5，肌肉和神经细胞含蛋白质量较多，脏器及腺组织中的蛋白质量次之。婴幼儿生长发育快，较年长儿及成人需要更多优质蛋白质。0~6 个月婴儿蛋白质的推荐摄入量为 9g/d，7~12 个月婴儿为 20g/d，1~3 岁幼儿推荐摄入量为 25g/d。

蛋白质需要量还受食物种类影响，如母乳喂养婴儿每日需要蛋白质 2.0g/kg，牛奶及乳制品人工喂养婴儿每日需要蛋白质 2.5~3.5g/kg，而使用豆谷类植物蛋白喂养婴儿，蛋白质需要量应更多。当食物中蛋白质供应不足时，人体可分解自身组织蛋白代偿，从而引起体重减轻和蛋白质营养不良。蛋白质一般不供能，当婴幼儿长期供能不足时，机体会分解蛋白质供能，生长发育会受到阻碍。所以，能量供应充足，才能满足婴幼儿生长发育的需要。

（二）能量的利用

体内的能源物质氧化释放的能量有 50% 以上直接转变为热能，主要用于维持体温。其余的能量在组织细胞内以化学能的形式贮存于三磷酸腺苷（ATP）中。当组织细胞进行各种功能活动需要消耗能量时，由 ATP 分解供能。

婴幼儿摄入的能量与消耗的能量应基本相等，以保持能量平衡状态。此时，体重可基本保持稳定。婴幼儿每日消耗的能量除了要完成基础代谢、食物的特殊动力效应、运动和各项生理活动外，还要包括生长发育所需的能量。婴幼儿若长期饥饿或摄入食物的能量少于消耗的能量，机体则需要动用贮存的能源物质，可导致营养不良、体形消瘦、生长发育迟缓、免疫功能降低。反之，若能量摄入多于能量消耗，体内贮存脂肪过多，会引起儿童期肥胖症。成年后患糖尿病、高血压、动脉粥样硬化等的概率增加。因此，必须保证婴幼儿能量平衡。身体质量指数（BMI）是评估婴幼儿营养状况常用指标之一。BMI= 体重（kg）/［身高（m）］^{2}。我国成人的 BMI ≥ 24 为超重，≥ 28 为肥胖。而婴幼儿则是以百分位数进行分级。

二、影响能量代谢的因素

（一）骨骼肌活动

肌肉活动对能量代谢的影响最显著。任何轻微的肌肉活动都可提高能量代谢率。机体能量代谢的增加与肌肉活动的强度成正比。

（二）食物的特殊动力效应

食物的特殊动力效应是指食物刺激机体产生额外能量消耗的作用。仅与进食种类有关，而与进食总热量无关。蛋白质的生热作用为本身产生能量的 30%，脂肪为 4%，碳水化合物为 6%，混合食物为 10% 左右。此效应只增加机体的能量消耗，而不增加能量来源。

（三）精神活动

平静时，产热量增加一般不超过 4%。但当精神紧张和情绪变化时，肌紧张增强、交感神经兴奋及肾上腺激素释放，能量代谢显著增加。

（四）环境温度

人体处于 20~30℃的环境中，在安静、肌肉放松、身着薄衣时，能量代谢水平较低且最稳定。当温度低于 20℃时，由于肌紧张增强和寒战，使能量代谢增加；当温度超过 30℃时，由于体内生化反应速度加快，以及发汗、呼吸和循环功能增强，也使能量代谢增加。

三、基础代谢

（一）基础代谢

基础代谢是指人体在基础状态下的能量代谢。基础状态是指人体在室温 20~25℃时，清醒、空腹、静卧的状态。此时人体的能量消耗仅限于维持心跳、呼吸等基本的生命活动。

（二）基础代谢率

基础状态下，单位时间内的能量代谢称为基础代谢率（BMR）。BMR 常作为评价机体能量代谢水平的指标。在相同条件下，幼儿高于成人。发热时，体温每升高 1℃，BMR 可升高 13% 左右。

四、婴幼儿的能量代谢特点

（一）基础代谢消耗

婴幼儿基础代谢的热量需要量占总需要量的 50%~60%，比成人高 10%~15%，可能与其生长发育较快有关。新生儿每天基础热量消耗为 209kJ/kg（50kcal/kg），1 岁以内的婴儿约为 230kJ/kg（55kcal/kg）。

（二）食物特殊动力作用消耗

婴儿食物含蛋白质多，食物特殊动力作用是指由于摄取食物所引起的额外能量消耗，占总能量的 7%~8%。

（三）体力活动消耗

婴幼儿活动消耗的能量的多少与身高、体重、活动量、活动持续时间、活动环境、活动类型有关。活泼好动的儿童比同龄安静的儿童消耗的能量要高出 3~4 倍。

（四）生长发育所需

婴幼儿期处于生长发育的高峰期，生长所需的能量与生长发育的速度成正比。6 个月以内的婴儿每日每千克体重需要 40~50kcal 热量，6 个月至 1 岁的婴儿每日每千克体重需要 15~20kcal 热量，幼儿每日每千克体重需要 5kcal 热量。随着年龄的增加所需热量逐渐减少，到青春期时所需热量出现第二个高峰。

（五）排泄损失

人体每日摄入体内的食物未被消化吸收的部分，会随着排便排出体外。摄取混合饮食的婴幼儿排泄损失的热量不到总热量的 10%，每日每千克体重损失能量 8~11kcal。

本节内容回顾

本节内容架构		应知应会星级
一、人体能量的来源和利用	（一）能量的来源	★★★★
	（二）能量的利用	★★★
二、影响能量代谢的因素	（一）骨骼肌活动	★★★★★
	（二）食物的特殊动力效应	★★★★
	（三）精神活动	★★★
	（四）环境温度	★★★★
三、基础代谢	（一）基础代谢	★★★
	（二）基础代谢率	★★★★
四、婴幼儿的能量代谢特点	（一）基础代谢消耗	★★★★★
	（二）食物特殊动力作用消耗	★★★★
	（三）体力活动消耗	★★★★★
	（四）生长发育所需	★★★★★
	（五）排泄损失	★★★★

第二节　体温及其调节

体温是指机体深部的平均温度。即使环境温度发生了变化，但人体的深部温度依然能够保持相对的恒定。正常的体温是人体进行新陈代谢和生命活动的必要条件。当体温低于 34℃时，意识将丧失；低于 25℃时，心跳、呼吸停止。当体温持续高于 41℃时，可引起脑组织损害；超过 43℃将威胁生命。

教学 PPT：
体温及其调节

微课：
体温及其调节

一、体温及其生理变动

（一）体温

医学上常采用测量直肠、口腔或腋窝的温度来代表体温。直肠温度最高，正常值为 36.9~37.9℃；口腔温度正常值为 36.7~37.7℃；腋窝温度较低，正常值为 36.0~37.4℃。婴幼儿的体温偏高，但正常值与成人一致。生活中最常用的测量体温的方法是腋温法。此外，还有口温法、肛温法、耳温法、额温法等。测量腋温时，婴幼儿取卧位或坐位，先拭去腋窝的汗液，将体温计读数甩到 35℃以下，将体温计的水银端置于腋下，测量 5 分钟后读数。

（二）体温的生理变动

体温可受多种因素的影响而发生生理性波动，但变化的幅度一般不超过 1℃。成人体温按昼夜节律呈周期性波动，在清晨 2~6 时体温最低，午后 1~6 时最高。新生儿特别是早产儿的体温调节中枢尚未发育成熟，其体温没有昼夜周期性波动，而且调节体温的能力差，易受环境温度的影响，应注意保暖。熟睡时机体发汗功能增强，散热增加，同时代谢水平降低，产热减少，故体温较清醒时略低。肌肉活动时代谢增强，产热量增加，可使体温升高。情绪紧张、激动时，骨骼肌张力增强，并因甲状腺激素、肾上腺激素等的刺激使代谢活动的激素分泌增多，也能使机体产热量增多，导致体温升高。所以，测量婴幼儿体温时应防止其哭闹。

二、人体的产热与散热

机体在体温调节机制的控制下，产热和散热过程处于动态平衡的状态，称为体热平衡。

（一）产热过程

1. 产热的方式 人体可通过多种方式产热，包括：①组织细胞的基础代谢活动产热；②骨骼肌运动产热；③进食后通过食物的特殊动力效应产热；④在寒冷环境中，通过寒战引起肌肉节律性收缩产热，或通过提高代谢率产热。

体内产热作用最强的是棕色脂肪组织，新生儿的棕色脂肪组织较成人多，是维持新生儿体温的重要因素。

2. 产热的调节 产热量与能量代谢水平有关，因此能提高能量代谢的因素均可增加产热。如寒冷刺激时，引起交感神经兴奋以及甲状腺激素、肾上腺素、去甲肾上腺素和生长激素等激素分泌增多，使产热量增加。

（二）散热过程

皮肤是人体散热的主要部位，约占机体总散热量的97%。小部分热量随呼吸、尿、粪排泄。

1. 散热的方式

（1）辐射散热：通过热射线的形式将体热传给外界较冷物体。例如，吹冷气感觉凉快是因为降低了环境温度；而高温环境会使机体吸收周围辐射热，易引起中暑。

（2）传导散热：通过将热量直接传给与皮肤接触的较冷物体散热。例如，棉衣、羽绒服导热率低，有隔热保暖的作用；脂肪的导热率也较低，因而体胖者体热不易传出。而金属、水的导热率高，故接触时可增加散热。

（3）对流散热：通过较冷气体或液体的流动散发体热。当人体皮肤温度高于环境温度时，与皮肤接触的空气循环流动可散热。例如，吹风扇感觉凉快，是因为加快了空气的对流散热。棉毛织物保暖，是因为在体表形成不对流的空气层。

（4）蒸发散热：通过体表水分吸收人体热量发生汽化并散热。当环境温度等于或高于皮肤温度时，人体只能通过汗液蒸发散热。婴幼儿汗液蒸发的速率比成人快，因此婴幼儿更易发生严重脱水。当机体快速、大量出汗时，汗腺管不能充分吸收 NaCl（盐），机体丢失大量水分和

NaCl，易引起水和电解质紊乱，甚至发生热痉挛，因此出汗时应注意补水和 NaCl。在高温、高湿、无风的环境中，辐射、传导和对流散热停止，蒸发散热也减少，使体热积蓄，人易发生中暑。

2. 散热的调节　主要通过交感神经控制皮肤血管的舒缩，改变皮肤的血流量，从而调节散热量。在炎热环境中，交感神经紧张性活动降低，皮肤小血管舒张，血流量增多，汗腺活动也增强，散热量增加。婴儿汗腺比较旺盛，入睡后容易出汗，属于生理性出汗。注意不要盖过厚的被子，还要排除缺钙等病理性出汗。在寒冷环境中，交感神经紧张性活动增强，皮肤血管收缩，血流量减少，可防止体热散失。

三、体温调节

体温调节包括自主性体温调节和行为性体温调节。自主性体温调节是机体通过皮肤及温度感受器将温度变化信息反馈到体温调节中枢，体温调节中枢通过交感神经、躯体神经和内分泌系统，分别调节皮肤血流量、汗腺等散热器官的活动和肝脏、骨骼肌等产热器官的活动以及机体的代谢活动，从而维持体温的相对恒定（图 2-1）。例如，在寒冷环境中，机体产热活动增加而散热减少，使体温不至于过低。反之，在炎热环境中，机体产热活动减少而散热增加，使体温不至于过高。温水浴可提高婴儿皮肤适应冷热变化的能力。行为性体温调节是机体随环境温度有意识地通过增减衣物、使用空调等行为改变来调节体热平衡的过程。婴幼儿缺乏行为性体温调节，需要加强对体温的护理。

（一）温度感受器

温度感受器是感受体内外温度变化的感受器。包括外周温度感受器和中枢温度感受器。前者分布于皮肤、黏膜、内脏和肌肉等处对温度变化敏感的游离神经末梢。分为冷感受器和热感受器，分别对外界环境的冷、热变化敏感。后者分布于对温度变化敏感的神经元脊髓、脑干网状结构和下丘脑等处。神经元分为热敏神经元和冷敏神经元，能够感受中枢神经内血液温度的变化，从而引起体温调节。

（二）体温调节中枢

体温调节中枢位于下丘脑的视前区 / 下丘脑前部（PO/AH）。该区温度敏感神经元对局部脑温的变化非常敏感，还能整合来自中脑、延髓、脊髓以及皮肤、内脏等中枢和外周

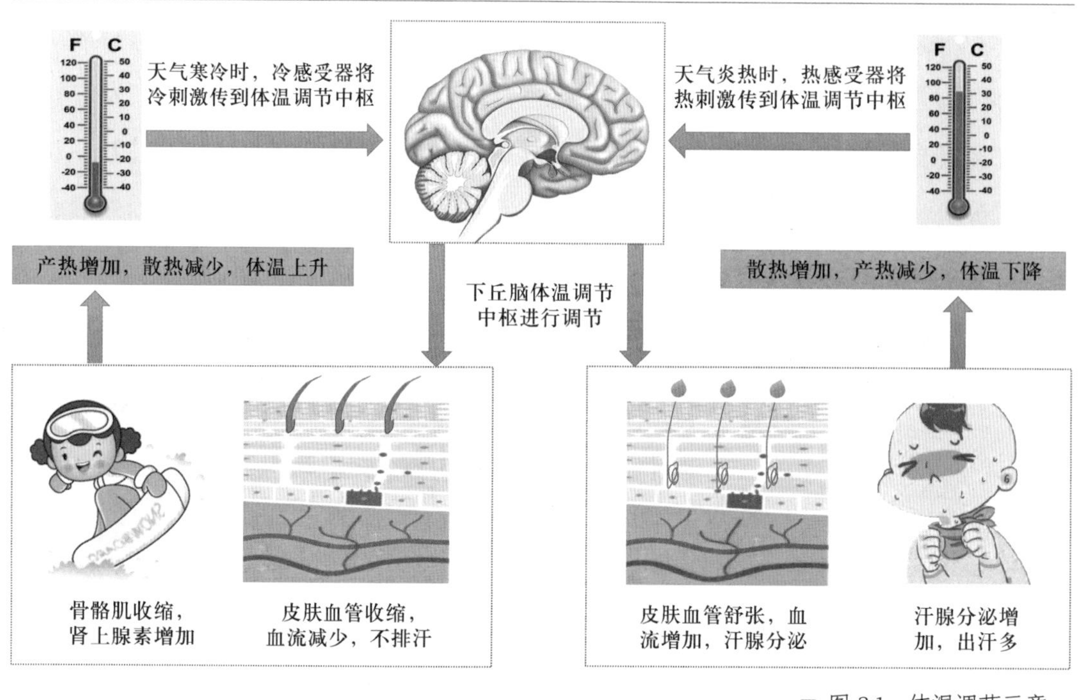

图 2-1 体温调节示意

温度感受器的传入信息。一些致热原、去甲肾上腺素以及多肽类物质能直接作用于体温调节中枢，引起体温变化。

（三）体温调节机制

体温调节机制类似于空调的调节。PO/AH 区的温度敏感神经元对温度的感受有一定的兴奋阈值，即体温调定点，正常时一般为 37℃。当体温与调定点一致时，机体的产热与散热达到平衡；当体温高于调定点时，热敏神经元活动增强，散热大于产热，使升高的体温降至 37℃；当体温低于调定点时，冷敏神经元活动增强，产热大于散热，使降低的体温升到 37℃，从而使体温维持在调定点水平。

机体发热可能是在致热原刺激下，热敏神经元兴奋性降低，温度兴奋阈值升高，使调定点上移（如 39℃）。此时产热和散热过程重新调定达到平衡。由于发热开始前体温低于调定点水平，冷敏神经元兴奋，机体首先出现皮肤血管收缩，四肢发凉，散热活动减少；体温骤升引起畏寒和寒战等产热反应，直至体温升高到调定点水平以上时才出现发汗等散热反应。可见，发热为调节性体温升高。而中暑和中枢性高热则是由于体温调节功能失调所致。

（四）婴幼儿体温调节特点

婴幼儿体温调节的功能较差，体温易受环境温度的影响而发生波动。原因是婴幼儿体温调节中枢发育尚不成熟，产热代谢的内分泌调节功能低下，体表面积相对比较大，皮肤比较薄，血管较丰富，易于散热。此外，新生儿尤其是早产儿缺乏寒战产热机制，主要靠棕色脂肪产热，而糖原和棕色脂肪的储存比较少。胎儿刚出生时，体温比在温度恒定的母体中时下降 2℃左右，以后可逐渐回升，一般 12~24 小时内稳定在 36~37℃。出生后第 2~4 天，体温可很快上升到 39~40℃，往往可持续几个小时，多至 1~2 天，医学上称为“脱水热”或“一次性发热”，原因可能是室温过高、包裹过多、水分不足时，新生儿通过增加皮肤水分蒸发散热，使血液浓缩，导致体温骤升。若环境温度过低、未及时保暖，易发生低体温和寒冷损伤综合征。所以，生活中要注意新生儿的保暖与散热。

知识链接

婴幼儿发热的护理

发热是婴幼儿疾病常见的症状，当腋温超过 37.4℃时即为发热，37.5~37.9℃为低热；38~38.9℃为中度发热；39~39.9℃为高热；40℃以上为超高热。发热是人体的防御性生理反应，低中度发热可以刺激机体免疫系统，提高免疫抗病力。但高热有可能会对婴幼儿的脑组织造成损害，甚至导致高热惊厥。因此，高热时需要及时采取降温措施。

降温的方式包括物理降温和药物降温。若发热体温不太高，建议首选物理降温，婴幼儿常用的物理降温措施包括温水擦浴、冰袋或退热贴敷额部，不主张酒精擦浴与冰冻输液。若体温超过 38.5℃，则在物理降温的基础上应用退热药。婴幼儿发热时不宜捂汗，以免出汗过多导致脱水和电解质失衡；衣着应宽松舒适透气；发热初起若畏寒需要注意保暖，此时不宜物理降温；出汗后要及时更换衣物，多喝水或淡盐水；饮食选择清淡易消化的食物；咳嗽、呕吐时暂停喂食；加强皮肤和口腔护理。同时，积极查找发热的原因，考虑是否由中暑、预防接种、感染等原因引起，若出现发热超过 3 天、高热不退、伴随其他症状、症状加重等情况应及时到医院就诊。

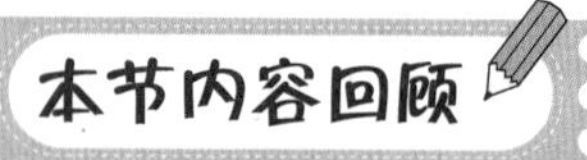

本节内容架构		应知应会星级
一、体温及其生理变动	（一）体温	★★★★★
	（二）体温的生理变动	★★★★★
二、人体的产热与散热	（一）产热过程	★★★
	（二）散热过程	★★★★★
三、体温调节	（一）温度感受器	★★
	（二）体温调节中枢	★★★
	（三）体温调节机制	★★★
	（四）婴幼儿体温调节特点	★★★★

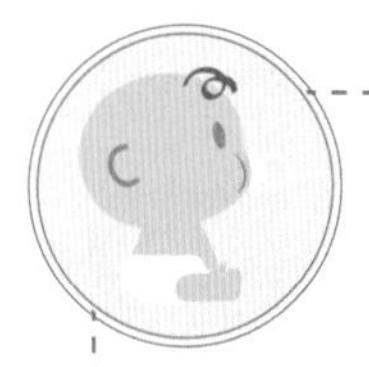

—思考题—

1. 什么是能量代谢？婴幼儿的能量代谢具有哪些特点？

2. 婴幼儿体温的正常值是多少？体温变化的影响因素有哪些？

3. 案例分析：近日瑶瑶所在的托育园发生了流感，今天瑶瑶也因为发热请假在家隔离。午饭后瑶瑶自感寒冷、手脚冰凉，妈妈给瑶瑶测量体温是 37.8℃，增添衣被后瑶瑶手脚逐渐回暖。半小时后测量体温是 39.3℃，瑶瑶觉得很热，出了一身汗后再次测量体温是 38.2℃。

问题：请你结合体温调节的原理，说明发热时为什么会感觉先冷后热？发热的不同阶段应如何处理？

能量代谢与体温习题及答案

（本章编者：游 坤）

第三章

运动系统

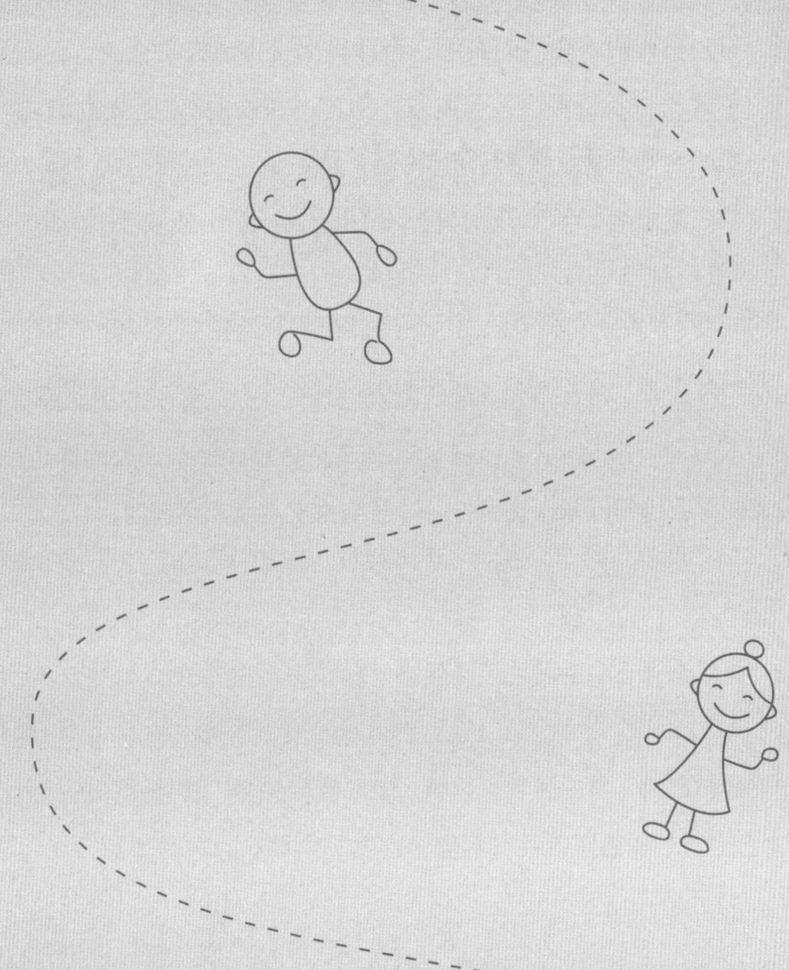

学习目标

1. 联系运动系统的异常情况，培养细致观察的职业习惯。
2. 结合运动系统相关的照护措施，提升关爱婴幼儿的意识。
3. 掌握婴幼儿骨和骨连结的特点，婴幼儿颅骨的特征，婴幼儿肩、肘关节组成特点，婴幼儿的运动发展规律。
4. 熟悉脊柱的生理弯曲，胸廓的组成，下肢骨及其连接，婴幼儿骨骼肌的特点，粗大运动、精细运动的发展顺序。
5. 能根据婴幼儿运动发展的规律，理解不同阶段的活动设计原理。
6. 能理解婴幼儿运动系统相关的照护措施，并能进行健康宣教。

案例导入

小凯今年 2 岁了，有一天上楼梯时绊了一下，老师赶紧用力拉了他一把，小凯却大哭了起来。他回到教室后左手无法抬起拿玩具，肘部被碰到就会喊痛，不让别人碰他的左手。老师马上带小凯去了医院，经医生诊断，小凯的左手臂发生了桡骨小头半脱位，俗称“牵拉肘”。医生立即实施了手法复位，小凯的手臂很快就恢复了正常。

请思考：婴幼儿的骨骼有什么特点？小凯只是被拉了一下，为何会发生“牵拉肘”？

运动系统由骨、骨连结和骨骼肌组成，具有支持、保护和运动等功能。全身各骨借助骨连结组成骨骼，构成人体的支架，起到支持体重、保护内脏的作用；骨骼肌附着于骨，在神经支配下收缩和舒张，牵引骨以骨连结为支点而产生运动。

第一节　骨和骨连结

教学 PPT：
骨和骨连结

一、概述

（一）骨

骨是一种器官，具有一定的形态和结构（图 3-1）。新生儿的骨可多达 305 块，随着人体的生长发育，有些骨愈合，骨的数量逐渐减少，到成年时骨的总数减少到 206 块。

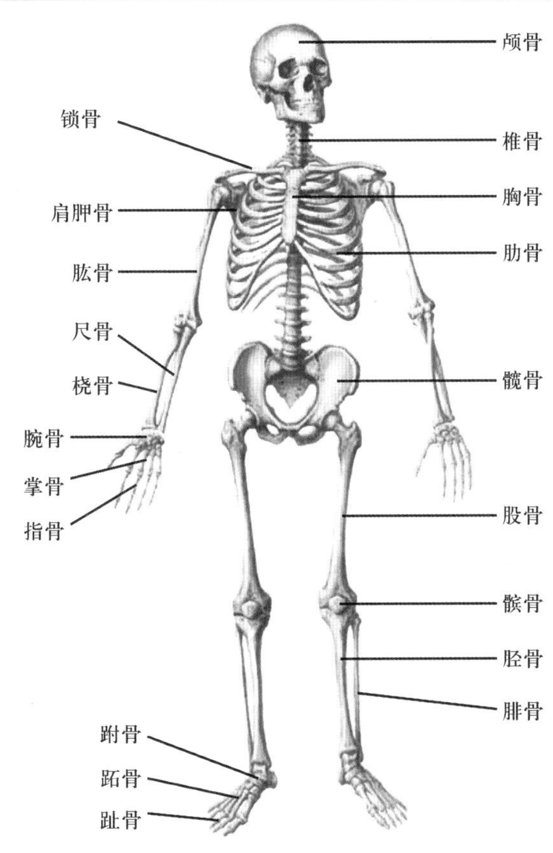

图 3-1　全身骨和骨连结

1. **骨的分类**　根据部位分类，骨可分为躯干骨、颅骨和附肢骨三部分；根据骨的形态，可分为长骨、短骨、扁骨和不规则骨。长骨位于四肢，呈长管状，中部为骨干，两端膨大为骨骺，如肱骨和股骨等。短骨呈立方形，大多成群分布，位于运动较复杂或承受重量的部位，如腕骨和跗骨等。扁骨呈板状，主要构成颅腔、胸腔及盆腔的壁，对内脏起保护作用，如颅骨、胸骨和肋骨等。不规则骨主要分布在躯干、颅底和面部，如椎骨、颞骨和上颌骨等。

2. **骨的结构** 骨由骨质、骨膜和骨髓构成（图 3-2）。

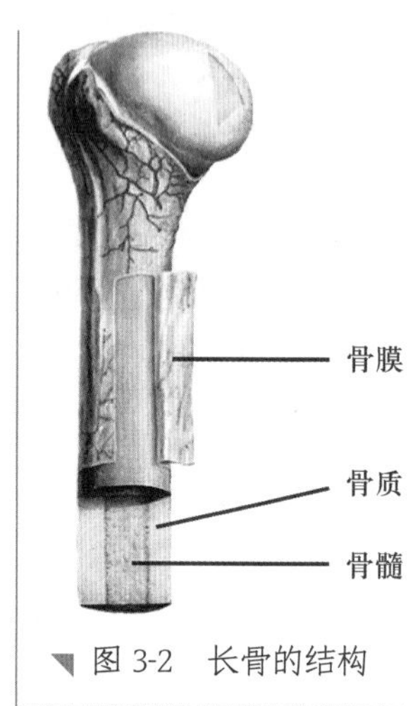

图 3-2 长骨的结构

（1）骨质：由骨组织构成，分为骨密质和骨松质。骨密质致密坚硬，分布在骨的表面，耐压性较强。骨松质呈海绵状，分布在骨的内部，弹性较大，能承受较大的重量。

（2）骨膜：由致密结缔组织构成，覆盖在除关节面之外的整个骨表面。骨膜含有丰富的血管和神经，对骨的营养、再生和感觉具有重要作用。骨膜内含有成骨细胞和破骨细胞，分别具有产生新骨质、破坏旧骨质的功能，对骨的生长和损伤后修复起着重要作用。

婴幼儿的骨膜较厚、血管丰富，骨的血液供应比成人充足，成骨细胞、破骨细胞非常活跃，直接参与骨的生长，使骨不断增长加粗。因此，婴幼儿如发生骨折，愈合较快，而且年龄越小愈合越快。

（3）骨髓：质地柔软，充填在髓腔和骨松质的间隙内，分为红骨髓和黄骨髓，其中红骨髓是造血的场所。胎儿和婴幼儿的骨髓全部是红骨髓，含不同发育阶段的红细胞和某些白细胞，呈深红色。大约 6 岁之后，长骨髓腔内的红骨髓逐渐被脂肪组织取代，变成黄色的黄骨髓，失去造血功能。但髂骨、胸骨、肋骨和椎骨等处，终生均为红骨髓。

3. **骨的化学成分和物理性质** 骨由无机质、有机质组成。无机质主要是碱性磷酸钙，使骨具有硬度和脆性；有机质主要是胶原纤维和黏多糖蛋白，使骨具有韧性和弹性。成人骨中无机质和有机质的比例约为 7 ∶ 3，使骨既有很大的硬度，又有一定的弹性和韧性，能承受较大的压力而不变形。

幼儿的骨中有机质和无机质各占一半，骨的弹性大而硬度小，不容易骨折，但容易弯曲变形。因此，应注意幼儿坐、立、行的正确姿势，不良姿势易造成骨的畸形，引起驼背、脊柱侧弯等。

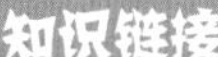

知识链接

青枝骨折

青枝骨折多见于儿童。儿童的骨中含有较多有机质，弹性较大，而且骨的外膜又比较厚，因此骨折时不容易折断，可能出现与植物青枝一样"折而不断"的情况，即骨折部位仍有骨膜相连，这种特殊的骨折称为青枝骨折。青枝骨折的症状往往较轻，容易被忽视，如果未及时治疗矫正，骨的变形可随儿童长大而定型，出现骨干弯曲，甚至影响儿童的关节功能。

（二）骨连结

骨与骨之间的连结装置，称骨连结，分直接连结和间接连结两类。

1. **直接连结**　两骨之间由致密结缔组织、软骨或骨直接相连，其间没有间隙，运动性很小或完全不活动。如：颅骨之间的缝、椎骨之间的椎间盘。

2. **间接连结**　又称滑膜关节或关节。骨与骨之间由结缔组织囊相连，相对的骨面之间有间隙，内含滑液，具有较大的活动性，是骨连结的主要形式。关节具有关节面、关节囊和关节腔三个基本结构（图 3-3）。

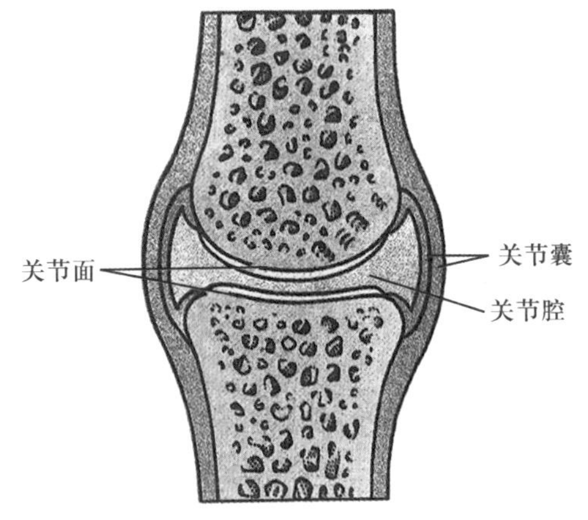

图 3-3　滑膜关节的基本结构

（1）关节面：是构成关节各相关骨的接触面，多为一凸一凹，分别称为关节头和关节窝。关节面上覆盖一层透明软骨，称为关节软骨，表面光滑，可减小关节运动时的摩擦、缓冲震荡和冲击。

（2）关节囊：是附着于关节面周围的结缔组织囊，与骨膜融合，分内、外两层。外层是纤维膜，厚而坚韧，富含血管和神经；内层称滑膜，薄而柔软，能产生滑液，可润滑关节，使关节灵活运动。

（3）关节腔：是关节囊和关节面所围成的密闭腔隙，内含少量滑液。

除上述基本结构外，有些关节还具有韧带、关节盘等特殊结构。关节在肌肉牵引下，可做屈和伸、内收和外展、旋转、环转等多种运动。幼儿关节的间隙较大，关节面软骨较厚而关节囊较薄，周围韧带的伸展性较大，因而幼儿关节的伸展性和活动度均大于成人，但关节的牢固性较弱，用力过猛或摔倒时易引起关节脱位。

二、躯干骨及其连结

（一）脊柱

脊柱由椎骨连接而成，构成人体的中轴，具有支持体重、运动和保护内脏器官等作用。

微课：
脊柱

1. 椎骨 幼年时椎骨为 32 或 33 块，即颈椎 7 块、胸椎 12 块、腰椎 5 块、骶椎 5 块和尾椎 3~4 块。成年后 5 块骶椎合成骶骨，3~4 块尾椎合成尾骨。

椎骨由椎体和椎弓组成（图 3-4）。椎体位于前方，呈短圆柱状，是承重的主要部分；椎弓位于后方，为弓形骨板。椎体与椎弓围成的孔，称为椎孔。所有椎骨的椎孔连成椎管，管内容纳脊髓。

2. 椎骨间的连结 椎骨之间借椎间盘、韧带和关节相连。椎间盘是连接相邻椎体的纤维软骨盘，其中央为胶状的髓核，周围是呈同心圆排列的纤维软骨环。椎间盘有一定的弹性，可缓冲震荡、允许脊柱做弯曲和旋转运动。在突然受到暴力作用时，髓核可能从纤维环突出，即椎间盘突出症，可压迫神经引起疼痛。婴幼儿的椎间盘弹性较好，不易发生

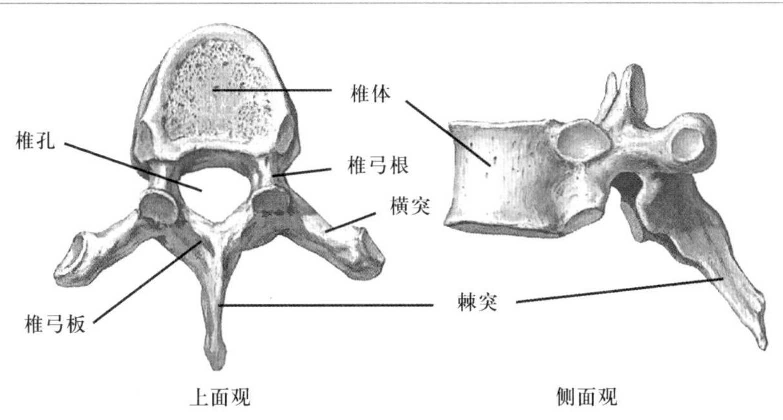

图 3-4　胸椎

突出，但肌肉和韧带尚未发育成熟，因此在运动中如动作不协调，发生关节失稳和扭伤，也可累及椎间盘。

3. **脊柱的整体观**　脊柱的椎体自上而下逐渐加宽，从第 2 骶椎以下又渐次缩小，这与脊柱承受的重力变化密切相关。脊柱有颈、胸、腰、骶 4 个生理性弯曲（图 3-5）。颈曲、腰曲凸向前，胸曲、骶曲凸向后。这些弯曲增大了脊柱的弹性，可稳定重心、缓冲震荡，对脑和胸、腹、盆腔器官具有保护作用。

知识链接

脊柱侧凸

正常人的脊柱从后面看是一条直线，并且躯干两侧是对称的。如果从正面看双肩高低不平，或从后面看背部左右不平，就应怀疑发生脊柱侧凸。较严重的脊柱侧凸可影响婴幼儿及青少年的生长发育，引起身体变形，严重者可影响心肺功能，甚至累及脊髓、造成瘫痪。轻度脊柱侧凸可以观察，严重者需要手术治疗。脊柱侧凸是危害儿童和青少年的常见病，早发现、早治疗是关键，尽早就医可以防止畸形发展加重。但由于脊柱侧凸患者一般没有自觉症状，早期发现主要靠其他人的观察或医院体检。

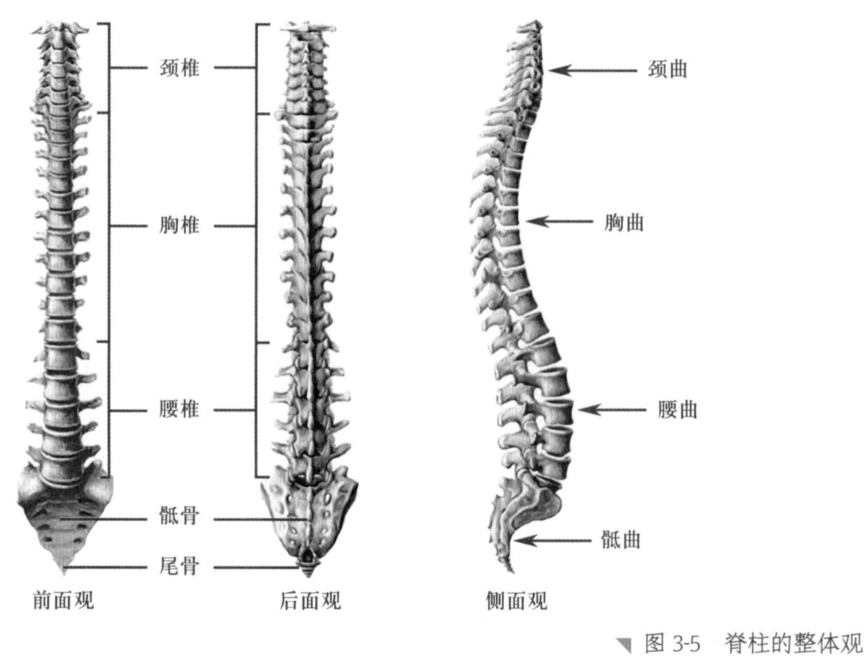

图 3-5 脊柱的整体观

新生儿出生时仅有骶曲，随着生长发育，才逐步出现其他 3 个生理性弯曲。新生儿出生后大约 3 个月能抬头时，形成颈前曲；6 个月左右能坐时，出现胸后曲；1 岁左右开始站立行走时，形成腰前曲。生理弯曲刚出现时，还未完全固定。颈曲、胸曲在 7 岁时才固定下来，腰曲则在性成熟时才固定。因此，如果婴幼儿的坐、立、行姿势不正确，可导致脊柱变形，出现驼背、脊柱侧凸等。

4. 脊柱的运动 虽然相邻椎骨之间的运动幅度有限，但整个脊柱的运动幅度较大，可做屈、后伸、侧屈、旋转和环转运动。由于颈、腰部运动幅度大，损伤也较多见。

（二）胸廓

胸廓由 12 块胸椎、12 对肋和 1 块胸骨连结而成（图 3-6），具有支持和保护胸、腹腔脏器的作用，并参与呼吸运动。

新生儿胸廓呈桶状，左右径和前后径几乎相等。2 岁以后幼儿随着生长发育，胸廓的左右径增加相对较快，逐渐大于前后径，胸廓呈横椭圆柱形。如婴幼儿缺钙，可引起胸廓发育畸形，形成鸡胸或漏斗胸，影响心肺发育及其功能的正常进行。

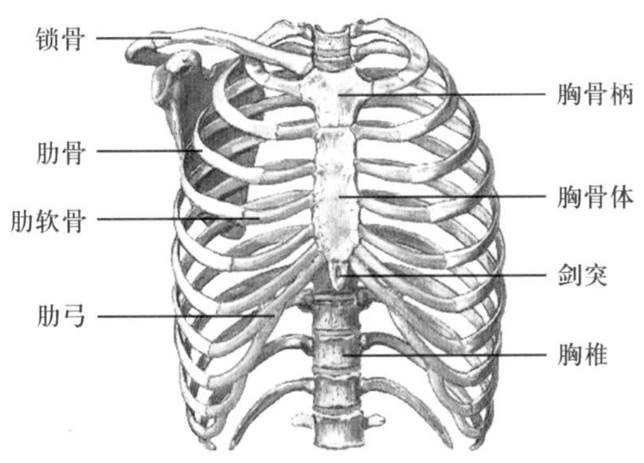

图 3-6　胸廓的前面观

三、颅骨及其连结

微课：
颅骨

（一）脑颅骨

脑颅骨共 8 块，包括额骨、筛骨、蝶骨、枕骨各 1 块，顶骨、颞骨各 2 块（图 3-7）。脑颅骨围成颅腔，腔内容纳脑。

（二）面颅骨

面颅骨共 15 块，包括不成对的犁骨、下颌骨、舌骨和成对的上颌骨、鼻骨、泪骨、颧骨、腭骨、下鼻甲。面颅骨构成面部支架，围成眶、鼻腔和口腔。

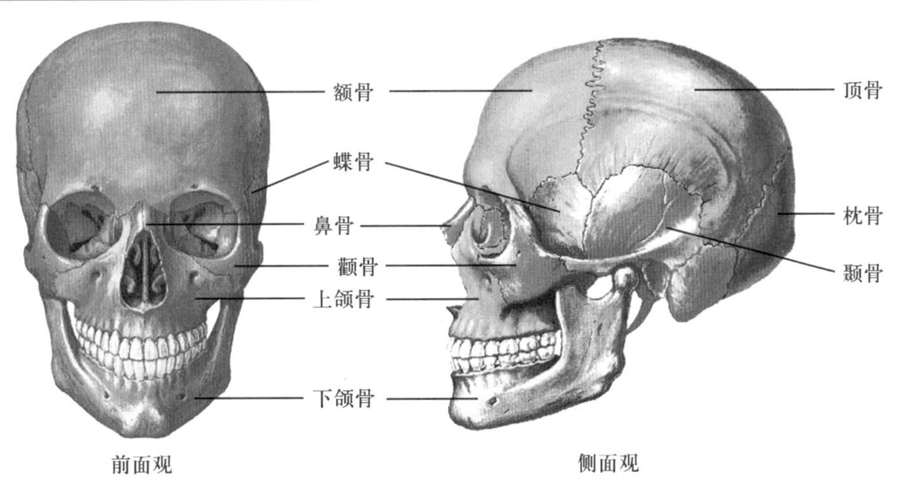

图 3-7　颅

（三）颅的整体观

1. **颅的顶面观** 颅顶各骨间借缝相连，前方位于额骨与两侧顶骨之间的缝称为冠状缝，两侧顶骨之间的缝称为矢状缝，后方两侧顶骨与枕骨之间的缝称为人字缝。

2. **颅的前面观** 颅前面可分为额区、眶、骨性鼻腔和口腔。

3. **颅的侧面观** 颅的侧面由额骨、蝶骨、顶骨、颞骨及枕骨构成。上方大而浅的窝，称为颞窝。在颞窝内额骨、顶骨、颞骨、蝶骨的交界处呈 H 形，骨质薄弱，受外力作用易发生骨折，骨折时如损伤深部血管，可引起颅内出血。

4. **颅底外面观** 颅底外面高低不平，分前、后两部。颅底后部正中有一大孔，称为枕骨大孔，脑和脊髓在此处相续。

5. **颅底内面观** 颅底内面凹凸不平，由前向后依次分为颅前窝、颅中窝和颅后窝。窝内存在很多孔裂，有神经和血管通过。

（四）颅骨的连结

颅骨之间多以缝或软骨直接相连，只有下颌骨与颞骨之间以颞下颌关节相连。新生儿脑颅较大、面颅较小。新生儿的颅骨尚未发育完全，颅顶各骨之间存在结缔组织膜，称为颅囟（图 3-8）。位于冠状缝和矢状缝之间的菱形结缔组织膜，称为前囟，面积最大，一般在 1~2 岁时闭合；位于矢状缝和人字缝之间的后囟在出生后不久即闭合。囟门的闭合时间可反映婴幼儿颅骨的发育程度，如囟门闭合过早多见于小头畸形，闭合过晚则常见于佝偻病或脑积水。

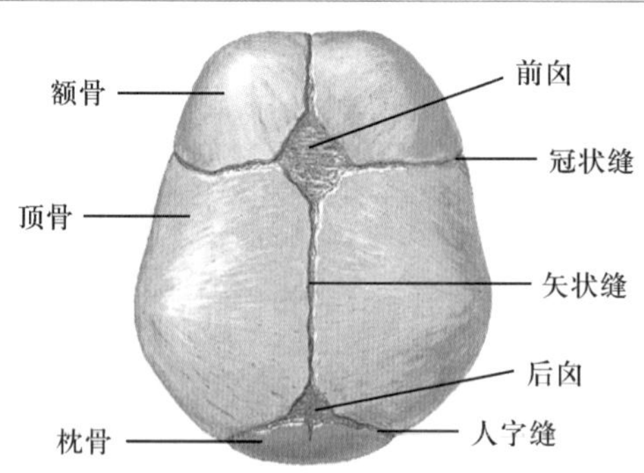

图 3-8 新生儿颅的上面观

四、附肢骨及其连结

（一）上肢骨及其连结

1. **上肢骨**　上肢每侧有32块骨，包括锁骨、肩胛骨、肱骨、尺骨、桡骨和手骨（图3-1）。

（1）肩胛骨：位于胸廓后面的外上方，是三角形扁骨，左右各一。

（2）锁骨：位于颈、胸交界处，呈“~”形弯曲。

（3）肱骨：是典型的长骨。肱骨骨折多由直接暴力或间接暴力引起，如重物撞击、挤压、打击及扑倒在地时手或肘部着地，暴力经前臂或肘部传至各部位。

（4）桡骨：位于前臂外侧部。

（5）尺骨：位于前臂内侧部。

（6）手骨：手骨包括腕骨、掌骨和指骨。

婴幼儿的腕骨是逐步发育的。新生儿的腕骨由软骨组成，之后逐步出现骨化中心，到10岁左右，才全部出现8块腕骨的骨化中心；10~13岁，腕骨的骨化才完成。由于婴幼儿腕部力量不足，运用手的活动应与腕骨的发育程度相匹配，所以婴幼儿不宜拿重物，手的精细运动时间也不宜过长。

2. **上肢骨的连结**　除胸锁关节和肩锁关节之外，主要有以下两种关节。

微课：
肩关节和肘关节

（1）肩关节（图3-9）：肩关节是人体运动幅度最大、最灵活的关节，可做屈、伸、收、展、旋内、旋外和环转运动。肩关节由肱骨头与肩胛骨关节盂构成，其形态特点是：肱骨头大，关节盂小而浅，关节囊薄而松弛。因此，肩关节易损伤或脱位。

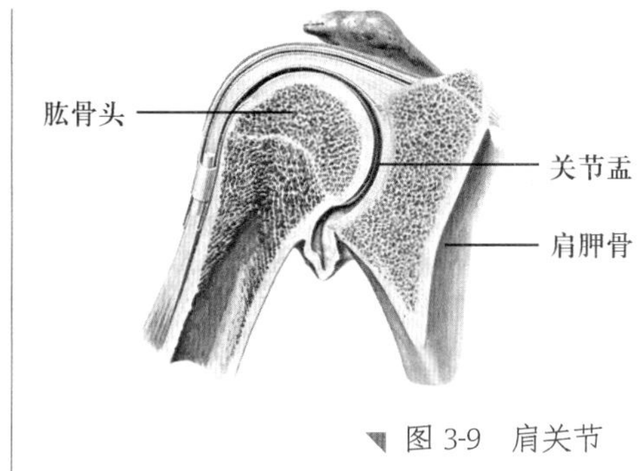

图3-9　肩关节

（2）肘关节（图3-10）：肘关节可做屈、伸运动，由肱骨下端与桡、尺骨的上端构成。婴幼儿的肩关节、肘关节发育还不完善，关节窝较浅、周围韧带较松，关节活动比较灵活，但牢固性较差，受到较强外力作用时，容易脱臼，并伴有关节囊撕裂及韧带损伤，甚至失去运动功能。常见于婴幼儿在穿衣或行走时跌倒，其前臂在旋前位被大人用力向上提拉，导致肘关节损伤，造成“牵拉肘”。

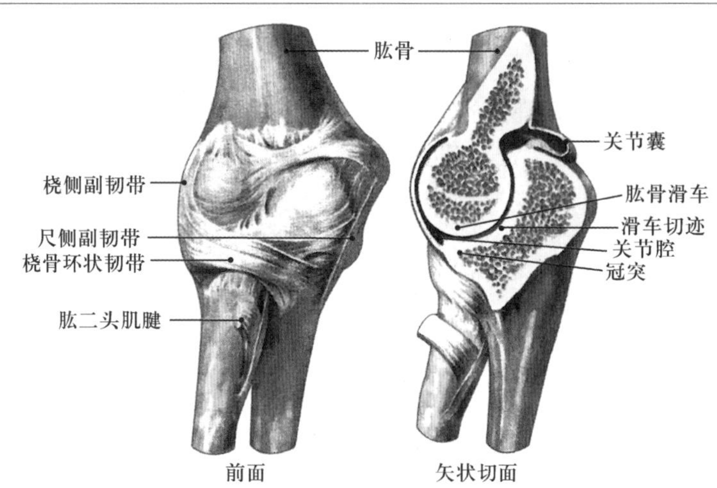

图 3-10　肘关节

知识链接

牵拉肘

“牵拉肘”即桡骨小头半脱位，是临床常见的肘部损伤，左侧较右侧多见，多发生在 5 岁以下儿童，以 1~3 岁幼儿最为多见。该疾病大多因过度牵拉儿童手臂所致，患儿可立即出现哭闹呼痛，患肢不能上举。如发生“牵拉肘”，应尽快就医，须及时采用手法复位。治疗时无须麻醉，医生一手握住腕部，另一手拇指置于桡骨小头，向下适当用力牵拉，轻轻旋转前臂到旋后位，常可听到轻微的弹响声，复位即告成功。此时，患儿疼痛立即消失，患肢可触及伤侧肩部。

（二）下肢骨及其连结

1. 下肢骨　下肢每侧有 31 块骨，包括髋骨、股骨、髌骨、胫骨、腓骨和足骨（图 3-1）。

（1）髋骨：位于盆部，由髂骨、耻骨和坐骨构成，16 岁左右完全融合，三骨融合部有一深窝，称髋臼。

（2）股骨：位于股部，是人体最长最粗壮的长骨。

（3）髌骨：位于股骨下端的前面，上宽下尖，扁椭圆形。

（4）胫骨：位于小腿内侧部。胫骨下端内下有一突起，称内踝。

（5）腓骨：位于小腿外侧部。腓骨下端膨大，称外踝。

（6）足骨：包括跗骨、跖骨和趾骨。

2. 下肢骨的连结

（1）骨盆：是连接脊柱和下肢之间的盆状结构，由左、右髋骨以及后方的骶骨、尾骨组成（图 3-11），具有保护盆腔内器官的作用。男女骨盆的形态有一定区别，以适应不同的生理状态。女性的骨盆短而宽，男性的骨盆狭而长。

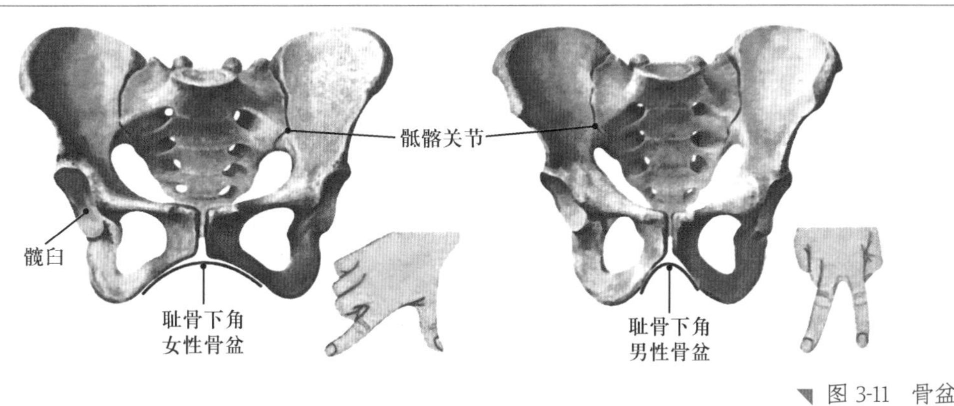

图 3-11　骨盆

婴幼儿的髂骨、坐骨和耻骨之间通过软骨连接，还未融合成一体，骨盆结构尚未定型。因此，在活动或游戏中，要避免婴幼儿从高处向硬的地面上跳，导致骨盆损伤，尤其是女孩，可能影响未来骨盆的发育和成年后的生育。

（2）髋关节（图 3-12）：由髋臼和股骨头构成，髋关节可做屈、伸、收、展、旋内、旋外和环转运动。运动幅度比肩关节小，具有较大的稳固性，以适应其承重和行走的功能。

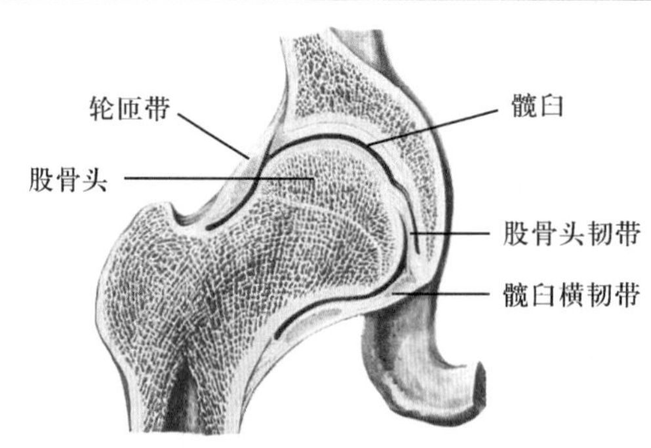

图 3-12　髋关节

（3）膝关节（图 3-13）：由股骨下端、胫骨上端与髌骨组成，是人体最大、最复杂的关节。膝关节的关节囊宽阔松弛，周围有韧带加固，关节囊内还有前、后交叉韧带，以增加关节的稳定性。在股骨和胫骨的关节面之间有纤维软骨构成的内、外侧半月板，可使关节面形态相适应，同时缓冲压力，起到弹性垫的作用。膝关节可做屈、伸运动。

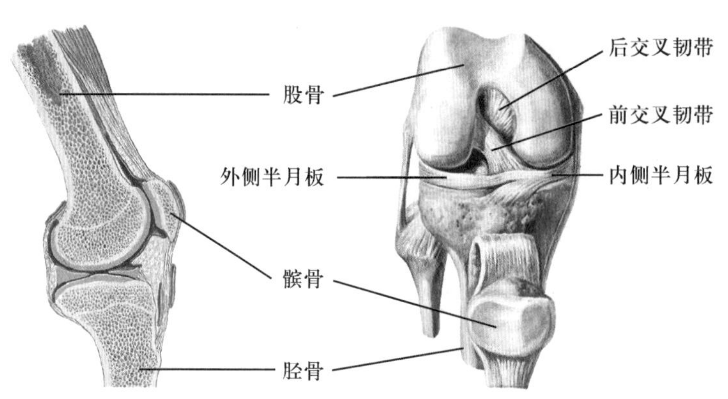

图 3-13　膝关节

（4）足关节：包括距小腿关节、跗骨间关节、跗跖关节、跖骨间关节、跖趾关节和趾骨间关节等。

（5）足弓（图 3-14）：呈弓形结构，由跗骨、跖骨借韧带和关节连结而成，可分为内、外侧纵弓和横弓。足弓的作用是可以保证站立时足底支撑的稳固性，同时增加足的弹性，可缓冲行走、跑跳、负重时身体所产生的震动，还可保护足底的血管和神经免受压迫。

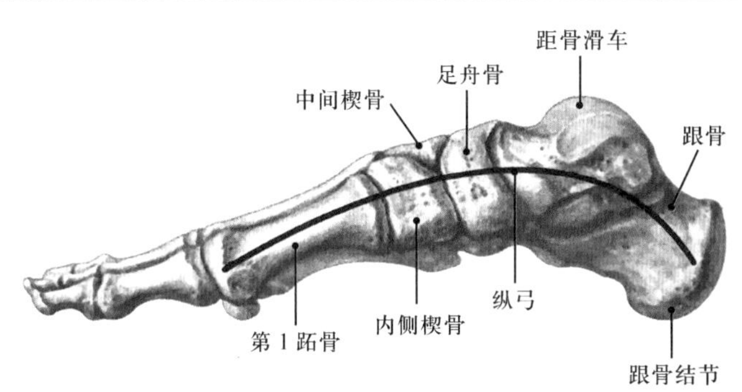

图 3-14 足弓

婴幼儿足弓的骨化尚未完成，足底的肌肉、韧带发育不完善，若运动过度、长时间站立，易造成足弓塌陷，尤其是肥胖儿更易形成扁平足。扁平足弹性较差，长时间站立或行走时，可引起疲劳、足底疼痛。

本节内容回顾

本节内容架构		应知应会星级
一、概述	（一）骨	★★★★★
	（二）骨连结	★★★★★
二、躯干骨及其连结	（一）脊柱	★★★★
	（二）胸廓	★★★★
三、颅骨及其连结	（一）脑颅骨	★★
	（二）面颅骨	★
	（三）颅的整体观	★
	（四）颅骨的连结	★★★★★
四、附肢骨及其连结	（一）上肢骨及其连结	★★★★
	（二）下肢骨及其连结	★★★

第二节 骨 骼 肌

一、概述

骨骼肌在人体内分布广泛，共有600多块（图3-15），约占成人体重的40%。骨骼肌大多附着于骨骼，在神经系统支配下可进行随意收缩和舒张，故称为随意肌。每块肌都有一定的形态、结构和功能，有丰富的血管分布，接受一定的神经支配，因而每块肌均可看作一个器官。

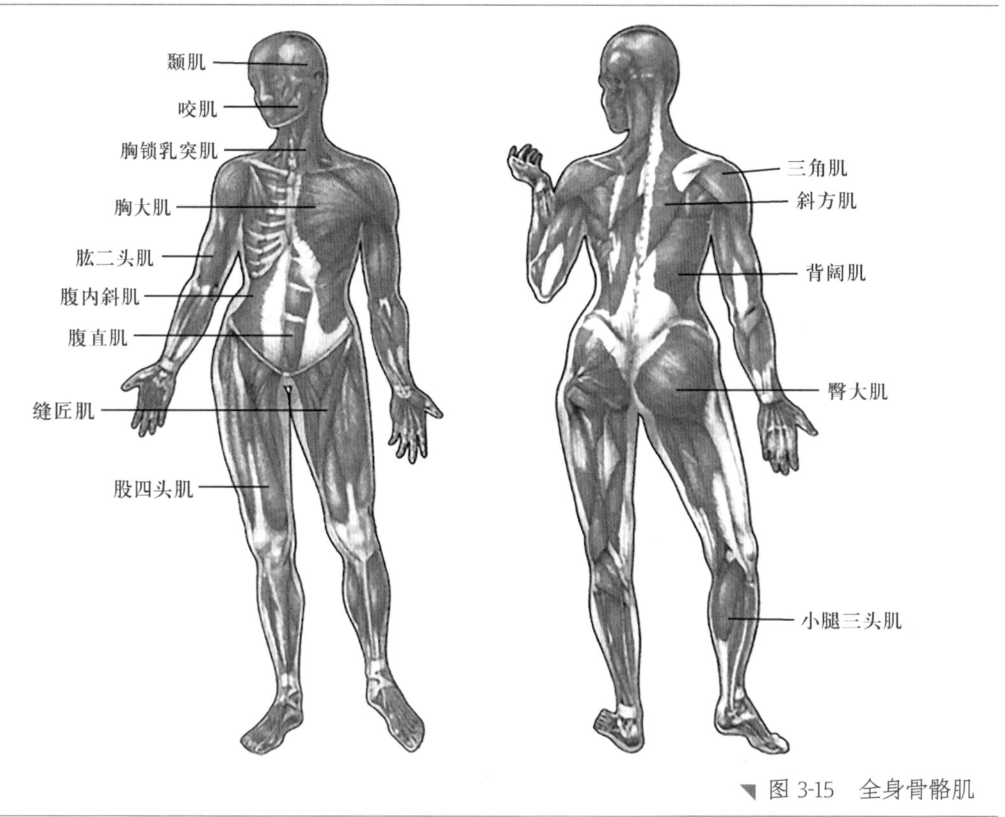

图3-15 全身骨骼肌

（一）肌的形态和结构

根据外形，肌可分为长肌、短肌、扁肌和轮匝肌（图3-16）。长肌呈梭形，多见于四肢，收缩时明显缩短，可产生幅度较大的运动。短肌多见于躯干深层，具有节段性，收缩幅度较小。扁肌呈宽阔的薄片状，主要分布在胸、腹壁，除运动外，还有保护和支持内脏的作用。轮匝肌呈环形，位于孔裂的周围，收缩时可关闭孔裂。

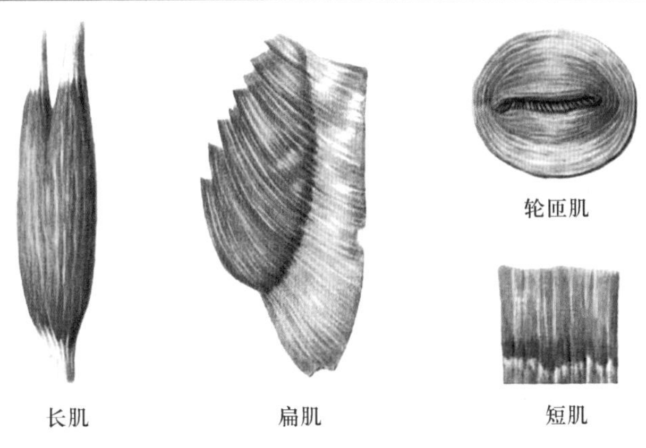

图 3-16　肌的形态

肌由肌腹和肌腱构成。肌腹位于肌的中部，呈红色，具有收缩功能。肌腱位于肌的两端，色白而坚韧，无收缩功能，主要传递力的作用。

（二）**肌的起止**

骨骼肌常以两端附在两块或两块以上的骨表面，中间跨过一个或多个关节。骨骼肌收缩时，使两骨位置靠近或远离，从而产生运动。肌在固定骨上的附着点，称为起点或定点；肌在移动骨上的附着点，称为止点或动点。

（三）**骨骼肌的收缩**

骨骼肌的收缩活动是在神经系统的控制下完成的。每个肌细胞都接受运动神经末梢支配，只有当运动神经兴奋时，通过神经－肌接头的兴奋传递，才能引起肌细胞的兴奋和收缩。肌肉收缩是由肌细胞内的收缩蛋白互相作用所引起的肌肉缩短过程，肌肉收缩产生张力，牵引骨以骨连结为支点而产生运动。

新生儿肌肉的重量仅占体重的 1/5。随着年龄增长，婴幼儿肌肉的重量占体重的百分比逐渐升高，5 岁时达 1/3 左右。婴幼儿肌肉中含水分较多，蛋白质和无机盐的含量较成人少，因而肌肉较柔嫩、肌纤维较细，收缩力较弱。此外，肌肉中糖类储备较少，因而耐力较差、容易疲劳。但由于幼儿新陈代谢旺盛，疲劳后恢复较快。

二、躯干肌

躯干肌分为背肌、胸肌、膈、腹肌和会阴肌。背肌分为浅、深两群，浅群主要有斜方肌和背阔肌，深群最重要的是竖脊肌。胸肌主要包括胸大肌、胸小肌、前锯肌和肋间肌。腹肌是腹壁的主要组成部分，腹直肌、腹外斜肌、腹内斜肌、腹横肌等构成腹腔的前壁和外侧壁，腰大肌和腰方肌参与构成腹腔的后壁。

三、头颈肌

头肌分为面肌和咀嚼肌两部分。面肌主要有眼轮匝肌、口轮匝肌及枕额肌等，收缩时牵动皮肤，显示各种表情。咀嚼肌包括咬肌、颞肌等，参与咀嚼运动。颈肌分为三群，包括颈阔肌和胸锁乳突肌等浅群、舌骨上下肌群、斜角肌等深群。

四、四肢肌

（一）上肢肌

上肢肌按部位分为上肢带肌、臂肌、前臂肌和手肌。上肢带肌主要有三角肌，臂肌有肱二头肌、肱三头肌等。前臂肌分前、后两群，前群是屈肌和旋前肌，后群是伸肌和旋后肌。手肌位于手掌，外侧群形成明显的隆起称大鱼际，内侧群形成隆起称小鱼际。

（二）下肢肌

下肢肌按部位分为髋肌、大腿肌、小腿肌和足肌。髋肌主要运动髋关节，包括髂腰肌、臀大肌、臀中肌和臀小肌等。大腿肌配布在股骨周围，包括缝匠肌、股四头肌、股二头肌等。小腿肌分布于胫骨、腓骨周围，如小腿三头肌。足肌分为足背肌和足底肌。

婴幼儿各部分肌肉的发育是不平衡的。大肌肉群发育较早，如肱二头肌、肱三头肌、胸大肌、背阔肌、斜方肌等，因而躯干及上下肢活动能力较好。幼儿的小肌肉群发育较晚，如手部肌肉活动能力较差，难以完成精细动作。

本节内容回顾

本节内容架构		应知应会星级
一、概述	（一）肌的形态和结构	★★
	（二）肌的起止	★
	（三）骨骼肌的收缩	★★★★
二、躯干肌		★★
三、头颈肌		★★
四、四肢肌	（一）上肢肌	★★
	（二）下肢肌	★★

第三节　婴幼儿的运动发展

一、婴幼儿运动发展的规律

教学PPT：婴幼儿的运动发展

婴幼儿的运动发展与脑的发育密切相关，具有自上而下、由近至远、从粗大到精细、由无意向有意、从整体向局部的发展规律。

（一）从上部到下部

从上部到下部，指由身体上部向身体下部发展的规律。婴幼儿首先发育的是头部运动，其次是上肢运动，再次发展躯干运动，最后发展下肢运动。婴儿最先学会抬头，之后学会俯撑、翻身、坐和爬，最后学会站立和行走。

（二）从中央到边缘

从中央到边缘，指由身体的中央部位到边缘部位发展的规律。婴幼儿运动的发展，始于头部和躯干等靠近身体中央的部分，然后逐步向边缘发展，先发展手臂和腿部的运动，最后才发展到手部的精细运动。

（三）从粗大到精细

从粗大到精细，指先发展大肌肉的粗大运动，再发展小肌肉的精细运动。婴幼儿先发展抬头、翻身、坐和爬、走、跑、跳等大肌肉运动，常伴随肌肉的有力收缩以及能量消耗。婴幼儿小肌肉的精细运动随后发展，如取物、搭积木、绘图、扣纽扣等。

（四）从无意识到有意识

从无意识到有意识，指从无意识的运动发展到有意识的运动。婴儿最初只有弥散的无目的运动，如新生儿的手脚乱动。随着婴幼儿的生长发育，其运动越来越多地受意识支配，如有目的地挪动身体、有意识地用手抓握眼前的玩具等。

（五）从泛化到集中

从泛化到集中，指从泛化的全身性运动向集中的专门化运动发展。婴幼儿最初的动作是全身性的、笼统的，以后逐渐向局部化、专门化的方向发展。比如看到喜爱的玩具，小婴儿会手舞足蹈，但无法把玩具拿到手，较大的婴儿则可以伸手取到玩具。

二、婴幼儿的运动发展

（一）粗大运动的发展

粗大运动是指身体对大动作的控制，主要包括抬头、翻身、坐、爬、站、走、跑、跳等。粗大运动是牵动大肌肉的躯干及四肢的整体运动，婴幼儿的粗大运动以移动运动为主。

1. **抬头**　颈后肌的发育早于颈前肌，因而婴幼儿最先出现的是俯卧位抬头。新生儿俯卧时能抬头 1~2 秒，2 个月时能抬头约 45°，3 个月时抬头较稳。

2. **坐**　婴儿 6 个月时能双手向前撑住，能独坐片刻；7 个月时能身体略向前倾，独坐稍稳；8 个月时独坐很稳，并能向不同方向转动。

3. **翻身**　大约 6 个月时，婴儿能从俯卧位翻到仰卧位，或从仰卧位转向侧卧位；7~8 个月时，能从仰卧位翻到俯卧位。

4. **爬**　8 个月左右，婴儿能在地面上匍匐爬行；大约 9 个月时，能跪爬；10 个月时能较为熟练地爬行。

5. **站、走、跑**　8~9 个月时，能扶站片刻；10 个月时，能扶着物体行走；11 个月左右，可独站片刻；12 个月左右，能独走；至 15 个月时，独走很稳；18 个月至 2 岁时，能向前跑和倒退走。

6. 跳 30 个月左右能单足站立 1~2 秒，并能原地双足并跳；3 岁时能单足跳、并足跳远，上下楼梯。

知识链接

婴幼儿粗大运动训练

粗大运动的训练，有利于促进脑的发育，提高婴幼儿的协调性和平衡感。但粗大运动的训练须遵循婴幼儿的发展规律，不能跳跃式进行，基本方法如下：2~3 个月时可让婴儿趴着练抬头；3~6 个月时助其练习翻身；6~8 个月时练习独坐和匍匐爬；8~12 个月时多练习手膝爬行，学习站和行走，不推荐学步车；12~18 个月时学习独自走路、扔球、踢球、拉着玩具走，可通过竹竿操锻炼走、前进、后退、平衡、扶物过障碍等；18~24 个月时学习扶着栏杆上下楼梯、踢皮球、走和跑；2 岁时练习双脚交替上楼梯、双脚跳、单脚站。

（二）精细运动的发展

精细运动能力是指手和手指的运用，以及手眼协调操作的能力，如抓握物品、搭积木、翻书、画画等。精细运动是小肌肉或小肌肉群的运动，在全身大肌肉运动发育后迅速发育。

1. 抓捏 婴儿在 3 个月时，可胸前玩手，用手抓拨物品；4~5 个月时，出现抓握动作，并逐步能用大拇指参与抓物；6~7 个月时，能用拇指协同其他手指抓物，出现换手与捏、敲等动作；至 9 个月可用拇指、示指取物；1 岁时可准确将手定位取物；12~15 个月，逐步学会使用工具，如匙和笔等；2 岁时，能一页一页翻书，拿住杯子喝水。

2. 搭积木 7~9 个月时，婴儿能握一块积木；1 岁时能玩搭积木游戏；18 个月左右，能搭 2~3 块积木；2 岁时，能搭 6~7 块积木。

3. 用文具 12~15 个月幼儿可自发乱画涂鸦；19~24 个月时，能模仿画直线和圆圈；2 岁时能模仿画“十”字形和正方形，并在空格内涂色；3 岁时能沿粗线剪纸，并粘贴图形。

知识链接

婴幼儿精细运动训练

精细运动能力是在感知觉、注意等多方面心理活动的配合下完成特定任务的能力。它不仅是婴幼儿早期发展的重要方面，也是个体其他方面发展的重要基础。

与粗大运动发展不同的是，精细运动的发展需要训练，基本做法包括：多让3~6个月的婴儿伸手抓握不同质地的玩具物品；6~8个月时练习伸手够取远处玩具、双手传递玩具、撕纸等双手配合和手指抓捏动作；8~12个月练习拇指、示指对指捏取小物体，可给婴儿玩杯子、积木等；1岁时让幼儿拿两块积木对敲；2~3岁时，练习穿珠子、折纸、系纽扣等。

此外，在日常生活中，吃饭、喝水、穿衣等逐步让孩子自行完成，并鼓励孩子多参与家务劳动。但在活动或劳动时，务必给予孩子正确的示范，注意安全问题，以免发生意外。

本节内容回顾

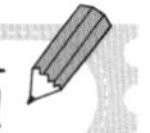

本节内容架构		应知应会星级
一、婴幼儿运动发展的规律	（一）从上部到下部	★★★★★
	（二）从中央到边缘	★★★★★
	（三）从粗大到精细	★★★★★
	（四）从无意识到有意识	★★★★★
	（五）从泛化到集中	★★★★★
二、婴幼儿的运动发展	（一）粗大运动的发展	★★★★
	（二）精细运动的发展	★★★★

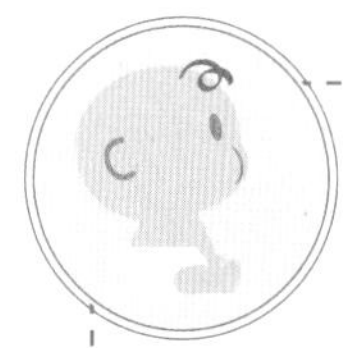

一 思 考 题 一

1. 婴幼儿骨骼为什么容易变形？应如何避免？

2. 关节的基本构造是怎样的？婴幼儿为什么易发生脱臼？

3. 婴幼儿的运动发展有什么规律？哪些活动可促进精细运动的发展？

运动系统习题及答案

（本章编者：陈慧玲　方 敏）

第四章

血　液

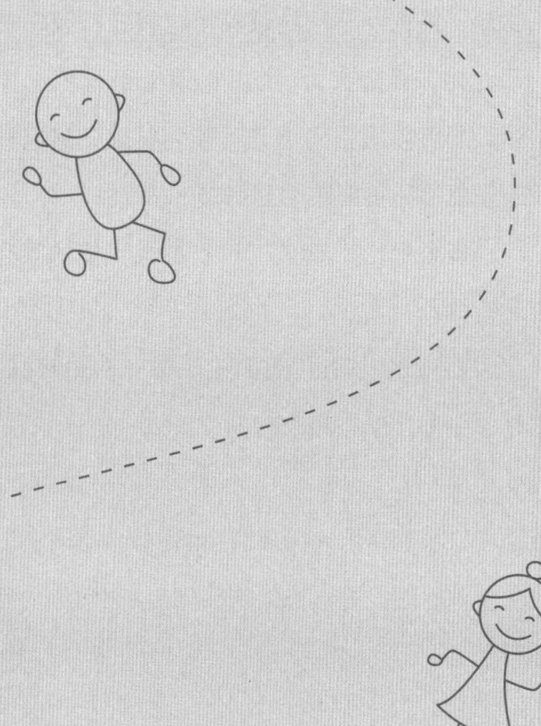

学习目标

1. 联系婴幼儿贫血的原因及防治措施，加强关爱儿童的意识。
2. 掌握血液的组成，红细胞、血红蛋白的生理功能，婴幼儿血细胞的特点，红细胞的生成、破坏及其与婴幼儿贫血的关系，ABO 血型的分型及抗原、抗体组成。
3. 熟悉正常血量，血浆渗透压的分类及作用，白细胞的分类及功能，血小板的功能，血液凝固的基本过程，Rh 血型及其意义，输血原则。
4. 了解血浆的成分、血细胞的正常值、凝血因子、纤维蛋白溶解。
5. 能初步解读血常规化验指标。
6. 能利用所学知识，分析婴幼儿常见的贫血类型，并理解治疗原理。

案例导入

妈妈带着 1 岁半的宁宁来到社区卫生服务中心进行定期健康检查。儿童保健科医生发现宁宁较同龄孩子瘦小，皮肤苍白干燥，嘴角皲裂，匙状甲，喜静恶动。经询问宁宁的喂养情况得知：因宁宁平时经常感冒腹泻，食欲不佳，为了让她“养脾胃”，家人长期给予米糊、少量蔬菜等清淡饮食，很少给予肉、蛋、奶等。医生考虑其可能为贫血，建议补充铁剂并给予饮食宣教，3 个月后宁宁复诊时贫血貌明显好转。

请思考：1. 造成宁宁贫血最可能的原因是什么？贫血与哪些造血原料的缺乏有关？

2. 请你为幼儿园的孩子设计一份预防贫血的一周营养食谱，食谱包含早餐、午餐、午点和晚餐。

血液是在心血管系统内循环流动的流体结缔组织。血液主要的功能包括：运输机体所需的氧气和营养物质，排出机体新陈代谢所产生的二氧化碳和代谢产物，对机体具有免疫和保护作用。

第一节 血量与血液组成

一、血量

教学 PPT:
血量与血液组成

正常成人的血液量占体重的 7%~8%，即每千克体重有 70~80mL 血液。婴幼儿血液量与体重的比例大于成人。新生儿的血液量约占体重的 10%，平均每个新生儿有 300mL；儿童的血液量占体重的 8%~10%。大部分血液在心血管内迅速循环流动，称为循环血量；另有小部分血液滞留于肝、肺、脾和皮下静脉丛等处，流动缓慢，这部分血量称为贮存血量。当人体剧烈运动、情绪激动或大失血时，贮存血量将参与血液循环，补充循环血量。

相对稳定的血量是维持正常的血压和血流，保证组织血液灌流的前提。少量失血（失血量 < 全身血量的 10%）时，人体可通过心脏活动增强、血管收缩和贮血库释放血液等代偿，一般不影响健康。因此，正常人一次献血 200~400mL 不损害健康；中等失血（失血量达全身血量的 20%）时，人体功能难以代偿，可能出现失血性休克；严重失血（失血量≥全身血量的 30%）时，如不及时抢救和输血，将危及生命。

二、血液的组成

血液由血细胞和血浆组成。

（一）血细胞

血细胞可分为红细胞、白细胞、血小板三类，其中红细胞约占血细胞总数的 99%，白细胞最少。血液经抗凝离心后分为三层，上层为淡黄色透明的血浆，中间层是一薄层灰白色的白细胞和血小板，下层呈红色沉淀为红细胞。血细胞在全血中所占的容积百分比，称为血细胞比容。正常男性的血细胞比容为 40%~50%，女性为 37%~48%。当红细胞数或血浆容量发生改变时，血细胞比容也随之改变。贫血患者血细胞比容降低。

（二）血浆

血浆的主要功能是运载血细胞，运输营养物质和代谢产物。

1. **血浆的成分** 血浆中水占90%~92%，固体物质占8%~9%。

（1）无机盐：约占血浆的0.8%，大多数以离子状态存在，Na^+最多，还有K^+、Ca^{2+}、镁离子（Mg^{2+}）、氯离子（Cl^-）、碳酸氢根离子（HCO_3^-）等。

（2）血浆蛋白：主要有白蛋白、球蛋白和纤维蛋白原。正常人血浆蛋白含量为60~80g/L，其中白蛋白为35~55g/L，球蛋白为20~30g/L，纤维蛋白原为2~4g/L。血浆蛋白具有形成血浆胶体渗透压、运输物质、参与免疫反应以及血液凝固等功能。

（3）非蛋白有机物：包括氨基酸、尿素、尿酸、肌酐等机体代谢产物，主要通过肾脏随尿液排出体外。因此肾功能不全时，血浆中的尿素氮、肌酐升高。

2. **血浆渗透压** 溶液具有吸引和保留水分子的能力，称为渗透压。渗透压的大小与溶液中溶质的颗粒数成正比，而与溶质的性质和大小无关。血浆渗透压约为300mmol/L。

（1）血浆晶体渗透压：由晶体物质所形成的渗透压称为晶体渗透压。血浆晶体渗透压由氯化钠（NaCl）、尿素、葡萄糖等晶体物质形成，占血浆渗透压的99%以上。当血浆晶体渗透压降低时，水分渗入红细胞内增多，导致红细胞膨胀、破裂、溶血。反之，当血浆晶体渗透压升高时，红细胞中的水分渗出过多，红细胞发生皱缩。因此，血浆晶体渗透压可影响细胞内外的水分交换。故临床上常用与血浆渗透压相等的等渗液，如0.9%氯化钠（也称生理盐水）和5%葡萄糖溶液。人体处于高温环境中由于大量出汗易导致机体高渗性脱水，应适当补充水分，建议喝生理盐水。

（2）血浆胶体渗透压：由蛋白质所形成的渗透压称为胶体渗透压。在血浆蛋白中，白蛋白含量最多，故血浆胶体渗透压主要来自白蛋白。血浆胶体渗透压仅约1.5mmol/L。由于血浆蛋白分子较大，难以透过毛细血管壁，因而血浆胶体渗透压明显高于组织液胶体渗透压。当血浆蛋白浓度下降，导致血浆胶体渗透压下降时，进入毛细血管的水分减少，组织间液增加，易引起水肿。由此可见，血浆胶体渗透压能调节血管内外的水分交换，对于维持血容量具有重要作用。

3. **血浆的pH** 正常人血浆的pH为7.35~7.45。血浆的pH低于7.35为酸中毒；高

于 7.45 为碱中毒。如果血浆的 pH 低于 6.9 或高于 7.8 将危及生命。血液中的缓冲对，其中最主要的是 $NaHCO_3/H_2CO_3$，能有效地缓冲进入人体的酸碱物质，加上肺和肾不断排出体内过多的酸或碱，使血液 pH 保持恒定。

知识链接

婴幼儿营养不良性水肿

营养不良性水肿是由于长期的营养缺乏引起的进行性消瘦伴水肿。人体血浆白蛋白的正常值是 35~55g/L，当低至 20g/L 时，则发生营养不良性水肿，表现为体重增加及全身性水肿。某些掺了水或添加了“蛋白精”的劣质奶粉由于蛋白质含量极低，长期食用不但会造成低蛋白血症，使血浆胶体渗透压下降引起水肿，而且“蛋白精”不能被机体代谢，随着血液循环到达肾脏，在肾小管中形成大量晶体并逐渐堵塞肾小管，形成肾结石，使尿液无法排出体外，导致肾积水，甚至肾脏衰竭。因此，婴幼儿食品中所使用的原料应符合相应的安全标准和（或）有关规定，保证婴幼儿的安全、满足营养需要，不应使用危害婴幼儿营养与健康的物质。

本节内容回顾

本节内容架构		应知应会星级
一、血量		★★★★
二、血液的组成	（一）血细胞	★★★★★
	（二）血浆	★★★★

第二节　血细胞生理

教学 PPT：
血细胞的功能

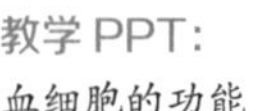

微课：
血细胞的功能

血细胞悬浮于血浆中，占全血容积的45%，包括红细胞、白细胞和血小板（图4-1），均起源于骨髓造血干细胞。

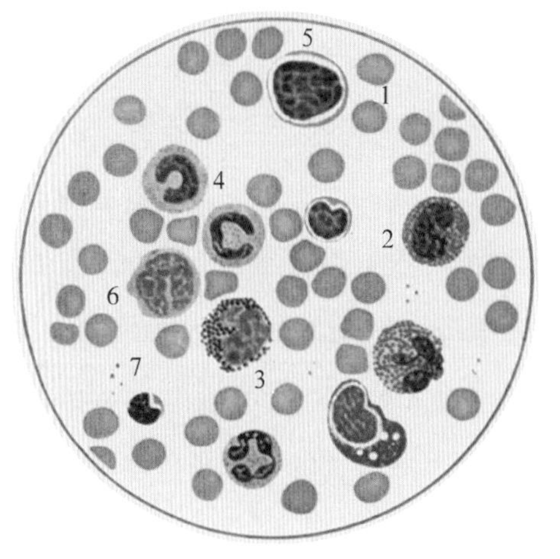

图 4-1　血细胞形态图

一、红细胞

（一）红细胞的数量和功能

成熟的红细胞呈双凹圆盘状，无细胞核和细胞器，胞质内充满呈粉红色的血红蛋白。正常成人红细胞数为：男性（4.0~5.5）$\times 10^{12}$/L，女性（3.5~5.0）$\times 10^{12}$/L；正常成人血红蛋白含量为：男性 120~160g/L，女性 110~150g/L。红细胞的主要功能是运输氧（O_2）和二氧化碳（CO_2），以及缓冲血浆酸碱度，主要由血红蛋白来完成。当红细胞破裂溶血时，血红蛋白逸出失去携带 O_2 和 CO_2 的作用。外周血中红细胞、血红蛋白的数量低于正常时为贫血，常引起组织缺氧。

（二）红细胞的生成和破坏

1. 红细胞的生成

（1）生成部位：婴儿出生后造血部位主要在骨髓。红骨髓中的造血干细胞最初分化为红系定向祖细胞，历经原红细胞、早幼红细胞、中幼红细胞、晚幼红细胞、网织红细胞等阶段，最后成为成熟红细胞。发育成熟的红细胞进入外周血中，但也有少量网织红细胞进入血流。若外周血中出现大量网织红细胞，则表示造血功能亢进。当骨髓造血功能受X射线、药物（氯霉素、抗癌药等）或严重的细菌感染等理化因素的伤害，可致再生障碍性贫血。

（2）生成原料：在红细胞生成的过程中，蛋白质和铁是合成血红蛋白的重要原料。铁摄入不足、吸收利用障碍、需要量增多或慢性失血时，会导致机体缺铁，从而使血红蛋白合成减少，引起缺铁性贫血，也叫小细胞低色素性贫血。

（3）成熟因子：叶酸和维生素 B_{12} 是红细胞成熟所必需的物质，维生素 B_{12} 和叶酸缺乏时红细胞发育不成熟，红细胞体积大，引起巨幼红细胞性贫血。维生素 B_{12} 必须要在胃黏膜分泌的内因子保护下到达回肠才能吸收。因患慢性胃炎缺乏内因子时，维生素 B_{12} 吸收障碍，也可能引起巨幼红细胞性贫血。

此外，红细胞生成还需要氨基酸、维生素 B_6、维生素 B_2、维生素C、维生素E和微量元素铜、锰、钴、锌等。如果婴幼儿喂养不当或严重挑食、偏食，则容易发生营养性贫血。

2. 红细胞生成的调节 红细胞生成的调节物主要有促红细胞生成素（EPO）和雄激素。EPO主要来自肾脏，可促进骨髓中的红细胞发育和血红蛋白合成。贫血、缺氧等引起肾氧供不足的因素均可促进肾脏合成和释放EPO增多，使红细胞的生成增多，缺氧改善后，肾脏释放的EPO减少，使红细胞生成速度减慢。因此，高原居民、长期从事体力劳动、经常进行体育锻炼的人红细胞较多。严重肾病时，EPO减少引起贫血。雄激素既能直接刺激骨髓造血，又能促进肾脏EPO分泌，增加红细胞的生成，因此成年男性红细胞数多于女性。此外，甲状腺激素、生长素、糖皮质激素也可促进红细胞生成。

3. 红细胞的破坏 循环血中红细胞的平均寿命为120天，衰老的红细胞在肝脾被巨噬细胞破坏，脾功能亢进时，可使红细胞破坏增多，引起脾性贫血。血管内破坏所释放的血红蛋白与血浆中的触珠蛋白结合，被肝摄取，经代谢释出铁，生成胆红素而经胆汁排出。严重溶血时，血浆中血红蛋白浓度过高，超过了触珠蛋白的结合能力，游离血红蛋白经肾排出，出现血红蛋白尿。

知识链接

婴幼儿营养性贫血的预防

贫血是指外周血中单位容积内的红细胞数或血红蛋白量（Hb）低于正常。我国小儿血液会议（1989 年）建议：Hb 在新生儿期 <145g/L，1~4 个月时 <90g/L，4~6 个月时 <100g/L，可诊断为贫血。营养性贫血是常见的危害婴幼儿健康的营养缺乏症，主要包括缺铁性贫血和巨幼细胞性贫血。缺铁性贫血发病率高，常见于 6 个月至 3 岁的婴幼儿。铁是婴幼儿生长发育必不可少的微量元素，由于婴幼儿期生长发育较快，机体对膳食铁的需求增加，如不及时添加含铁丰富的食物，则容易发生缺铁性贫血。营养性贫血多发生于单纯乳类喂养未及时添加辅食的婴儿及饮食质量差或搭配不合理的幼儿。

预防营养性贫血的婴幼儿喂养指导建议包括：①提倡母乳喂养，母乳中铁的吸收率高。早产儿及低体重出生儿母乳喂养至 1 周岁，足月儿尽量纯母乳喂养至 6 个月；②混合喂养和人工喂养的婴儿应采用强化铁的配方乳；③对 4~6 个月的婴儿应及时添加富含铁和蛋白质的食物，如强化铁米粉、瘦肉泥、肝泥、动物血、鸡蛋黄、鱼泥等，并注意膳食合理搭配；④幼儿应注意饮食均衡，不挑食、不偏食，添加强化铁的辅食及蔬菜水果，维生素 C 可促进胃肠对铁的吸收；⑤若发生缺铁性贫血，应查找原因，并在医生指导下，服用铁剂及维生素 C，至血红蛋白恢复正常后继续补铁 2 个月，必要时补充维生素及微量元素。

二、白细胞

（一）白细胞的分类和数量

白细胞为无色有核的球形细胞，正常值为（4~10）×10^9/L。白细胞可分为有粒细胞和无粒细胞两大类。有粒细胞又可分为中性粒细胞、嗜酸性粒细胞和嗜碱性粒细胞三大类。无粒细胞包括淋巴细胞和单核细胞两种。白细胞总数的生理变动范围较大，进食、疼痛、情绪激动和剧烈运动等可使白细胞数显著增多，下午白细胞数稍高于早晨，新生儿白细胞数较高，约为 15×10^9/L，主要为中性粒细胞，之后淋巴细胞逐渐增多，可占 70%，3~4 岁后淋巴细胞逐渐减少，至青春期时基本与成人相同。

（二）白细胞的功能

白细胞通过吞噬及免疫反应，参与机体的保护和防御功能。白细胞具有变形、游走、趋化和吞噬等特性，是发挥防御功能的生理基础。

1. 中性粒细胞 中性粒细胞占白细胞总数的 50%~70%。呈球形。中性粒细胞具有较强的变形运动和吞噬异物的能力。因此，在发生急性炎症时中性粒细胞增多，吞噬和清除入侵的病原微生物和其他异物；中性粒细胞也可以“自我溶解”，与被杀灭的细菌和周围的组织溶物一起形成脓液，是机体发生急性炎症时抵御病原微生物尤其是化脓性细菌入侵的主要反应细胞，并参与免疫复合物和衰老红细胞的清除。因此，临床上白细胞总数增多和中性粒细胞比例增高，常提示体内可能有急性化脓性细菌感染。当中性粒细胞明显减少时，可使机体抵抗力降低，容易细菌感染。

2. 嗜酸性粒细胞 嗜酸性粒细胞占白细胞总数的 0.5%~3%。呈球形。主要功能是在过敏反应局部限制并吞噬嗜碱性粒细胞释放的生物活性物质，参与蠕虫的免疫反应。因此，当机体发生过敏反应或某些寄生虫如钩虫感染时，常伴有嗜酸性粒细胞数目增多。

3. 嗜碱性粒细胞 嗜碱性粒细胞占白细胞总数的 0%~1%。呈球形。能释放组胺、过敏性慢反应物质、嗜酸性粒细胞趋化因子和肝素等。组胺和过敏性慢反应物质可使小血管扩张，毛细血管和微静脉通透性增加，支气管和肠道平滑肌收缩，引发哮喘、荨麻疹等过敏反应症状。

4. 淋巴细胞 淋巴细胞占白细胞总数的25%~30%。呈圆形或卵圆形，大小不一。淋巴细胞主要来源于骨髓及胸腺等处，主要功能是参与特异性免疫，构成机体重要的防御系统。淋巴细胞可分为B淋巴细胞和T淋巴细胞。B淋巴细胞参与体液免疫，在抗原刺激下，转变为浆细胞，产生抗体，具有直接凝集、沉淀、中和以及溶解入侵的病原微生物或毒素的作用；T淋巴细胞参与细胞免疫，可直接或通过产生淋巴因子对病毒、真菌、肿瘤细胞产生杀伤作用。

5. 单核细胞 单核细胞占白细胞总数的3%~8%。是血液中体积最大的细胞。单核细胞具有活跃的变形运动和较弱的吞噬能力，进入组织转变成巨噬细胞后，吞噬能力增强。单核细胞的主要功能是吞噬并消灭细胞内的致病微生物，如结核分枝杆菌、真菌等；参与激活淋巴细胞的特异性免疫功能；识别杀伤肿瘤细胞；识别和清除变性的血浆蛋白及衰老破损组织。

三、血小板

（一）血小板的数量

成人血小板总数为（100~300）$\times 10^9$/L，是骨髓巨核细胞脱落下来的细胞质碎块。血小板呈双凸圆盘状，大小不一，主要功能是止血和凝血。血小板的数量在饭后、剧烈运动后、妊娠中晚期、机体组织损伤、手术后、大量失血、脾摘除时增多；妇女月经期、急性感染、急性白血病、脾功能亢进时减少。当血小板数少于50×10^9/L时，常出现自发性出血倾向；若超过1000×10^9/L则易发生血栓。

（二）血小板的功能

1. 参与生理性止血 小血管破裂出血时，经过数分钟后出血自然停止，这种现象称为生理性止血。生理性止血可分为三个过程：①局部血管发生收缩反应，以缩小或封闭破裂口，减慢血流，产生暂时性止血效应；②受损血管处血小板发生黏附、聚集和释放反应，形成血小板血栓，以堵塞血管破损处；③在血小板的参与下发生局部凝血，形成坚实止血栓，达到有效的止血作用。血小板减少时，不易止血，出血时间延长。

2. 促进凝血 血小板可释放多种血小板因子，此外，还能吸附多种凝血因子，增加局部凝血因子的浓度，加速凝血过程。

3. 维持血管内皮的完整性 血小板能填补血管内皮细胞脱落留下的空隙，并与内皮细胞融合，修复破损内皮。因此，对毛细血管内皮细胞具有营养和支持作用，能维持毛细血管内皮细胞的完整性。当血小板数少于 $50\times10^9/L$ 时，毛细血管脆性增高，皮肤和黏膜下出现淤点或紫癜，称为血小板减少性紫癜。

四、婴幼儿血细胞的特点

婴幼儿期所有骨髓均为红骨髓，全部参与造血，以满足生长发育的需要。当婴幼儿发生贫血，造血需要增加时，肝、脾和淋巴结会发生肿大，出现“骨髓外造血”，病因去除后即可恢复正常的骨髓造血功能。若婴幼儿居住、活动的场所存在环境污染，容易影响婴幼儿的骨髓造血功能，并诱发白血病等相关疾病。

（一）红细胞数和血红蛋白量

婴幼儿的红细胞数和血红蛋白量随年龄增长而变化。胎儿期处于相对缺氧状态，促红细胞生成素水平高，故红细胞数和血红蛋白量较高，足月儿出生时红细胞数（5~7）$\times10^{12}/L$，血红蛋白量 150~220g/L。早产儿与足月儿基本相等，少数会稍低。

而后随着自主呼吸，血氧含量增加，促红细胞生成素减少，骨髓造血功能暂时性降低，加上生长发育迅速，循环血量迅速增加等因素，出生 1 周后，红细胞数和血红蛋白量逐渐降低，至 2~3 个月时（早产儿较早）红细胞数降至 $3.0\times10^{12}/L$、血红蛋白量降至约 100g/L，出现轻度贫血，这种现象称为生理性贫血。生理性贫血一般没有临床症状，呈自限性，3 个月后随着造血功能的不断增强，红细胞数和血红蛋白量缓慢增加，至 12 岁时达成人水平。

（二）白细胞数和分类

足月儿出生时白细胞数为（15~20）$\times10^9/L$，早产儿稍低。出生后 6~12 个小时达（21~28）$\times10^9/L$，3 天后明显下降，1 周时平均为 $12\times10^9/L$，婴儿期白细胞数维持在 $10\times10^9/L$ 左右，8 岁以后接近成人水平。出生时白细胞分类中的中性粒细胞约占 65%，淋巴细胞约占 30%，出生后 4~6 天两者比例约相等；至 1~2 岁时淋巴细胞约占 60%，中性粒细胞约占 35%，之后中性粒细胞比例逐渐上升，至 4~6 岁时两者比例又相等，7 岁后比例与成人相似。婴幼儿血液中的白细胞吞噬病菌的能力比较差，故抗感染的能力较弱。

（三）血小板数

婴幼儿血小板数为（150~300）$\times 10^9$/L，与成人相似。

本节内容回顾

本节内容架构		应知应会星级
一、红细胞	（一）红细胞的数量和功能	★★★★
	（二）红细胞的生成和破坏	★★★★
二、白细胞	（一）白细胞的分类和数量	★★★
	（二）白细胞的功能	★★★★
三、血小板	（一）血小板的数量	★★★
	（二）血小板的功能	★★★★
四、婴幼儿血细胞的特点	（一）红细胞数和血红蛋白量	★★★★★
	（二）白细胞数和分类	★★★★★
	（三）血小板数	★★★★★

第三节　血液凝固和纤维蛋白溶解

一、血液凝固

血液由流动状态变成不流动的凝胶状态的过程，称为凝血。凝血的实质是在多种凝血因子的参与下，血浆中的可溶性纤维蛋白原转变成不溶性的纤维蛋白的过程。成人的凝血时间为 3~4 分钟。婴幼儿因凝血物质较少，因此出血后凝血较慢，新生儿出血需 8~10 分钟才能凝固，幼儿需 4~6 分钟凝固。血液自然凝固后析出的淡黄色液体，称为血清。

（一）凝血因子

血浆与组织中直接参与血液凝固的物质，称为凝血因子。目前已知并命名的凝血因子有12种。除因子Ⅲ（组织因子）是组织细胞释放外，其他因子都存在于新鲜血浆中；除因子Ⅳ（Ca^{2+}）外都是蛋白质，多数以酶原形式存在，被激活后才能发挥作用。因子Ⅱ（凝血酶原）、Ⅶ、Ⅸ（血浆凝血激酶）、Ⅹ在肝内合成过程中需要维生素K的参与，因此缺乏维生素K或肝脏病变时可出现凝血功能障碍。目前大部分医院在新生儿出生后都会注射维生素K，以预防维生素K缺乏性出血症。早产儿维生素K储存量较足月儿少，更易发生出血。

知识链接

儿童血友病

血友病是一种遗传因素导致的凝血功能障碍性疾病，主要是由于先天性凝血因子缺乏所致。血友病分为血友病A和血友病B，分别是缺乏因子Ⅷ和因子Ⅸ，造成内源性凝血途径障碍和发生出血倾向。血友病A出血较重，血友病B则较轻。血友病出血多为自发性或轻度外伤后出血不止，且具备下列特征：①生来具有，伴随终身；②常表现为软组织或深部肌肉内血肿；③负重关节如膝、踝关节等反复出血甚为突出，最终可致关节肿胀、僵硬、畸形，可伴骨质疏松、关节骨化以及相应肌肉萎缩。此外，还会出现由出血引起的压迫症状。预防出血及出血处理的指导建议包括：①及时发现出血：家长及保育员在生活中应注意观察婴幼儿是否经常有流鼻血、牙龈出血、紫癜、出血不止、关节疼痛以及关节红肿等症状；②及时止血：家中常备一些常见的止血药品或者绷带、纱布，一旦出现局部皮肤受损或流血性症状，可以选择局部加压止血来改善病情，也可以通过外敷或口服药品来及时止血；③慎用抗凝药：若出现局部感染发炎或慢性疾病，要遵医嘱用药，慎重使用抗血小板聚集药，如阿司匹林、保泰松、潘生丁等，避免引起凝血障碍，导致严重的出血性疾病；④注意护理：日常应注意患儿的身体护理，保持良好的生活规律，避免突然间摔倒或者外伤；避免剧烈运动，特别是有创性活动；避免手术或者针剂注射。此外，要注意合理的饮食安排，多吃富含维生素C的食物，可以促进凝血因子的生成。做到早发现、早预防、早治疗，从而避免持续性出血对患儿造成的危害。

（二）血液凝固的过程

血液凝固的酶促反应过程包括三个阶段：一是凝血酶原激活物形成；二是凝血酶原转变成凝血酶；三是纤维蛋白原转变成纤维蛋白。根据因子Ⅹ的激活途径不同将血液凝固分为内源性凝血与外源性凝血两条途径。

1. **内源性凝血途径** 当血管内膜损伤时，暴露出内膜下的胶原纤维与因子Ⅻ接触使之激活，在 Ca^{2+} 的参与下，因子Ⅻ、Ⅺ（血浆凝血激酶前质）、Ⅸ、Ⅷ（抗血友病因子）、Ⅹ、Ⅴ依次激活形成凝血酶原激活物。凝血酶原在凝血酶原激活物的作用下形成凝血酶。纤维蛋白原在凝血酶的作用下转变成纤维蛋白单体。同时，凝血酶在 Ca^{2+} 的帮助下激活因子Ⅹ、Ⅲ，最终使纤维蛋白单体聚合成不溶性的纤维蛋白多聚体，交织成网，网罗红细胞形成血凝块，完成血液凝固全过程。血友病患者先天缺乏因子Ⅷ、Ⅸ、Ⅺ，凝血过程非常缓慢，轻微外伤就可导致出血不止。

2. **外源性凝血途径** 外源性凝血途径的启动因子为组织细胞释放的因子Ⅲ，并非来自血浆。当血管、组织受损时，因子Ⅲ得以与血浆接触，与因子Ⅶ、Ca^{2+} 结合形成复合物，激活因子Ⅹ成为因子Ⅹa，从而形成凝血酶原激活物，完成血液凝固。

（三）体内抗凝物质

正常情况下，血管内血液不发生凝血的原因：一是血管内皮完整光滑，因子Ⅻ不被激活；二是血液循环速度快，不断将活化的凝血因子冲走稀释，由肝、脾巨噬细胞吞噬清除；三是正常血浆中有多种抗凝物质，最重要的是肝素、抗凝血酶Ⅲ。

1. **肝素** 肝素是由肥大细胞和嗜碱性粒细胞合成、释放的黏多糖，能使抗凝血酶Ⅲ与凝血酶的亲和力增强；抑制凝血酶原的激活；阻止血小板的黏附、聚集、释放反应；促使血管内皮细胞释放凝血抑制物和纤溶酶原激活物。肝素具有强大的抗凝血作用，临床上用于体内和体外抗凝。

2. **抗凝血酶Ⅲ** 由肝脏和血管内皮细胞合成，主要作用是使凝血酶失活，还能封闭多种已活化凝血因子（如因子Ⅶa、Ⅸa、Ⅹa、Ⅻa）的活性中心，产生抗凝作用。去除血浆中 Ca^{2+}，也可抗凝。血液置于低温和光滑的器皿中，凝血延缓。而温热可加速凝血酶促反应，粗糙的表面可加速血小板解体促凝血，故出血的伤口常用温盐水纱布、棉球或明胶海绵压迫止血。严重的肝脏疾病造成肝脏合成凝血酶原的能力下降，故出现凝血功能障碍。

二、纤维蛋白溶解

纤维蛋白在纤溶酶的作用下被降解液化的过程，称为纤维蛋白溶解。纤维蛋白溶解过程包括纤溶酶原的激活和纤维蛋白的降解两个过程。纤溶酶原是一种由肝脏合成的糖蛋白。当血液凝固时，纤溶酶原被纤溶酶原激活物激活成为纤溶酶。纤溶酶能降解纤维蛋白和纤维蛋白原，使生理性止血过程中所产生的局部凝血块及时溶解，防止血栓形成，保证血管内血流畅通。

本节内容回顾

本节内容架构		应知应会星级
一、血液凝固	（一）凝血因子	★★★
	（二）血液凝固的过程	★★★★
	（三）体内抗凝物质	★★
二、纤维蛋白溶解		★★

第四节 血型和输血

一、血型

教学 PPT：
血型和输血

血型是血细胞膜上特异性凝集原（抗原）的类型，是人体免疫系统识别“自我”或“异己”的标志。目前已知人类的红细胞血型系统有 20 多个，与临床医学关系最密切的是 ABO 血型系统和 Rh 血型系统。

（一）ABO 血型系统

1. ABO 血型系统的分型 依据红细胞膜上是否含有 A 或 B 特异性凝集原，将血液分为四种类型：红细胞膜上只含 A 凝集原者称为 A 型血；只含 B 凝集原者称为 B 型血；同时含 A、B 两种凝集原者称为 AB 型血；不含 A、B 凝集原者称为 O 型血。在人类血清中天然存在抗 A、抗 B 凝集素。A 型血的人血清中只含抗 B 凝集素；B 型血的人血清中只含抗 A 凝集素；AB 型血的人血清中不含抗 A 凝集素和抗 B 凝集素；O 型血的人血清中含有抗 A 凝集素和抗 B 凝集素（图 4-2）。

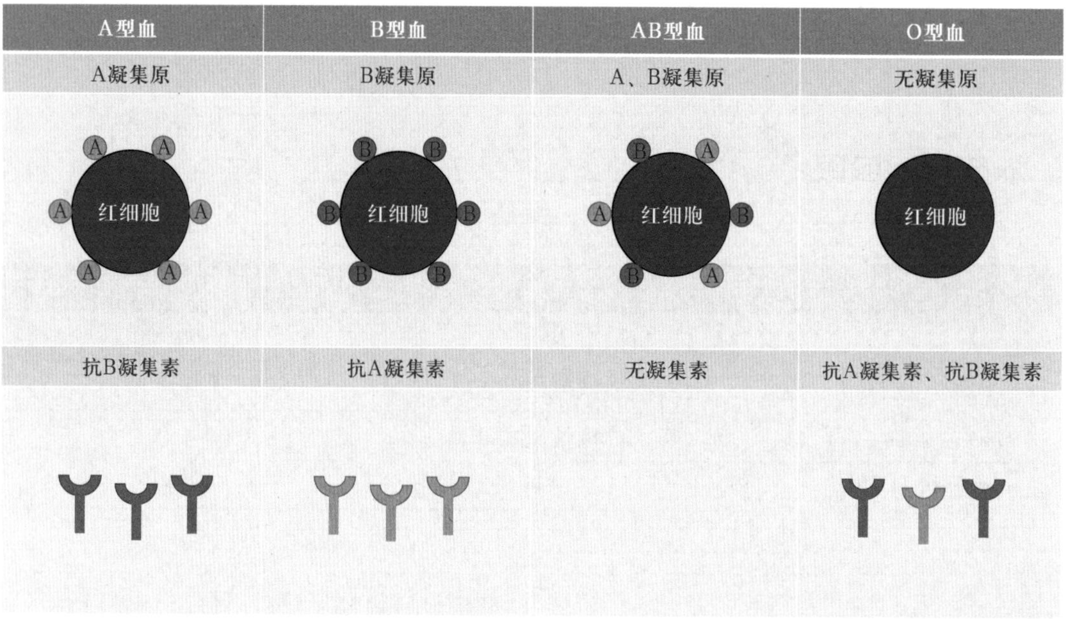

A型血	B型血	AB型血	O型血
A凝集原	B凝集原	A、B凝集原	无凝集原
红细胞	红细胞	红细胞	红细胞
抗B凝集素	抗A凝集素	无凝集素	抗A凝集素、抗B凝集素

图 4-2 ABO 血型系统分型

若凝集原与其相对应的凝集素相遇时，例如 A 凝集原与抗 A 凝集素相遇时，红细胞会聚集成团，发生凝集反应，导致红细胞破裂溶血，严重者可危及生命。

2. ABO 血型的鉴定 根据凝集反应的原理，用含抗 A 凝集素和抗 B 凝集素的血清分别与被鉴定者的红细胞混悬液相混合，依据是否发生凝集，判定被鉴定者红细胞膜所含的凝集原种类来确定其血型。

（二）Rh血型系统

1. Rh血型系统的分型 Rh血型是与ABO血型同时存在且复杂的血型系统。人类红细胞膜上的Rh凝集原有C、D、E、c、e 5种，以D凝集原的抗原性最强。因此，凡是红细胞膜上含有D凝集原的称为Rh阳性，无D凝集原的称Rh阴性。我国汉族人口中有99%的人是Rh阳性，但有些少数民族如苗族、塔塔尔族Rh阴性者较多，故此血型在临床上十分重要。

2. Rh血型的临床意义 由于Rh血型的血浆中无天然抗Rh凝集素，故Rh阴性的人在第一次输血或妊娠时接受了Rh阳性血液，不会发生凝集反应，但体内会发生免疫反应并逐渐产生抗Rh凝集素，若重复输注Rh阳性血液或再次孕育Rh阳性胎儿时，Rh凝集原就会与抗Rh凝集素相遇发生凝集反应，导致输注的红细胞或胎儿红细胞凝集溶血，甚至死亡（图4-3）。

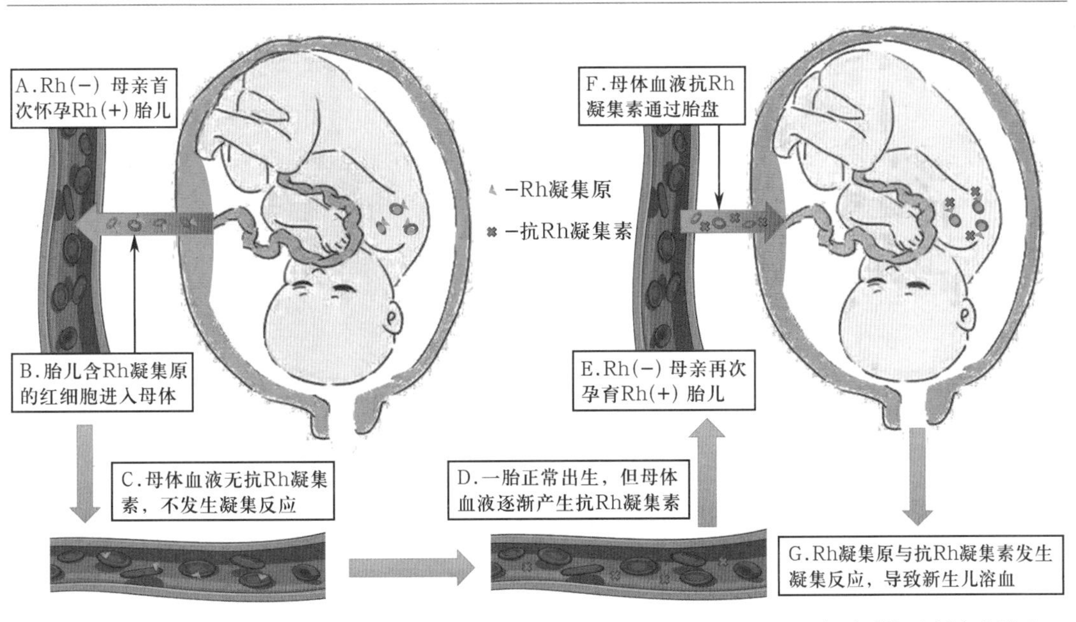

图4-3 Rh血型系统及新生儿溶血

知识链接

新生儿溶血病

新生儿溶血病是指因母婴血型不合而引起的胎儿或新生儿同族免疫性溶血，是新生儿期黄疸和贫血的重要原因。以 ABO 血型不合最常见，其次为 Rh 血型不合。

ABO 溶血主要发生在母亲 O 型，婴儿 A 型或 B 型，40%~50% 的 ABO 溶血发生在第 1 胎。Rh 溶血以 RhD 溶血最常见，其次为 RhE 溶血。主要发生在母亲 Rh 阴性、婴儿 Rh 阳性。Rh 阴性母亲首次妊娠时，在妊娠期末或胎盘剥离（包括流产或清宫）时，Rh 阳性胎儿血进入母血中，经 8~9 周产生免疫球蛋白 M（IgM）抗体，此抗体不能通过胎盘，故 Rh 溶血一般不发生在第一胎。如母亲再次妊娠，孕期可有少量胎儿血进入母体循环，在数天内便可产生大量 IgG 抗体，该抗体可通过胎盘引起胎儿溶血。溶血的临床表现主要为黄疸、贫血、肝脾肿大。症状轻重与溶血程度基本一致，Rh 溶血较 ABO 溶血严重。新生儿溶血可采取光照疗法。

二、输血原则

输血是治疗某些疾病、抢救大失血和确保一些手术顺利进行的重要措施。输血时，如果血型不合，就会发生凝集反应，从而阻塞血管、损害肾脏，最终出现溶血，严重者危及生命。

（一）输血的基本原则

输血的基本原则是同型输血，即供血者红细胞膜上的凝集原不与受血者血浆中的凝集素发生凝集反应。但在得不到同型血的紧急情况下，才可考虑将 O 型血少量、缓慢地输给其他血型的人，因为 O 型血的红细胞膜上不含任何凝集原，不被其他血型的血浆所凝集和破坏；但若供血者血浆中含有的抗 A 凝集素和抗 B 凝集素不能被受血者的血浆足够地稀释，则受血者的红细胞也会发生凝集。因此，以往将 O 型血称为“万能供血者”的说法不可取。

（二）交叉配血试验

由于红细胞血型系统还存在多种亚型及其他血型系统，即使是同型输血，输血前也必须将供血者和受血者的红细胞与对方的血清分别混合，进行交叉配血试验。若双方的红细胞与对方的血清混合均无凝集反应，则配血相合，可以输血；若供血者的红细胞与受血者的血清发生凝集反应，则配血不合，不能输血；若供血者的血清与受血者的红细胞发生凝集反应，则基本相合，仅能在没有同型血的紧急情况下少量、缓慢地输血，并严密观察输血反应的发生。

本节内容回顾

本节内容架构		应知应会星级
一、血型	（一）ABO 血型系统	★★★★
	（二）Rh 血型系统	★★★
二、输血原则		★★★

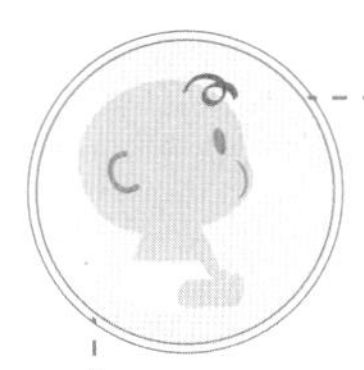

—思 考 题—

1. 红细胞的主要功能是什么？婴幼儿为什么易患营养性贫血？

2. 白细胞的主要功能是什么？婴幼儿对传染病的抵抗力为什么比较差？

3. 什么是血型？新生儿血型不合溶血最常见的类型是什么？

血液习题及答案

（本章编者：覃 朗）

第五章

循环系统

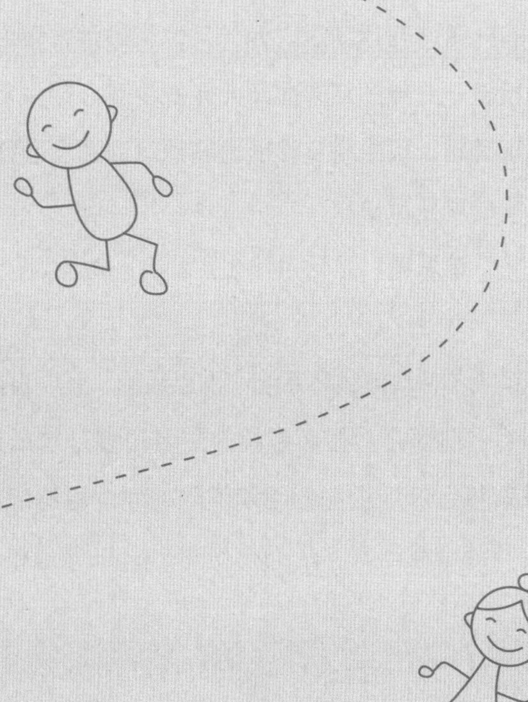

学习目标

1. 理解婴幼儿活动的科学安排，提升关爱婴幼儿的意识。
2. 掌握心率、心动周期、动脉血压、心力储备等概念，婴幼儿的循环系统功能特点。
3. 熟悉婴幼儿的循环系统结构特点，心脏的泵血功能，动脉血压、静脉血回流的影响因素，心血管活动的调节。
4. 了解心音的产生，心肌的生物电现象和生理特性，微循环通路，组织液的生成和回流。
5. 能应用心输出量的影响因素，分析婴幼儿运动量的安排。

案例导入

元元快 2 岁半了，是一个活泼好动的小男孩。爱好运动的爸爸为了锻炼元元的运动能力，每天都带着元元一起运动，经常长时间地剧烈运动，元元有时会跟爸爸说感到很难受、胸口闷，但休息一下就没事了，爸爸也就没有在意。有一天，在运动后，元元又说胸口闷，随后竟然晕倒了。爸爸赶紧送他到医院检查，心电图结果显示元元发生了心律失常，心脏超声检查等一系列检查未发现异常，医生初步诊断为剧烈运动诱发心律失常，告诫爸爸不能带元元做长时间的剧烈运动。

请思考：元元为什么会晕倒？幼儿为什么不能做长时间的剧烈运动?

循环系统包括血液循环系统和淋巴系统，其中血液循环起主要作用，淋巴循环可视为血液循环的辅助部分。循环系统的主要功能是物质运输，通过血液和淋巴将 O_2、营养物质和激素等运送到全身各组织细胞，同时将组织细胞产生的 CO_2 和其他代谢产物运送到肺、肾等排泄器官，进而排出体外，以保证机体内环境的稳定及生命活动的正常进行。

第一节 婴幼儿的循环系统结构特点

一、心

教学 PPT：婴幼儿的循环系统结构特点

（一）心的位置与外形

心位于胸腔内，左右两肺之间，膈肌上方，约 2/3 居人体正中线的左侧，1/3 居正中线的右侧。心的外形略呈倒置的圆锥形，大小约相当于本人的拳头，心尖朝向左前下方，心底朝向右后上方（图 5-1）。婴幼儿心脏的位置随年龄而变化，新生儿心脏位置较高并呈横位，心尖的体表位置在第四肋间锁骨中线外，2 岁以后心脏由横位逐渐转成斜位，心尖位置下移至第五肋间隙。

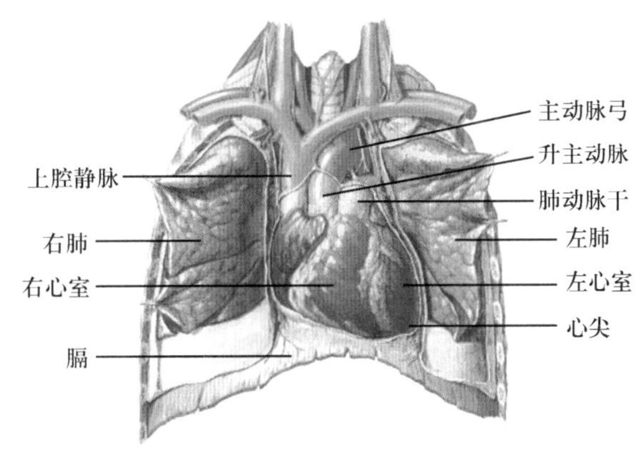

图 5-1 心的位置和外形

（二）心的结构

心脏是肌性的空腔器官，其表面覆盖有心包膜，心包膜具有保护作用，并防止心腔过度扩大，以维持血容量的恒定。

1. 心壁 心壁由心内膜、心肌层和心外膜构成，其中心肌层由多层心肌纤维组成，具有较强的收缩能力。心室肌比心房肌厚，两者不直接相连，因此心房和心室各自独立地收缩与舒张。新生儿左、右心室壁的厚度几乎相等，随着小儿的生长发育，左心室的负荷增加，故左心室壁的厚度逐渐大于右心室壁。

2. **心腔** 心脏有四个腔，即右心房、右心室、左心房和左心室（图5-2）。左、右侧心腔不直接相通，左、右心室之间有室间隔。

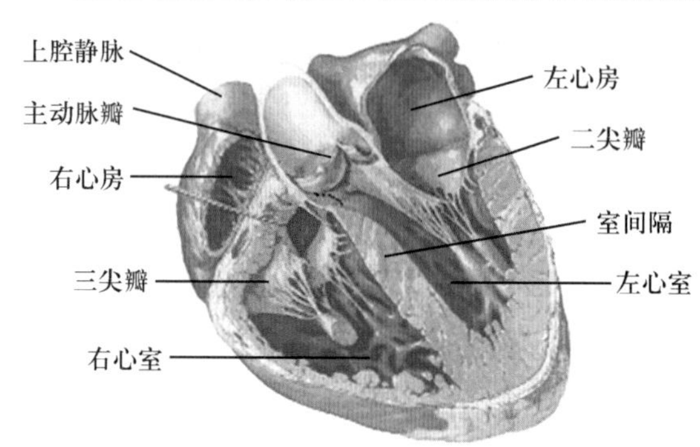

图5-2 心腔的结构

（1）右心房：右心房通过上、下腔静脉口，接纳全身静脉血液的回流，通过冠状窦口接纳心脏本身的静脉血液回流。右心房内的血液经右房室口流入右心室。

（2）右心室：在右房室口附有三尖瓣（右房室瓣），当心室收缩时，瓣膜封闭房室口，防止血液向心房内逆流。右心室的出口为肺动脉口，周缘附有肺动脉瓣，当心室舒张时，瓣膜封闭肺动脉口，防止血液逆流至右心室。

（3）左心房：左心房通过四个肺静脉口，接纳由肺回流的血液，然后经左房室口流入左心室。

（4）左心室：在左房室口处附有二尖瓣（左房室瓣）。左心室的出口为主动脉口，左心室的血液通过此口射入主动脉，在主动脉口的周缘附有主动脉瓣。

与成人相比，婴幼儿的心肌纤维短而细，心腔的容积较小。新生儿的心脏容积为20~22mL，2岁半时增至3倍，18岁时达240~250mL，接近成人水平。

知识链接

先天性心脏病

先天性心脏病是儿童最常见的心脏缺陷类型，在足月和活产的新生儿中发病率为0.4%~0.8%。先天性心脏病是胎儿期心脏和大血管发育异常所引起的心血管畸形，主要表现为青紫、气促、呼吸困难以及反复呼吸道感染、生长发育迟缓等。

除了遗传因素之外，大多数先天性心脏病是由于环境因素造成的，如母亲妊娠时感染病毒、服用药物或接触环境污染、射线辐射等，均可能引起胎儿的心脏发育异常。先天性心脏病的种类很多，有上百种类型，其临床表现取决于畸形程度，轻者可终身无症状，重者一出生即出现缺氧、休克等严重症状而危及生命。

少数先天性心脏病患儿在5岁之前可能会自愈，但大多数患儿须进行手术治疗以校正畸形。值得重视的是，一些简单畸形如室间隔缺损、动脉导管未闭等，在早期无明显症状，但疾病仍会发展加重，一旦出现疑似症状，应及时诊治，以免贻误病情。随着医学的发展，先天性心脏病的手术效果已得到了极大提高，大多数患者如及时进行手术治疗，心血管功能可以恢复正常水平。

3. 心的血管 心的血液供应来自左、右冠状动脉，心脏本身的血液循环称为冠状循环。

（1）冠状动脉：左、右冠状动脉均发自升主动脉起始部。右冠状动脉分支主要分布于右心房、右心室、室间隔后1/3、左心室后壁的一部分以及窦房结（分布率约占60%）、房室结（分布率约占93%）。左冠状动脉分支为前室间支和旋支，前室间支主要供应左心室前壁、右心室前壁和室间隔前2/3；旋支主要分布于左心房、左心室左侧面、膈面和窦房结（分布率占40%）。

（2）心的静脉：心的静脉多与动脉相伴行，心的静脉血通过心小静脉、中静脉、大静脉，最终汇入冠状窦，注入右心房。

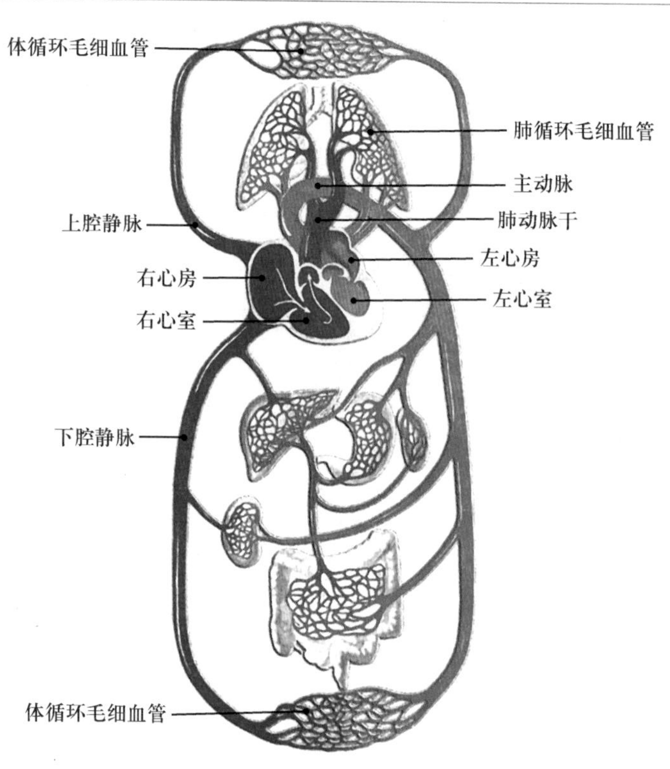

图 5-3 血液循环

二、血管

（一）血管的分类

血管分为动脉、静脉和毛细血管三类。

1. **动脉** 动脉是将血液从心脏运输到全身各部分组织的血管。大动脉从心室发出，逐级分支为中动脉、小动脉和微动脉，其口径逐渐变小，最后移行为毛细血管。

2. **静脉** 静脉是将血液运回心脏的血管，起于毛细血管，逐渐合成小静脉、中静脉和大静脉，口径逐步变大，最后汇入心房。

3. **毛细血管** 毛细血管是位于最小的动脉和静脉之间的血管。毛细血管分布广泛、互连成网，其管壁非常薄、通透性较强，是血液与组织之间进行物质交换的场所。

婴幼儿血管的内径相对比成人宽，毛细血管的数量较多，尤其在脑、肺、皮肤等处，而且婴幼儿血量占体重的比例大于成人。因此，儿童的组织器官能获得充足的氧气和营养物质，有利于旺盛的新陈代谢和快速的生长发育。

（二）血液循环途径

血液从心室泵出，经动脉、毛细血管、静脉，最后返回心房，这样周而复始的循环流动称为血液循环。根据血液循环途径不同，可分为体循环和肺循环两部分。

1. 肺循环的血管

肺循环又称小循环。血液由右心室射出，经肺动脉及其分支，到达肺泡毛细血管，血液在此与肺泡内的气体进行交换，静脉血逐渐变为动脉血，然后经肺静脉返回左心房。

（1）肺动脉：肺动脉从右心室发出，在主动脉弓下方分为左、右肺动脉，经肺门入肺，随支气管的分支而分支，在肺泡壁的周围，形成毛细血管网。

（2）肺静脉：肺静脉起自肺内毛细血管，逐级汇合成较大的静脉，在肺门处分别形成两条肺静脉出肺，注入左心房。

2. 体循环的血管

体循环又称大循环。血液由左心室射出，经主动脉各级分支，到达全身毛细血管，在此血液与组织细胞进行物质交换，动脉血成为静脉血，再经各级静脉回流，最后汇入上、下腔静脉和冠状窦返回右心房。

（1）动脉：主动脉是体循环动脉的主干，从左心室发出，全程分为三段，即升主动脉、主动脉弓和降主动脉。①升主动脉：起自左心室，在起始处发出左、右冠状动脉营养心壁；②主动脉弓：呈弓形向左后方弯曲，在主动脉弓的凸侧，自右向左发出三个大的分支，即头臂干、左颈总动脉和左锁骨下动脉，头臂干向上又分为右颈总动脉和右锁骨下动脉；③降主动脉：降主动脉以膈为界分为胸主动脉和腹主动脉两段。

左、右颈总动脉分别上行分为颈内、颈外动脉，供应头颈部的血液。左、右锁骨下动脉主要供应上肢的血液，上肢主要的动脉有腋动脉、肱动脉、桡动脉、尺动脉等。胸主动脉、腹主动脉分别供应胸、腹壁及胸、腹腔脏器的血液。腹主动脉在第四腰椎平面分为左、右髂总动脉，髂总动脉又各分为髂内、髂外动脉。髂内动脉的分支供应盆腔内脏器和臀部血液，髂外动脉下行为股动脉，供应下肢的血液。

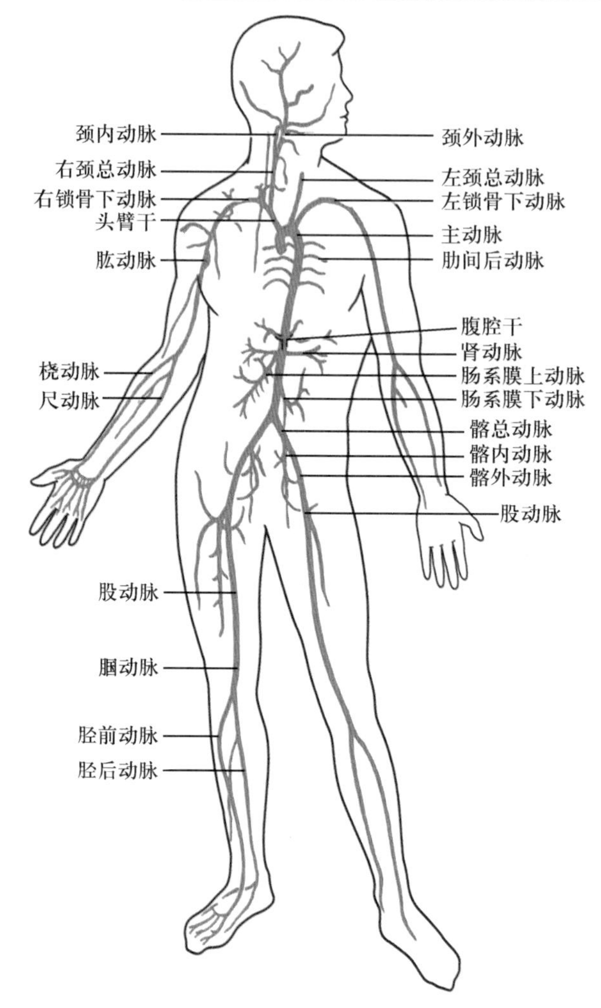

图 5-4 体循环动脉

（2）静脉：体循环的静脉可分为上腔静脉系、下腔静脉系和心静脉系。①上腔静脉系：由左、右头臂静脉汇合而成，主要接纳头颈、上肢和胸部的静脉血，垂直下行，汇入右心房；②下腔静脉系：下腔静脉是人体最大的静脉，由左、右髂总静脉汇合而成，主要接受下肢、盆部和腹部的静脉血，沿腹主动脉右侧上行，进入胸腔后注入右心房；③心静脉系：收集心的静脉血。

知识链接

常用压迫止血点

动脉出血现场急救时最迅速的止血方法是压迫止血，即用手指或手掌在伤处上端用力将动脉压于骨骼上，以阻断血流而止住出血。压迫止血法一般仅限于身体表浅的部位、易于压迫的动脉。此止血法适用于以下几个部位的出血：①头面部出血：颞浅动脉经外耳门前方上行，当颞部或前头部出血时，可用手指压迫此处止血；面动脉在咬肌前缘绕过下颌骨下缘至面部，当面部出血时，可压迫咬肌前缘和下颌骨下缘交界处止血。②上肢出血：肱动脉沿臂内侧下行，当前臂、手部受伤出血时，可在臂中部将肱动脉压在肱骨上止血。③下肢出血：在腹股沟韧带中点处，将股动脉用力压在股骨上，可止下肢出血。

三、淋巴系统

淋巴系统包括淋巴管道、淋巴器官和淋巴组织，是循环系统的辅助部分，同时也是人体的防御系统（图 5-5）。淋巴管道内流动着无色透明的淋巴液，淋巴器官包括淋巴结、脾、胸腺及腭扁桃体、舌扁桃体和咽扁桃体等，淋巴组织广泛分布于消化道和呼吸道等器官的黏膜内。

（一）淋巴管道

淋巴管道分为毛细淋巴管、淋巴管、淋巴干和淋巴导管等。毛细淋巴管以盲端起始于组织间隙，通透性较大，组织中的蛋白质甚至细菌、癌细胞等较易进入。毛细淋巴管汇合成淋巴管，淋巴管在行程中通过一个或多个淋巴结，把淋巴细胞带入淋巴液。淋巴管多次汇合，形成较大的淋巴干，最后汇合成两条淋巴导管，注入静脉。

（二）淋巴器官

1. **淋巴结** 淋巴结为扁圆形或椭圆形小体，常成群聚集，大多沿血管分布，位

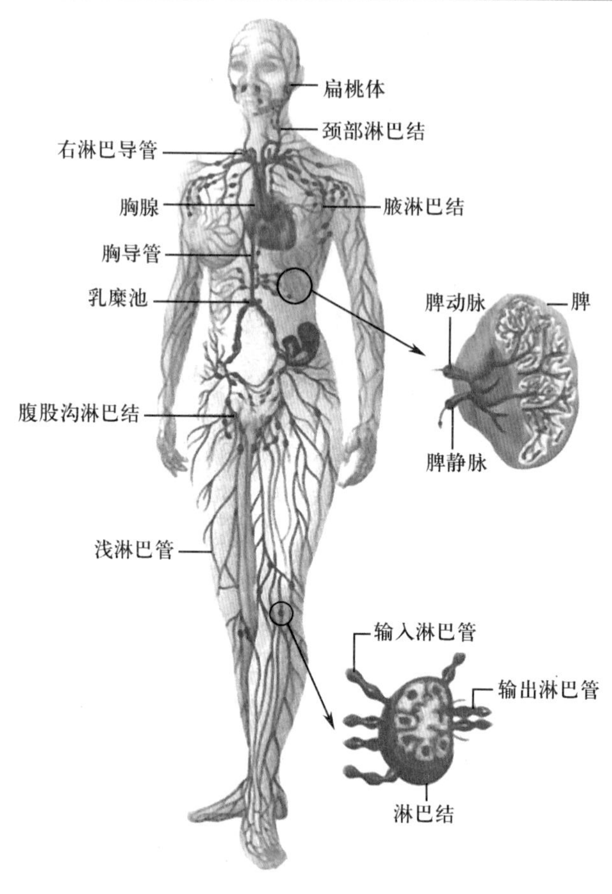

图 5-5 淋巴系统

于身体较隐蔽的部位，四肢的淋巴结多位于关节的屈侧、腋窝、腘窝等处，内脏的淋巴结多位于器官的门或大血管的周围。淋巴结的主要功能是滤过淋巴液、产生淋巴细胞和抗体，参与免疫反应。淋巴结接收一定器官或一定部位的淋巴回流，因此局部感染可引起相关的淋巴结肿大或疼痛，如儿童咽部感染可导致颈部淋巴结肿大。

2. **脾** 脾是人体最大的淋巴器官，位于腹腔的左上方，正常时在肋下缘不能触及。脾呈扁椭圆形，暗红色，质软且脆，遭受暴力打击易导致脾破裂出血。脾的主要功能是产生淋巴细胞、过滤和储存血液、参与免疫反应等。

3. **胸腺** 胸腺是中枢淋巴器官，具有产生和培育 T 淋巴细胞的功能。胸腺位于胸骨柄后方，分为不对称的左、右两叶。胸腺的大小明显地随年龄变化，新生儿和幼儿的胸腺较大，青春期性成熟后最大，之后逐渐萎缩退化，成人的胸腺组织常被脂肪组织所代替。

本节内容回顾

本节内容架构		应知应会星级
一、心	（一）心的位置与外形	★★★★
	（二）心的结构	★★★★
二、血管	（一）血管的分类	★★★★
	（二）血液循环途径	★★★★
三、淋巴系统	（一）淋巴管道	★★
	（二）淋巴器官	★★★

第二节　心脏生理

一、心脏的泵血功能

教学 PPT：心脏生理

心脏是血液循环的动力器官，其主要功能是泵血。在整个生命过程中，心脏始终不停地、有节律地收缩和舒张，推动血液按一定方向循环流动。

（一）心率和心动周期

1. 心率　每分钟的心跳次数称为心率。心率因年龄、性别及生理状态不同而有差异。正常成人在安静时的心率为 60~100 次 / 分，平均约 75 次 / 分，新生儿的心率可达 135 次 / 分，1 岁时约 120 次 / 分，随着年龄增长逐渐减慢，至青春期接近成人。相同年龄儿童的心率有一定差异，一般男童的心率比女童稍慢一些，平常活动强度大、体质较好的儿童心率较慢。此外，同一个体在安静或睡眠时心率较慢，情绪激动、紧张或运动时心率较快。

2. **心动周期** 心脏每一次收缩和舒张构成一个活动周期，称为心动周期。如心率以100次/分计，每个心动周期历时0.6秒。在一个心动周期中，心房和心室的舒张期均长于收缩期，使心脏有充分的时间进行舒张，有利于心脏的血液充盈及持久活动。心动周期持续时间和心率呈反变关系。当心率加快时，心动周期缩短，收缩期和舒张期均相应缩短，但舒张期缩短更为明显。因此，心率加快使心肌的休息时间缩短，不利于心脏的持久活动。

（二）心脏的泵血过程

在心脏的泵血过程中，心室起着主要作用，心室收缩时将血液射入动脉内，心室舒张时将静脉内的血液抽吸入心腔。在这一过程中，心脏瓣膜有规律地开启和关闭，保证血液单向流动。

微课：
心脏的泵血过程

1. **心室的收缩与射血** 心室在心房收缩结束之后开始收缩，引起心室内压迅速升高。当心室内压高于心房内压时，心室内血液推动房室瓣关闭，避免血液倒流入心房；当心室内压升高超过动脉压时，动脉瓣开放，血液由心室射入动脉。

2. **心室的舒张与充盈** 在收缩期结束之后，心室开始舒张，使心室内压急剧下降。当心室内压低于动脉压时，动脉内血液返流冲击动脉瓣使之关闭，以防血液倒流入心室；当心室内压下降到低于心房内压时，房室瓣开放，心房和静脉内的血液顺压力差被快速抽吸入心室，心室容积随之增大。

3. **心房的收缩** 在心室舒张的最后时期，心房开始收缩，使心房内压升高，将血液挤入仍处于舒张状态的心室，心室容积进一步增大。此时期心室的充盈量仅占心室总充盈量的10%~30%。

（三）心音

在心动周期中，心肌收缩、瓣膜开闭、血液撞击心血管壁等引起的振动，可通过周围组织传递到胸壁。将听诊器置于胸壁特定部位，就可听到声音，称为心音。

1. **第一心音** 发生在心室收缩期，主要是由于房室瓣关闭的振动引起的，也与心室射出的血液冲击动脉壁有关，是心室开始收缩的标志。第一心音的音调较低、持续时间较长，在心尖部听得最清楚，可反映心室肌收缩的强弱以及房室瓣的功能状态。

2. **第二心音** 发生在心室舒张期，主要是由于动脉瓣关闭的振动所致，也与血液返流冲击大动脉根部及心室壁的振动有关，是心室开始舒张的标志。第二心音的音调较高、持续时间较短，在心底部听得最清楚，可反映动脉血压的高低以及动脉瓣的功能状态。

大多数情况下，心音听诊只能听到第一心音和第二心音，但有 40%~50% 的健康儿童及青少年可出现第三心音，这是由于血流速度变化引起心室壁和瓣膜振动而产生。

知识链接

心脏杂音

心脏杂音是指在心音及额外心音之外，心脏收缩或舒张时血液形成涡流所致的心室壁、瓣膜或血管振动所产生的异常声音。正常人在血液急速流过二尖瓣或肺动脉瓣时，可产生收缩期杂音，呈柔和的吹风样，属于生理性杂音。新生儿出生后 2~3 个月内，由于胎儿期的卵圆孔未完全闭合，也可出现生理性杂音，随着年龄增长，这些杂音会逐渐减轻或消失。此外，婴幼儿在发热、剧烈运动、体位改变或输液引起血容量增多等情况下，也可能出现生理性杂音。病理性杂音的性质比较粗糙、持续时间较长，伴有震颤、传导等，常见于先天性心脏病、风湿性心脏病及感染性心内膜炎等。

（四）心脏泵血功能的评价

心脏的功能是泵出血液，单位时间内从心脏泵出的血液量是评价心脏功能的基本指标。

1. **每搏输出量和射血分数** 一侧心室一次收缩所射出的血量，称为每搏输出量，简称搏出量。正常成人在安静状态下搏出量为 60~80mL，左右心室基本相等。心脏每次收缩，并未将心室内血液全部射出。每搏输出量占心室舒张末期容积的百分比，称为射血分数，健康成人安静时为 55%~65%。在心室功能减退、心室异常扩大的情况下，搏出量可能在正常范围，但射血分数却明显下降，故射血分数是评价心功能的重要指标。

2. **每分输出量和心指数** 一侧心室每分钟射出的血量称为每分输出量，简称心输出量，等于搏出量与心率的乘积。如心率以 75 次 / 分计，正常成人的心输出量为 4.5~6.0L/min，平均约 5L/min。正常人安静时的心输出量与体表面积成正比，以每平方米体表面积计算的心输出量，称为心指数，10 岁左右时心指数最大，可达 4L/（min · m^2）以上，之后随年龄增大而逐步下降，成人为 3.0~3.5L/（min · m^2）。心指数是分析不同大小个体心功能的评价指标。

（五）影响心输出量的因素

心输出量等于搏出量与心率的乘积，凡能影响搏出量和心率的因素均能影响心输出量。

微课：
影响心输出量的因素

1. **影响搏出量的因素**

（1）容量负荷：即心室舒张末期容积，是心肌收缩前所承受的负荷，又称前负荷。心室舒张末期容积是心室射血后的剩余血量与静脉回心血量之和。容量负荷在一定范围内增加，可使心肌的收缩力增强，使搏出量和心输出量增多。反之，则减少。

（2）压力负荷：即动脉血压，是心肌开始收缩之后遇到的负荷，又称后负荷。当其他条件不变，动脉血压升高时，心室收缩所遇阻力增大，使动脉瓣开放推迟，导致射血期缩短、射血速度减慢，引起搏出量减少。

（3）心肌收缩能力：是指心肌本身的功能状态。神经、体液因素和药物可通过改变心肌收缩能力而影响搏出量，如运动时交感神经兴奋、肾上腺素分泌增加，使心肌收缩能力增强，搏出量增加。

2. **心率对心输出量的影响** 在一定范围内，心率加快可使心输出量增加。但若心率过快，超过 170~180 次 / 分，心动周期缩短，尤其是舒张期明显缩短，使心室充盈量明显减少，搏出量可大幅度下降，导致心输出量下降。反之，如心率过慢，低于 40 次 / 分时，虽然舒张期延长，但心室充盈量是有限的，故搏出量并不相应增加。因此，心率过快或过慢均可导致心输出量减少。

（六）心泵功能的储备

正常情况下，心输出量可随机体代谢的需要而增加，称为心力储备。在剧烈运动时，人体的心输出量可达静息状态时的5~6倍，运动员可达8倍左右。这主要是通过交感神经兴奋等机制，使心率加快、心肌收缩与舒张幅度变大而实现。幼儿心力储备较低，但经常进行适度的体育锻炼，可提高心力储备，增强心泵功能。

二、心肌的生物电现象和生理特性

（一）心肌的生物电现象

细胞在进行生命活动时伴随有生物电现象，是由一些带电离子（Na^+、K^+、Ca^{2+}等）跨细胞膜流动而产生的。人体的生物电主要有两种表现形式，即安静状态下的静息电位、受适宜刺激后产生的动作电位。

心肌细胞可分为两类：一类是工作细胞，包括心房肌和心室肌，主要执行收缩功能；另一类是自律细胞，如窦房结等部位的细胞，可自动产生节律性兴奋。不同类型心肌细胞的生物电各有特点，工作细胞的静息电位比较稳定、动作电位的时程较长（图5-6），而自律细胞的静息电位不稳定、可自动产生动作电位（图5-7）。

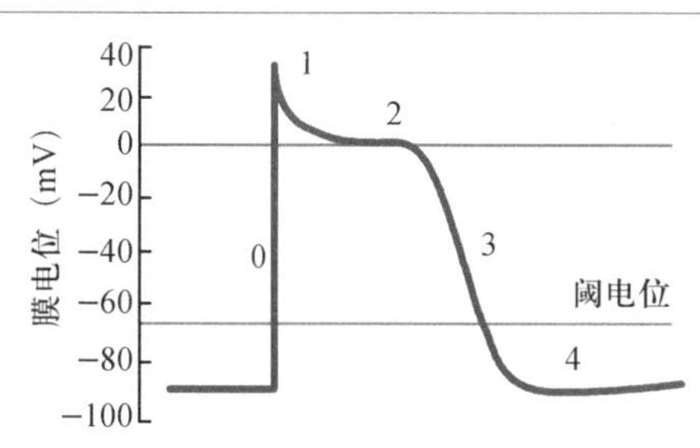

图5-6 心室肌动作电位

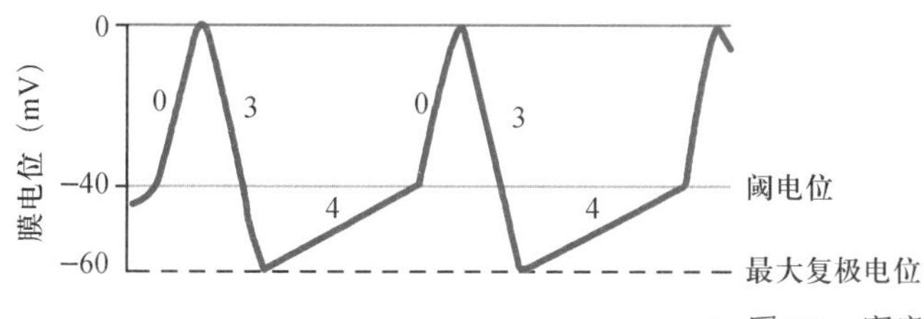

图5-7 窦房结P细胞动作电位

心脏活动过程中，心肌细胞按一定规律先后兴奋所产生的电变化，可通过周围的组织和体液，传导至身体表面。用引导电极置于体表的一定部位可记录到心电的变化曲线，即心电图（图 5-8），临床上对于心脏疾病的诊断具有重要意义。

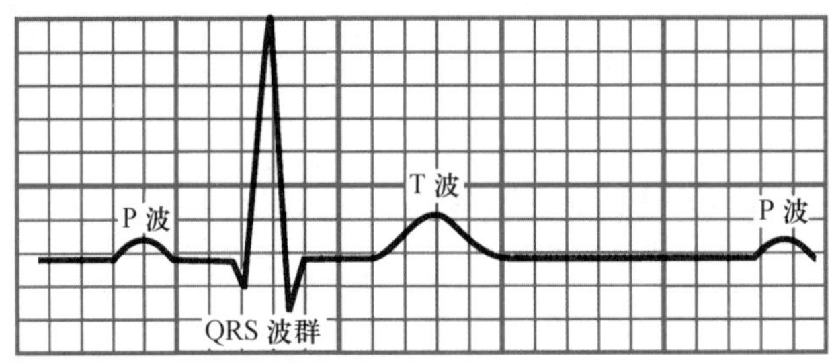

图 5-8　正常人心电模式图

（二）心肌的生理特性

心肌具有兴奋性、传导性、自律性和收缩性。前三者属于电生理特性，后者为机械特性。

1. **兴奋性**　心肌和其他可兴奋组织一样，受到有效刺激时能产生兴奋，表现为迅速的、向远处传播的膜电位波动，即动作电位。心肌细胞兴奋性的特点是：有效不应期特别长，涵盖了心肌的整个收缩期及舒张早期，此期内心肌细胞不易产生再次兴奋，从而使收缩、舒张交替进行，保证心脏的泵血功能正常实现。

2. **传导性**　心肌细胞膜上的兴奋可沿细胞膜传播，并可通过一种称为闰盘的特殊结构快速传递到相邻的心肌细胞。正常情况下，由窦房结发出的兴奋，通过心房肌传至左、右心房，引起心房肌兴奋和收缩；同时，兴奋可通过由小肌束组成的优势传导通路迅速传递到房室结，经房室束和左、右束支及浦肯野纤维网，传至心室肌，引起心室肌兴奋和收缩。其中，房室结区的兴奋传导速度较慢，保证了心室的收缩发生在心房收缩之后，有利于心室的充盈和射血。

3. **自律性**　在没有外来刺激的条件下，心脏能自动产生节律性兴奋与收缩。心脏的自律性来源于自律细胞，包括窦房结、房室结、房室束以及浦肯野纤维等。心脏不同部位自律细胞的自律性高低不同，其中以窦房结的自律性最高。因此，在正常情况下，窦房结控制着整个心脏的活动节律，是心脏的起搏点。由窦房结引起的心脏活动节律称为窦性心律。

4. **收缩性** 心肌的收缩性是在动作电位触发下产生收缩反应的特性。它是以心肌细胞内收缩蛋白的功能活动为基础的。由于兴奋在心房和心室内传导的速度很快，整个心房或整个心室几乎同步兴奋和收缩，大大增强收缩效能，有利于射血。

知识链接

心律失常

心律失常是指心脏兴奋的起源部位、频率、节律及兴奋传导的异常，可由各种器质性心血管疾病、药物中毒、电解质和酸碱平衡紊乱及自主神经功能紊乱等引起。轻度心律失常可无明显的临床表现，较严重的患者发作时常伴有心慌、胸闷、气急、头晕，甚至昏厥、猝死。婴幼儿是较易发生心律失常的群体，心律失常常见的类型有窦性心律不齐、窦性心动过速、阵发性室上性心动过速、早搏、房室传导阻滞等。

由于轻度心律失常没有明显症状，因此婴幼儿心律失常较难发现，如出现一些和平常不一样的表现，应提高警惕。比如，大孩子会主动说心慌、心跳快、胸闷、胸痛等；婴儿不会表达，更要重视，心动过速严重时会表现哭闹、喂养困难、面色苍白，甚至发生晕厥、抽搐等。一旦出现这些症状，应及时就医。

本节内容回顾

本节内容架构		应知应会星级
一、心脏的泵血功能	（一）心率和心动周期	★★★★★
	（二）心脏的泵血过程	★★★★
	（三）心音	★★
	（四）心脏泵血功能的评价	★★★★
	（五）影响心输出量的因素	★★★★
	（六）心泵功能的储备	★★★★★
二、心肌的生物电现象和生理特性	（一）心肌的生物电现象	★
	（二）心肌的生理特性	★★

第三节 血管生理

血管内流动的血液对单位面积血管侧壁的压力，称为血压（blood pressure）。血液从心室射出流经外周血管的过程中，由于不断克服血流阻力，血压是逐渐降低的，即动脉血压 > 毛细血管血压 > 静脉血压，此压力差是推动血液流动的直接动力。

教学 PPT：
血管生理

一、动脉血压和动脉脉搏

（一）动脉血压

一般所说的血压是指主动脉血压，通常将上臂测得的肱动脉血压代表主动脉血压。计量单位常用毫米汞柱（mmHg）。

1. 动脉血压的概念和正常值

（1）动脉血压的概念：在每一个心动周期中，动脉血压随心脏的舒缩活动发生规律性的变化。心室收缩射血时，动脉血压升高，达到的最高值称为收缩压；心室舒张停止射血时，动脉血压下降，达到的最低值称为舒张压。收缩压与舒张压的差值称为脉搏压，简称脉压。

（2）动脉血压的正常值：人体动脉血压存在年龄及个体差异，安静状态下，新生儿收缩压为 60~70mmHg，1 岁时为 70~80mmHg，舒张压为收缩压的 2/3。随着年龄增加，动脉血压呈逐渐升高的趋势，我国正常成人安静时的收缩压范围为 90~139mmHg，舒张压范围为 60~89mmHg。动脉血压的书写格式为收缩压 / 舒张压 mmHg。此外，情绪激动或运动时，血压升高。

知识链接

高血压

我国青年人安静时动脉血压的理想值为收缩压 100~120mmHg、舒张压 60~80mmHg。收缩压 130~139mmHg 或舒张压 85~89mmHg，为正常血压的高值。收缩压 140mmHg 或舒张压 90mmHg 及以上，为高血压。婴幼儿血压较低，年龄越小血压越低，目前认为血压高于相同年龄段收缩压或舒张压 20mmHg，即为高血压。新生儿收缩压大于 90mmHg 或舒张压大于 60mmHg，3 岁以下的婴幼儿收缩压＞100mmHg 或舒张压＞60mmHg，提示有血压升高，需进一步评估血压情况。

原发性高血压在婴幼儿较少见，以继发性高血压较多见。国内有研究显示，儿童继发性高血压的病因主要为肾实质及肾血管病变，占继发性高血压总人数的 59.42%。继发性高血压起病急，病情重，部分患儿可能会发生高血压危象，如处理不及时，甚至危及患儿生命。如果婴幼儿出现头痛、头昏、呕吐、发热、惊厥、浮肿等情况，应及时到医院检查。

2. **动脉血压的形成**　形成动脉血压的前提是心血管系统内有足够的血液充盈。

（1）收缩压的形成：在心室收缩期射出的血液，由于外周血管阻力的作用，仅有 1/3 左右流向外周，其余部分暂时储存在大动脉内，使动脉扩张，引起大动脉血压上升，形成收缩压。

（2）舒张压的形成：心室舒张期射血停止，大动脉管壁弹性回缩，推动贮存在大动脉的血液继续流向外周，大动脉内压强持续下降，降至的最低值即舒张压。

由于大动脉弹性较好，在心室射血时易于扩张而起到缓冲作用，使收缩压不至于过高；在心室舒张时弹性回缩，将射血期贮存的血液继续推向外周，保持了动脉内血流的连续性，同时又可维持舒张期血压，使舒张压不至于太低。婴幼儿的心脏搏出量较少、动脉管壁弹性好，因而血压较低，之后随着年龄增长，心输出量增加，血压将逐渐升高。

3. 动脉血压的影响因素

微课：
动脉血压的影响因素

（1）每搏输出量：每搏输出量增加，心室收缩期射入大动脉内的血量增加，对动脉管壁的压力增加，故动脉血压升高。

（2）心率：心率加快时，心室舒张期明显缩短，从大动脉流向外周的血量减少，留在大动脉的血液增加，使血压升高。

（3）外周阻力：外周阻力是指小动脉和微动脉对血流的阻力。外周阻力增大时，使血液流向外周血管的速度减慢，留在大动脉内的血量增多，故血压升高，且以舒张压升高为主。

（4）大动脉管壁的弹性：大动脉的弹性减退时，对血压的缓冲作用减弱，可使收缩压升高、舒张压降低，故脉压明显变大。

（5）循环血量和血管容量的比例：在正常情况下，循环血量和血管容量相适应，以维持心血管系统适度充盈。当循环血量减少或血管容量增加时，循环血量和血管容量的比例下降，动脉血压降低；反之，则血压升高。

（二）动脉脉搏

在一个心动周期中，动脉血压随着心脏的舒缩发生周期性变化，引起动脉血管壁发生周期性的扩张和回缩，称为动脉脉搏，简称脉搏。脉搏始于主动脉根部，可沿着动脉管壁向外周动脉传播，其传播速度远比血流速度要快。管壁可扩张性越大，脉搏传播速度越慢，管壁可扩张性最大的主动脉传播速度 3~5 米 / 秒，大动脉传播速度 7~10 米 / 秒，小动脉可达 15~35 米 / 秒。

用手指在身体某些浅表部位可触摸到脉搏，桡动脉是最常用的部位。脉搏的频率和节律能反映心率和心律；脉搏的强弱、紧张度与心肌收缩力强弱、心输出量多少及血管壁弹性有密切关系。婴幼儿的脉搏易受各种因素的影响，如进食、活动、哭闹等，因而须在幼儿安静时测量其脉搏。

二、静脉血压和静脉血回流

静脉是血液回流入心脏的通道，因其管壁薄、易扩张、容量大，故被称为容量血管，起到“贮血库”的作用。通过静脉收缩和舒张，可调节回心血量和心输出量，以适应人体需要。

（一）静脉血压

体循环血液通过动脉、毛细血管到达小静脉时，血压已降至 15~20mmHg，流到下腔静脉时为 3~4mmHg，最后汇入右心房时，压力已接近于零。通常将各器官和肢体的静脉血压称为外周静脉压，右心房和胸腔内大静脉的血压称为中心静脉压，两者的压力差是静脉血回流至心脏的动力。

（二）影响静脉血回流的因素

1. 体循环平均充盈压　当血量增加或静脉收缩时，体循环平均充盈压升高，静脉回心血量就增多；反之，则静脉回心血量减少。

微课：影响静脉血回流的因素

2. 心肌收缩力　心肌收缩力增强时，射血量增多，使心室的余血量减少，心脏舒张时心室内压可降得更低，对心房和大静脉内血液的抽吸力增大，静脉回心血量增加；反之，则静脉回心血量减少。

3. 体位改变　当人体由平卧位变为直立位时，因重力作用，静脉回心血量减少。故而从平卧位突然站立时，可引起心室充盈不足，导致心输出量减少，出现头晕眼花的现象。

4. 骨骼肌的挤压作用　四肢骨骼肌的静脉中存在静脉瓣，使静脉内血液只能向心脏方向流动而不能倒流。骨骼肌收缩和舒张，配合静脉瓣的开闭，发挥“泵”的作用，促进静脉血回流。因而长时间站立，导致血液滞留在下肢静脉，可能出现下肢水肿。

5. 呼吸运动　吸气时，胸内负压增大，大静脉和右心房扩张，中心静脉压下降，有利于静脉血回流；呼气时，胸内负压减小，静脉血回流则减少。

三、微循环

微循环是指微动脉和微静脉之间的血液循环。

（一）微循环的组成

典型的微循环由微动脉、后微动脉、毛细血管前括约肌、真毛细血管、通血毛细血管、动静脉吻合支和微静脉等部分组成（图 5-9）。

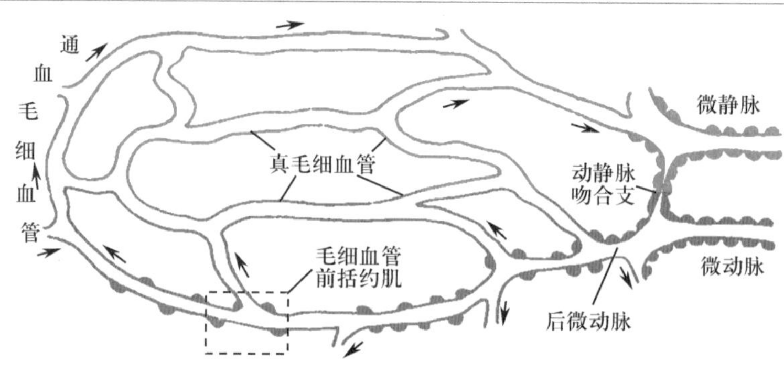

图 5-9 微循环结构

（二）微循环的血流通路

1. **迂回通路** 血液经微动脉→后微动脉→毛细血管前括约肌→真毛细血管→微静脉的通路，称为迂回通路。该通路中毛细血管数量多、血流速度慢，是血液和组织之间进行物质交换的主要场所。

2. **直捷通路** 血液经微动脉→后微动脉→通血毛细血管→微静脉的通路，称为直捷通路。该通路在骨骼肌中较多见，经常处于开放状态，其主要功能是使一部分血液迅速通过微循环进入静脉，以保证静脉回心血量。

3. **动－静脉短路** 血液经微动脉→动静脉吻合支→微静脉的通路，称为动静脉短路。该通路在皮肤处分布较多，其功能与体温调节有关。当环境温度升高时，动静脉吻合支开放增多，皮肤血流量增加，有利于散热。

四、组织液的生成与回流

存在于组织细胞间隙中的液体称为组织液，由血浆通过毛细血管壁滤出而形成，血液与组织细胞之间以组织液为中介实现物质交换。

（一）组织液生成与回流的机制

血浆中的成分除蛋白质以外，其余成分均可通过毛细血管壁滤出。组织液生成与回流的动力是有效滤过压，有效滤过压＝（毛细血管血压＋组织液胶体渗透压）－（血浆胶体渗透压＋组织液静水压）。

由图 5-10 可见，毛细血管动脉端的有效滤过压为 10mmHg，而静脉端的有效滤过压为 -8mmHg。因此，组织液在毛细血管动脉端滤过生成，而在静脉端重吸收回流至毛细血管。滤过生成的组织液，约有 90% 被重吸收回血液，10% 左右进入毛细淋巴管，形成淋巴液，经淋巴管最终汇入大静脉。

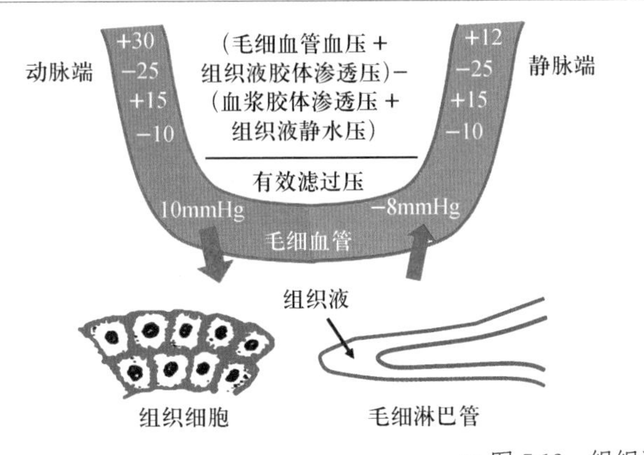

图 5-10　组织液生成与回流示意图

（二）影响组织液生成与回流的因素

在正常情况下，组织液的生成与回流保持动态平衡，使体液分布正常。但当毛细血管血压升高、血浆胶体渗透压降低、毛细血管壁通透性增大、淋巴回流受阻时，动态平衡被破坏，组织液生成大于回流，可导致液体在组织间隙潴留，形成水肿。

本节内容回顾

本节内容架构		应知应会星级
一、动脉血压和动脉脉搏	（一）动脉血压	★★★★★
	（二）动脉脉搏	★★★
二、静脉血压和静脉血回流	（一）静脉血压	★
	（二）影响静脉血回流的因素	★★★★

续表

本节内容架构		应知应会星级
三、微循环	（一）微循环的组成	★★
	（二）微循环的血流通路	★
四、组织液的生成与回流	（一）组织液生成与回流的机制	★
	（二）影响组织液生成与回流的因素	★

第四节　心血管活动的调节

人体在不同生理情况下，各器官组织的代谢水平不同，对血流量的需求也不同。通过神经和体液调节，人体的心血管活动可发生相应变化，从而使血流量适应人体代谢的需要。

教学PPT：心血管活动的调节

一、神经调节

（一）心血管的神经支配

1. 心脏的神经支配　心脏接受心交感神经和心迷走神经的双重支配，心交感神经使心脏活动加强，而心迷走神经则使心脏活动减弱。

（1）心交感神经及其作用：心交感神经兴奋时，节后纤维末梢释放去甲肾上腺素，与心肌细胞膜上的 β_1 受体结合，引起心率加快、心肌收缩力加强、房室传导速度加快，使心输出量增加、血压升高。

（2）心迷走神经及其作用：心迷走神经兴奋时，节后纤维末梢释放乙酰胆碱，与心肌细胞膜上的M受体结合，引起心率减慢、心肌收缩力减弱、房室传导速度减慢，结果导致心输出量减少、血压下降。

心交感神经与心迷走神经平时都具有紧张性，两者作用互相拮抗，共同调节心脏活动。婴幼儿的神经系统发育还不完善，心交感神经兴奋性较强，而迷走神经的兴奋性较

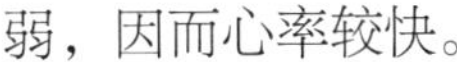

弱，因而心率较快。

2. 血管的神经支配　人体内绝大多数血管只接受交感缩血管神经的单一支配。交感缩血管神经的节后纤维末梢释放去甲肾上腺素，与血管平滑肌上的 α 受体结合，使血管收缩，外周阻力增大，导致血压升高。

（二）心血管中枢

心血管中枢分布在从脊髓到大脑皮层的各级水平上，其基本中枢在延髓，存在心交感中枢、心迷走中枢及交感缩血管中枢。正常情况下，延髓心血管中枢的神经元不断地发放一定的低频冲动，调节心血管的活动。

在延髓以上的脑干、下丘脑、小脑和大脑中，都存在与心血管活动有关的神经元。内外环境变化的信息在这些部位进行复杂的整合，通过影响延髓的心血管中枢，引起心血管活动的变化。

（三）心血管反射

当人体处于体位变化、运动、睡眠等状态或内外环境发生变化时，神经系统可通过心血管反射对心血管活动进行调节，使循环功能与人体的状态或环境变化相适应。

1. 颈动脉窦和主动脉弓压力感受性反射　简称窦弓反射。当动脉血压升高时，人体通过该反射可引起心输出量减少、外周血管阻力降低，从而使血压回降。

微课：
窦弓反射

（1）压力感受器：在颈动脉窦和主动脉弓的血管外膜下，存在着压力感受器（图 5-11），能感受动脉血压对血管壁的牵张刺激，其中颈动脉窦的作用强于主动脉弓。

（2）反射过程：当动脉血压升高时，压力感受器兴奋，沿传入神经（窦神经和主动脉神经）传至延髓心血管中枢的冲动增多，使心交感中枢和交感缩血管中枢抑制、心迷走中枢兴奋，结果导致心交感神经、交感缩血管神经传出冲动减少和心迷走神经传出冲动增加，引起心输出量减少、外周血管阻力下降。由于心输出量减少、外周阻力下降，引起动脉血压下降，故该反射又称降压反射。反之，当动脉血压下降时，压力感受性反射活动减弱，可引起血压升高。

（3）生理意义：压力感受性反射属于负反馈调节，其生理意义在于经常监测动脉血压的变化，对动脉血压进行快速调节，从而维持动脉血压保持相对稳定。

2. 颈动脉体和主动脉体化学感受性反射 在颈总动脉分叉处及主动脉弓区域，存在着对血液中 CO_2、H^+、O_2 浓度变化敏感的颈动脉体、主动脉体化学感受器（图 5-11）。平时，此反射的作用主要是调节呼吸，对心血管活动的影响很小。当发生低氧、窒息、失血、动脉血压过低等情况时，化学感受性反射可通过兴奋交感缩血管中枢，使血管收缩，外周阻力增大，引起血压升高。因此，化学感受性反射主要参与应激状态时循环功能的调节，起到维持血压、保护重要器官的作用。

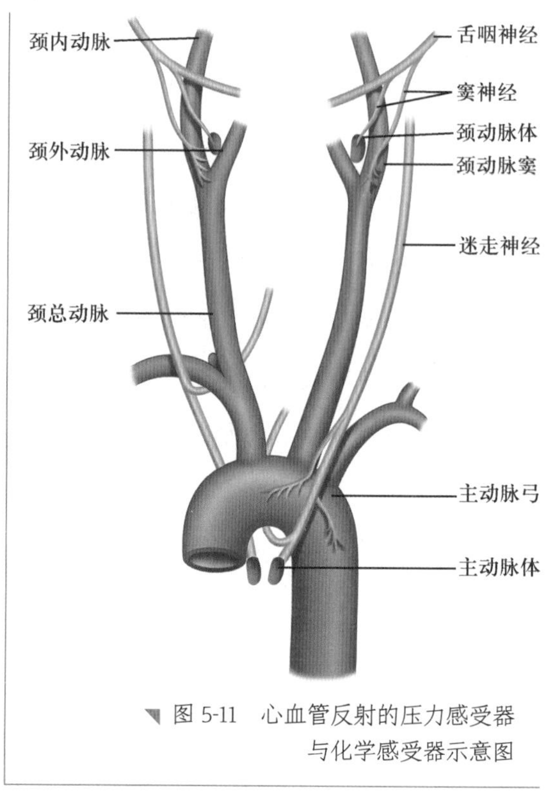

图 5-11 心血管反射的压力感受器与化学感受器示意图

二、体液调节

（一）肾上腺素和去甲肾上腺素

血液中的肾上腺素和去甲肾上腺素主要来自肾上腺髓质。

1. 肾上腺素 肾上腺素可与心肌细胞上的 β_1 受体结合，使心率加快、心肌收缩力增强，心输出量增多。临床上常用作强心急救药。

2. 去甲肾上腺素 去甲肾上腺素主要与血管平滑肌上的 α 受体结合，使全身大多数血管收缩，外周阻力增大，动脉血压升高。临床上可用作缩血管的升压药。

（二）肾素 - 血管紧张素 - 醛固酮系统

肾素由肾脏分泌，进入血液后，可使肝脏生成的血管紧张素原水解，先后转变成血管紧张素Ⅰ、血管紧张素Ⅱ和血管紧张素Ⅲ。其中，血管紧张素Ⅱ对循环系统的作用最强，可引起血管收缩，外周阻力增大、回心血量增加，血压升高。此外，还可刺激肾上腺皮质分泌醛固酮，促进肾小管对水的重吸收，增加循环血量。

在正常情况时，肾素分泌量不多。但当大失血时，交感神经兴奋、肾血流量减少，刺激肾脏大量分泌肾素，使血压回升，起到维持血压的作用。

（三）血管升压素

血管升压素由下丘脑合成，运输至神经垂体贮存，机体需要时由此释放入血而发挥效应。生理剂量的血管升压素，可促进肾远曲小管和集合管对水的重吸收，使尿量减少，故又称抗利尿激素。当人体发生严重失水和失血等情况时，血管升压素大量释放，引起血管收缩，血压升高。

（四）其他体液因素

前列环素（PGI_2）、内皮舒张因子（NO）、内皮缩血管因子（内皮素）、激肽、心房钠尿肽（ANP）、前列腺素、组胺等也具有使血管收缩或舒张等作用。

本节内容回顾

本节内容架构		应知应会星级
一、神经调节	（一）心血管的神经支配	★★★★
	（二）心血管中枢	★★★
	（三）心血管反射	★★★
二、体液调节	（一）肾上腺素和去甲肾上腺素	★★
	（二）肾素－血管紧张素－醛固酮系统	★
	（三）血管升压素	★
	（四）其他体液因素	★

第五节　婴幼儿的循环系统功能特点

一、心脏功能

教学 PPT：婴幼儿的循环系统功能特点

（一）心脏搏动的频率与节律

婴幼儿处于快速的生长时期，新陈代谢旺盛，对氧气和营养物质的需求较高，但其心脏的输出量较少，因此只能通过加快心率来补偿。此外，婴幼儿期交感神经活动占优势，迷走神经及窦房结的发育还不完善，对心脏的抑制作用弱，因而心率较快。年龄越小心率越快（见表 5-1）。随着年龄增长，心肌纤维增粗，心肌的收缩力加强，心输出量增加，而且迷走神经逐渐发育、兴奋性增强，心率逐渐减慢。

表 5-1　不同年龄儿童的心率

年龄	心率（次 / 分）
新生儿	120~140
<1 岁	110~130
1~3 岁	100~120
4~7 岁	80~100

婴幼儿窦房结尚未发育成熟，对自律细胞的调节作用弱，使得窦房结发出的兴奋性不能受到有效控制。因此，婴幼儿窦房结的起搏频率不稳定，尤其是新生儿的心跳频率变化较大，一般情况下，足月新生儿窦性心率的上限为 179~190 次 / 分，早产儿的窦性心率上限为 195 次 / 分。若心率超过上限值，则考虑为心动过速，常见原因主要有婴幼儿哭闹、活动、吃奶或发热、贫血、感染、心脏疾病以及某些药物应用等。

新生儿出生后，随着胎儿血液循环途径的终止以及左心室压力的增高，左房室结区发生退行性变化，大约 2 岁才演变为成人型。在此发育阶段，房室结区自律性增高、传导性不一致，易发生心律失常。随着年龄增长，婴幼儿的心脏传导系统发育成熟，某些原因不明的心律失常也可能自行恢复。

（二）心肌收缩力

由于婴幼儿的心脏发育不完善，与成人相比，婴幼儿的心脏重量较轻，但心脏占体重的比例较大，新生儿心脏约 24g，约占体重的 0.8%；成人心脏约 300g，约占体重的 0.5%。婴幼儿的心肌纤维比较细小，肌纤维之间的间质较少，心室壁比较薄。故而，婴幼儿心肌的收缩能力较弱，心输出量少，心脏的负荷能力不足，不宜做剧烈运动或进行长时间的运动。

二、血管功能

（一）血压

幼儿的血压较成人低，年龄越小，血压越低。这是由于幼儿的心脏发育不完善，心输出量少，而血管内径相对较大，外周血管阻力小，因而血压较低。新生儿收缩压为 60~70mmHg，1 岁时为 70~80mmHg，2~12 岁时收缩压可通过下式计算：年龄 × 2+80mmHg，而舒张压约为：收缩压 ×2/3。婴幼儿血压易受外界因素影响，如哭叫、体位变化、精神紧张等可引起血压升高，因此应注意在安静状态下测量。

（二）血流量

婴幼儿动、静脉内径差别不如成人相差大，婴幼儿的动脉内径相对较宽，如新生儿的动、静脉内径之比为 1∶1，而成人为 1∶2，冠状动脉相对较成人粗，使心肌供血比较充分。婴幼儿的血管内径相对比成人宽，血管内的血流量占体重的比例大，而且毛细血管的数量较多、口径较大，尤其是肺、肾、肠以及皮肤等部位。因此，婴幼儿的组织器官能获得更多的血流、更充足的氧气和营养物质，与旺盛的新陈代谢和快速的生长发育相适应。

本节内容回顾

本节内容架构		应知应会星级
一、心脏功能	（一）心脏搏动的频率与节律	★★★★★
	（二）心肌收缩力	★★★★★
二、血管功能	（一）血压	★★★★★
	（二）血流量	★★★★★

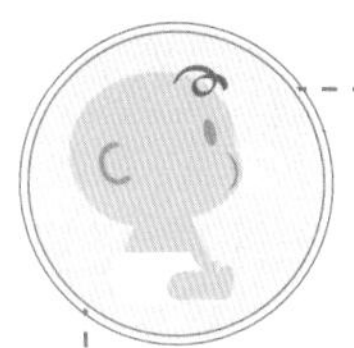

— 思 考 题 —

1. 什么是体循环、肺循环？分别有什么作用？

2. 婴幼儿的心率为什么较快？而血压为什么较低？

3. 体育锻炼对幼儿的心脏有什么好处？组织体育活动时，应注意哪些方面？

循环系统习题及答案

（本章编者：况 炜）

第六章

呼吸系统

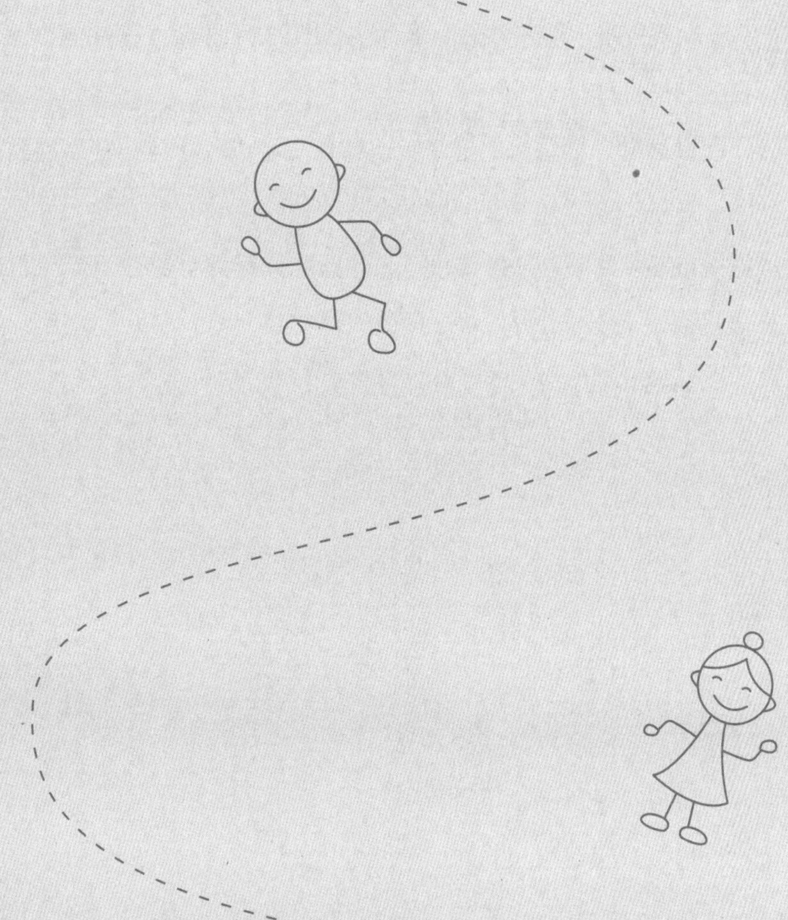

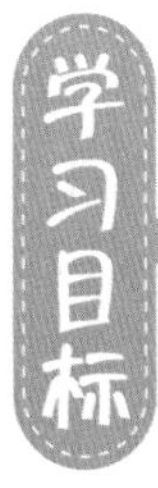

1. 针对婴幼儿呼吸系统疾病多发情况，培养细致观察的职业习惯，关爱婴幼儿。
2. 通过 PCO_2、PO_2 变化对呼吸的影响分析，培养动态发展的辩证思维。
3. 掌握呼吸的基本环节，潮气量、肺活量的概念，呼吸的化学感受性反射。
4. 熟悉婴幼儿呼吸系统结构特点、肺通气的动力和阻力、氧的运输、呼吸中枢。
5. 了解肺通气量，肺换气和组织换气，二氧化碳的运输。
6. 能理解呼吸系统相关的婴幼儿安全及生活照护措施。

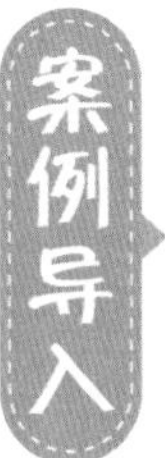

周末妈妈带着 1 岁半的阳阳去游乐园，阳阳跑来跑去，玩得特别开心。可是第二天阳阳却生病了，喉咙痛、流鼻涕，不停地咳嗽，妈妈叹了口气说："怎么又感冒了？"然后赶紧带着阳阳去了医院。医生检查后，诊断为上呼吸道感染。

请思考：婴幼儿的上呼吸道有什么特点？为什么容易感染？

呼吸系统的主要功能是从外界摄取人体新陈代谢所需要的氧气，并向外界排出代谢所产生的二氧化碳。人体与外界环境之间的气体交换，称为呼吸。包括肺通气、肺换气、气体在血液中的运输、组织换气四个基本环节。

第一节　婴幼儿的呼吸系统结构特点

教学 PPT：
婴幼儿的呼吸系统结构特点

呼吸系统由呼吸道和肺组成。呼吸道是传送气体的通道，包括鼻、咽、喉、气管和各级支气管。肺是气体交换的场所（图 6-1）。通常将鼻、咽、喉称为上呼吸道，气管、主支气管及其在肺内的各级支气管称为下呼吸道。

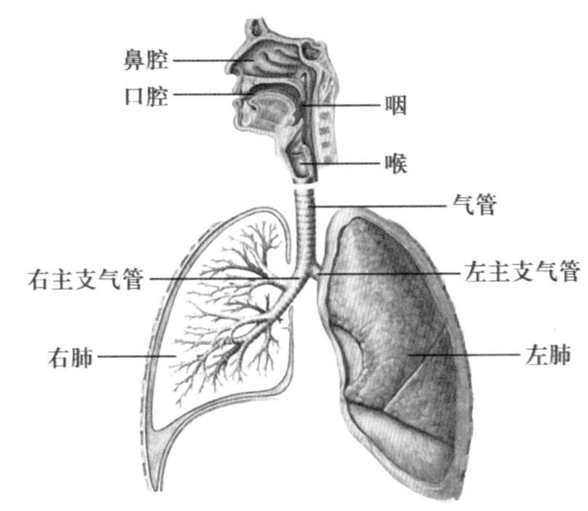

图 6-1　呼吸系统全貌

一、上呼吸道

（一）鼻

鼻是呼吸道的起始部，对外界吸入的空气起着加温、湿润和过滤的作用，同时也是嗅觉器官。婴幼儿的鼻和鼻腔相对短小狭窄，鼻黏膜柔嫩、血管丰富，缺少鼻毛，因此容易受感染，引起鼻黏膜充血、肿胀，造成鼻腔堵塞而发生呼吸困难。此外，婴幼儿的鼻泪管较短，开口部瓣膜发育不全，故而鼻腔感染时病菌易上行，引起结膜炎。

（二）咽

咽与鼻腔、口腔和喉腔相通，分鼻咽、口咽和喉咽三部分（图 6-2）。鼻咽两侧壁各有一个咽鼓管咽口，借咽鼓管通中耳鼓室。婴幼儿的咽部狭窄且垂直，咽鼓管相对较宽、直、短，呈水平位，因此，上呼吸道感染时容易并发中耳炎。

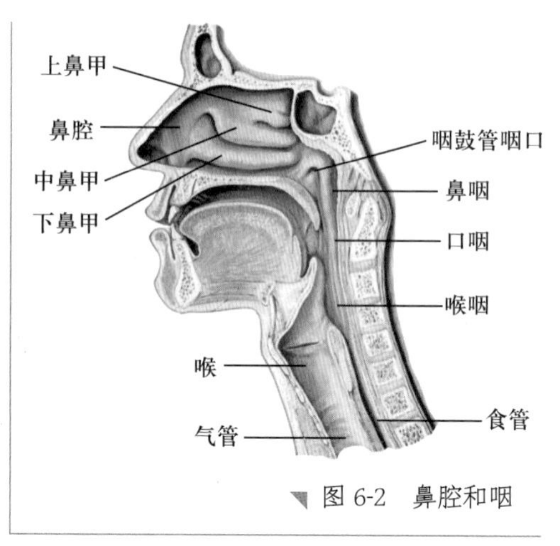

图 6-2　鼻腔和咽

（三）喉

喉既是呼吸的通道，又是发音的器官。婴幼儿喉腔狭窄、黏膜柔嫩，血管及淋巴组织丰富，故喉部炎症时，可因黏膜充血、肿胀使喉腔更为狭窄，易引起呼吸困难。此外，婴幼儿的声带短小细薄、不够坚韧，因而音域较窄、声带易疲劳，若长时间说话或经常大声哭闹、高声喊叫，可导致声音嘶哑。

二、下呼吸道

（一）气管和支气管

气管上与喉相连，向下进入胸腔，分为左、右主支气管，分别进入两肺，支气管在肺内形成树枝状的分支。左主支气管较细长，走行方向接近水平位，右主支气管略粗短，走行方向较垂直，故误入气管的异物常易坠入右主支气管内（图 6-3）。

婴幼儿的气管、支气管的管腔相对狭小，软骨柔软、支撑作用薄弱，黏膜血管丰富，而黏液腺分泌不足，纤毛运动较差，不能有效清除吸入的微生物。因此，婴幼儿易发生呼吸道感染，引起充血和水肿，导致气道狭窄甚至阻塞。

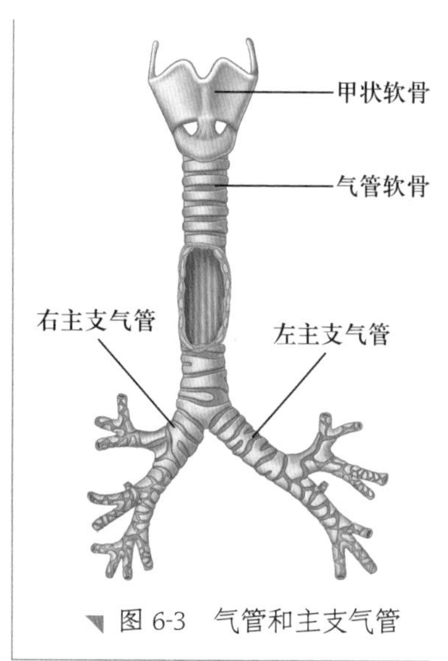

图 6-3　气管和主支气管

（二）肺

1. 肺的外形　肺位于胸腔内，质地柔软、富有弹性，呈半圆锥形，左、右各一。左肺分二叶，右肺分三叶。肺形似半圆锥形，上端钝圆称为肺尖，下面凹陷称为肺底，肺的内侧面朝向纵隔，其近中央处有一凹陷为肺门，是主支气管、血管、淋巴管和神经出入肺的部位。

幼儿肺的颜色呈淡红色，随着年龄的增长，空气中的尘埃、炭末等颗粒吸入肺内，肺的颜色逐步变为暗红色或深红色。

2. 肺的结构　支气管在肺内反复分支，形成支气管树，最后形成肺泡管，附有许多肺泡（图 6-4）。肺泡是进行气体交换的场所，每侧肺有 3 亿~4 亿个。相邻肺泡之间的组织称为肺泡隔，内含丰富的毛细血管、弹性纤维和肺泡巨噬细胞。毛细血管与肺泡紧密相贴，保证了肺泡与血液之间的气体交换。肺泡隔中的弹性纤维使肺泡具有良好的弹性回缩力。

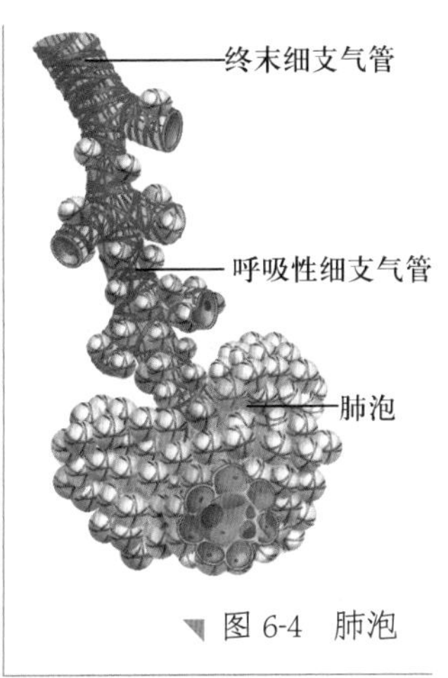

图 6-4　肺泡

婴幼儿肺的弹力组织发育不完善，肺泡小而且数量少，间质较多、血管丰富，整个肺的含血量多而含气量少，故易发生感染，感染时易引起肺间质性炎症、肺不张等。

本节内容回顾

本节内容架构		应知应会星级
一、上呼吸道	（一）鼻	★★★
	（二）咽	★★★★
	（三）喉	★★★★
二、下呼吸道	（一）气管和支气管	★★★★
	（二）肺	★★★★

第二节 肺 通 气

肺通气是指肺与外界环境之间的气体交换过程。

教学 PPT：肺通气

一、肺通气的原理

实现肺通气取决于两方面因素的相互作用：一方面是推动气体流动的动力，另一方面是阻碍气体流动的阻力。只有动力大于阻力，才能实现肺通气。

（一）肺通气的动力

气体进出肺的直接动力来自肺内压与大气压之间的压力差，该压力差的形成是由呼吸肌的运动引起的。

1. 呼吸运动 呼吸肌的收缩和舒张引起胸廓有节律地扩大与缩小，称为呼吸运动，包括吸气和呼气两个过程。

微课：呼吸运动

（1）呼吸运动的过程：平静吸气时，膈肌、肋间外肌收缩，引起膈顶下降、肋骨和胸骨上提，胸廓扩大，肺随之而扩张，使肺内压降低，当肺内压小于大气压时，外界气体经呼吸道进入肺。平静呼气时，膈肌、肋间外肌舒张，膈顶、肋骨和胸骨回位，肺容积随着胸廓的缩小而缩小，使肺内压升高，当肺内压高于大气压时，肺内气体经呼吸道排出体外。由此可见，平静呼气不涉及呼吸肌收缩，是一个被动过程。

用力呼吸时，除膈肌、肋间外肌收缩加强外，胸锁乳突肌、斜角肌等吸气辅助肌也参与收缩，使胸腔和肺的容积进一步增大，肺内压大幅下降，吸入更多气量。用力呼气时，肋间内肌、腹肌等也参与收缩，呼出更多气量。

（2）呼吸运动的形式：①平静呼吸和用力呼吸：人体在安静状态下均匀平稳的自然呼吸，称为平静呼吸；人体运动或劳动时，呼吸加深加快，称为用力呼吸；②胸式呼吸和腹式呼吸：以肋间外肌舒缩为主，胸廓起伏明显的呼吸运动，称为胸式呼吸；以膈肌舒缩为主，腹壁起伏明显的呼吸运动，称为腹式呼吸。

正常成人的呼吸频率为 12~18 次 / 分，大多是胸式和腹式同时存在的混合式呼吸。婴幼儿的呼吸频率较快，为 25~40 次 / 分，年龄越小呼吸频率越快。此外，由于婴幼儿胸廓发育不完善，主要依靠膈肌舒缩而呈腹式呼吸。

2. **肺内压** 肺内气道和肺泡内的压力称为肺内压。在呼吸运动过程中，肺内压随胸腔容积的变化而变化。平静吸气时，肺内压下降，外界气体经呼吸道流入肺泡；呼气时，肺内压升高，肺内气体经呼吸道流出体外。由此可见，在呼吸运动过程中，肺内压的周期性变化及其和大气压之间的压力差，是肺通气的直接动力。根据此原理，对呼吸暂停的患者实施人工呼吸，使胸廓被动地节律性扩大和缩小，人为地造成肺内压和大气压之间的压力差，从而实现肺通气功能。

知识链接

人工呼吸

人工呼吸是通过徒手或机械装置，使空气有节律地进入肺内，然后利用胸廓和肺的弹性回缩力使进入肺内的气体呼出。如此周而复始，以替代自主呼吸。人工呼吸适用于窒息、溺水、煤气中毒、药物中毒、触电及呼吸肌麻痹等患者的急救。

对婴儿实施人工呼吸时，用一只手置于婴儿颈下，支撑其头部并使头部向后倾，另一只手放在婴儿的前额。接着，深吸气后屏住呼吸，用上下唇将婴儿的口腔尽可能覆盖严密，然后慢慢把气呼出。挤压心脏 10 次，人工呼吸两次，交替进行。

3. **胸膜腔内压** 在肺表面的脏层胸膜和胸廓内表面的壁层胸膜之间，存在密闭的潜在腔隙，称为胸膜腔，腔隙内没有气体，仅有少量浆液。胸膜腔内的压力称为胸膜腔内压，简称胸内压，通常在吸气和呼气过程中均低于大气压，因此又称胸内负压。

（1）胸内负压的形成：胎儿在母体内时，胸廓受羊水压迫而使容积小于其固有容积，娩出后胸廓即弹性回位。在第一次吸气瞬间，肺被动扩张至与胸廓容积相应，从此肺就始终处于一定的扩张状态并具有一定的回缩力，胸内负压因此而形成。在出生后的发育期间，由于胸廓的生长速度比肺快，使肺被牵拉的程度加大，胸膜腔负压也随之增大。因此，婴幼儿的胸内负压比成人小。

（2）胸内负压的生理意义：①胸内负压使肺处于扩张状态，并使肺能随胸廓的扩大而扩张，有利于肺通气；②胸内负压作用于胸腔内其他组织器官，尤其是管壁薄、易扩张的上下腔静脉和胸导管，使中心静脉压和胸导管内压降低，有利于静脉血和淋巴液的回流。

（二）肺通气的阻力

肺通气过程中所遇到的阻力有弹性阻力、非弹性阻力两种，正常情况下，弹性阻力约占总通气阻力的70%。

1. 弹性阻力

（1）肺弹性阻力：肺弹性阻力来自两个方面：一是肺弹性回缩力，主要来源于肺组织的弹性纤维，约占肺弹性阻力的1/3，肺在一定范围内扩张越大，肺弹性回缩力也越大。二是肺泡表面张力，由肺泡内表面所覆盖的液体层形成，约占肺弹性阻力的2/3，液体分子间作用的合力，使肺泡趋向缩小，成为肺扩张的阻力。

肺泡Ⅱ型上皮细胞可以合成和分泌肺泡表面活性物质，以单分子层的形式排列在肺泡液体层表面，使肺泡表面张力大大降低，减小吸气阻力，有利于肺扩张和肺通气。一些早产儿由于肺泡Ⅱ型上皮细胞尚未成熟，肺泡表面活性物质分泌不足，可发生肺不张，导致新生儿呼吸窘迫综合征，引起呼吸困难和缺氧，严重时可致死亡。

（2）胸廓弹性阻力：胸廓的弹性阻力来自胸廓的弹性组织，具有双向弹性作用。在平静吸气末，胸廓处于自然位置，弹性回缩力大约等于零；当呼气时，胸廓小于自然位置，弹性回缩力向外，成为呼气的阻力、吸气的动力；当深吸气时，胸廓大于自然位置，其弹性回缩力向内，成为吸气的阻力、呼气的动力。

2. 非弹性阻力　非弹性阻力主要来自气道阻力，是通气功能障碍最常见的病因。影响气道阻力的因素主要有呼吸道口径、气流速度和气流形式。呼吸道口径小、气流速度快、气流呈湍流时，气道阻力大；反之，则气道阻力小。婴幼儿的气道管径较为狭窄，气道阻力大于成人，在呼吸道梗阻时尤为明显。气道管径随发育而增大，气道阻力随年龄的增大而减小。

大气道（气道口径 >2mm）尤其是鼻、咽、喉、气管等，由于气流速度快，且管道弯曲，容易形成湍流，是产生气道阻力的主要部位，因此大气道阻塞可导致严重的呼吸困难而窒息。由于小气道管壁富含平滑肌，当平滑肌收缩时，小气道可成为气道阻力的重要成分。如支气管哮喘患者，由于支气管平滑肌痉挛收缩，气道阻力显著增加，导致呼吸困难。

知识链接

支气管哮喘

支气管哮喘简称哮喘，是儿童常见的慢性呼吸道疾病，以反复发作的喘息、气急、胸闷或咳嗽为主要临床表现，常在夜间及凌晨发作或加剧。最近 20 年来，我国儿童的哮喘患病率呈明显上升趋势。全国城市 14 岁以下儿童哮喘的累计患病率在 1990 年、2000 年、2010 年分别为 1.09%、1.97%、3.02%，70%~80% 的儿童在 5 岁之前发病。因此早期防治非常重要，如有相关症状应及时就医。

哮喘的发病机制十分复杂，至今尚未阐明，涉及遗传、免疫、环境、行为、心理等多方面因素。气流受阻是哮喘病理生理改变的核心，支气管平滑肌痉挛收缩、管壁炎症性肿胀、黏液分泌增多以及气道重塑等均是引起患儿气道阻力增大的原因。多数患儿经合理使用支气管舒张剂、糖皮质激素等药物治疗后，可缓解和控制哮喘发作。如支气管阻塞未得到及时缓解，可迅速发展为呼吸衰竭，可危及生命。

二、肺通气功能的评价

肺通气是呼吸的一个重要环节，通常用肺容量和肺通气量作为肺通气功能的评价指标。

（一）肺容量

肺容量是指肺所能容纳的气量（图 6-5）。在肺通气过程中，肺容量随着呼吸深度而变化，可用肺量计测量。

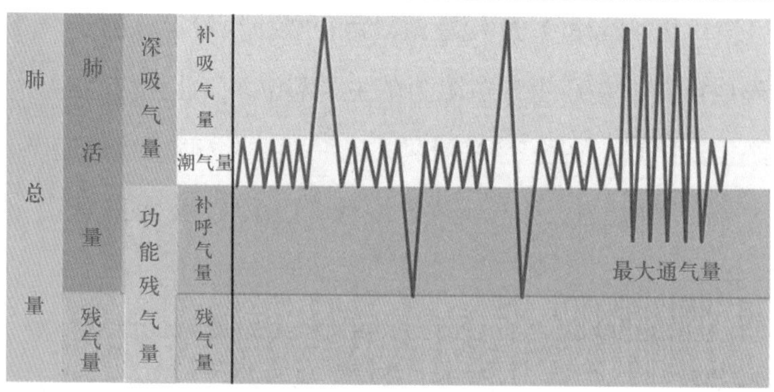

图 6-5 肺容量示意图

1. **潮气量** 每次吸入或呼出的气量称为潮气量。正常成人平静呼吸时，平均约为 0.5L，潮气量可随呼吸强弱而变化。

2. **补吸气量** 平静吸气末再尽力吸气，所能吸入的气量，称为补吸气量，是吸气的储备量。正常成人为 1.5~2L。补吸气量与潮气量之和即为深吸气量。

3. **补呼气量** 平静呼气末再尽力呼气，所能补呼出的气量，称为补呼气量，是呼气的储备量。正常成人为 0.9~1.2L。

4. **残气量和功能残气量** 最大呼气末，仍残留于肺内的气量，称为残气量。正常成人为 1~1.5L。平静呼气末，仍残留于肺内的气量，称为功能残气量。功能残气量是补呼气量与残气量之和，正常成人约为 2.5L。

5. **肺活量** 尽力吸气后，所能呼出的最大气量，称为肺活量。肺活量为潮气量、补吸气量和补呼气量三者之和，正常成年男性平均约为 3.5L，女性约为 2.5L。肺活量反映一次呼吸的最大通气能力，是肺通气功能的静态指标。肺活量个体差异较大，只宜进行自身比较。

6. **用力肺活量** 尽力吸气后，尽力尽快呼气所能呼出的气量，称为用力肺活量。计算第 1 秒、第 2 秒、第 3 秒末呼出气量占肺活量的百分比，正常成人分别约为 83%、96%、99%，其中第 1 秒末最有意义。用力肺活量是衡量肺通气功能的动态指标，不仅能反映肺活量的大小，还可以反映呼吸阻力的变化。如慢性阻塞性肺病患者，用力肺活量显著降低。

7. 肺总量 肺可容纳的最大气体量，称为肺总量。肺总量是肺活量与残气量之和，成年男子平均约为 5.0L，女子约为 3.5L。

（二）肺通气量

1. 每分肺通气量 每分钟吸入或呼出肺的气体总量，称为每分肺通气量。每分肺通气量 = 潮气量 × 呼吸频率。正常成人平静状态下，每分肺通气量为 6.0~9.0L。每分肺通气量随年龄、性别、身材和活动量的不同而有差异。

尽力做深快呼吸时，每分钟吸入或呼出的气量，称为最大随意通气量，反映肺通气功能的储备能力，是评价受试者能进行多大运动量的一项重要指标。健康成人一般可达 70.0~120.0L/min。

2. 每分肺泡通气量 每分钟吸入肺泡与血液进行气体交换的新鲜空气量，称为肺泡通气量。肺泡通气量 =（潮气量 - 无效腔气量）× 呼吸频率。

无效腔是指整个呼吸道中未发生气体交换的管腔，包括解剖无效腔和肺泡无效腔。解剖无效腔是指从鼻到终末细支气管的气体通道，正常成人约为 0.15L。肺泡无效腔是指未发生气体交换的肺泡容积，健康成人平卧时，肺泡无效腔接近零。

由于解剖无效腔的容积是个常数，因此每分肺泡通气量主要受潮气量和呼吸频率的影响。当浅快呼吸时，每分肺泡通气量降低；而适当深慢呼吸，可增大每分肺泡通气量，提高肺通气效率（见表 6-1）。

表 6-1 不同呼吸形式时的肺通气量

呼吸形式	每分肺通气量（L/min）	每分肺泡通气量（L/min）
平静呼吸	0.50 × 16=8.0	（0.50–0.15）× 16=5.6
浅快呼吸	0.25 × 32=8.0	（0.25–0.15）× 32=3.2
深慢呼吸	1.00 × 8=8.0	（1.00–0.15）× 8=6.8

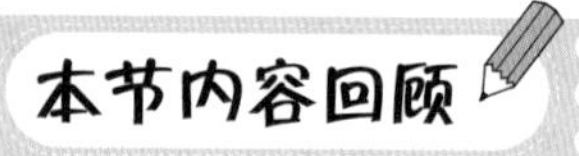

本节内容架构		应知应会星级
一、肺通气的原理	（一）肺通气的动力	★★★★
	（二）肺通气的阻力	★★★★
二、肺通气功能的评价	（一）肺容量	★★★★★
	（二）肺通气量	★★★

第三节　肺换气和组织换气

一、肺换气和组织换气的动力

教学 PPT：肺换气和组织换气

肺换气、组织换气的本质是 O_2、CO_2 跨肺泡膜、毛细血管壁及细胞膜等结构，从气体分压高的一侧向低的一侧转移，这一过程称为气体扩散。其动力来自两个区域之间气体分子的压力差。

气体分压是指混合气体中各气体成分所产生的压力，通常等于混合气体的总压力乘以该气体在混合气体所占的容积百分比。两个区域之间的分压差是气体扩散的动力，分压差越大，气体的扩散速率也就越大。肺泡气、血液和组织中 O_2 的分压（PO_2）和 CO_2 的分压（PCO_2）见表 6-2。

表 6-2　肺泡气、血液和组织中 O_2 和 CO_2 的分压（mmHg）

	肺泡气	动脉血	静脉血	组织
O_2 分压 /PO_2	104	100	40	30
CO_2 分压 /PCO_2	40	40	46	50

二、肺换气

肺泡与肺毛细血管之间的气体交换，称为肺换气。当静脉血流经肺毛细血管时，由于肺泡气的 PO_2 大于肺动脉内静脉血的 PO_2，而肺泡气的 PCO_2 小于肺动脉内静脉血的 PCO_2，在分压差的作用下，O_2 由肺泡扩散入血液，CO_2 由静脉血扩散入肺泡，完成肺换气过程（图 6-6）。结果使静脉血变成含 O_2 较多、含 CO_2 较少的动脉血。婴幼儿的肺泡小而且数量少，因而气体交换的面积相对较少，随着年龄增长，肺泡的大小和数量增加，肺换气的面积也随之增加。

三、组织换气

在组织中，由于细胞代谢不断消耗 O_2，同时产生 CO_2，组织内 PO_2 较动脉血 PO_2 低，而 PCO_2 较动脉血 PCO_2 高。当动脉血流经组织毛细血管时，在分压差的作用下，O_2 从血液扩散入组织细胞，CO_2 则从组织细胞扩散入血液，完成组织换气过程（图 6-6）。结果使动脉血成为含 CO_2 较多、含 O_2 较少的静脉血。

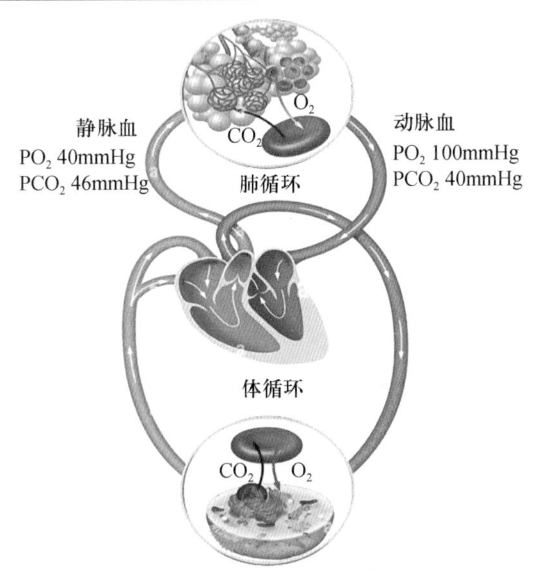

图 6-6 气体交换

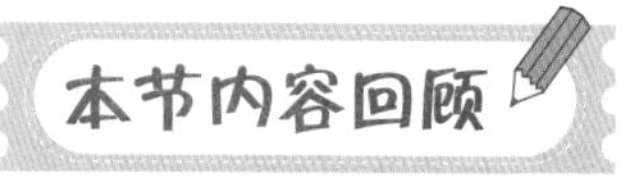

本节内容架构	应知应会星级
一、肺换气和组织换气的动力	★
二、肺换气	★★★
三、组织换气	★★

第四节　气体在血液中的运输

气体在血液中的运输，是肺换气和组织换气之间的重要环节。O_2 和 CO_2 在血液中的运输有物理溶解、化学结合两种方式，其中以化学结合为主。

教学 PPT：气体在血液中的运输

一、氧气的运输

动脉血 PO_2 为 100mmHg 时，溶解在血浆中的 O_2 含量很少，约占血液总含氧量的 1.5%，却是实现化学结合所必需的中间步骤。O_2 的主要运输形式是化学结合，绝大部分（98.5%）O_2 进入红细胞，通过与 Hb 的结合而运输。

微课：氧气的运输

（一）氧气与血红蛋白的结合

O_2 能与红细胞中的血红蛋白结合，形成氧合血红蛋白（HbO_2）。氧合不同于氧化，它是一种快速、可逆和不需酶催化的过程。当血液流经肺时，O_2 从肺泡扩散入血液，使血中 PO_2 升高，促使 O_2 与 Hb 氧合，形成 HbO_2；当血液流经组织时，O_2 从血液扩散入组织，使血液中 PO_2 降低，从而导致 HbO_2 解离，释放出 O_2 而成为去氧血红蛋白（Hb）。

氧合血红蛋白（HbO_2）呈鲜红色，去氧 Hb 呈暗红色。正常情况下，毛细血管中去氧 Hb 的平均浓度为 26g/L。当血液中去氧 Hb 含量达到 50g/L 以上时，口唇、甲床等处出现青紫色，称为发绀。发绀一般表示人体缺氧。但严重贫血患者，因 Hb 含量大幅减少，虽有缺氧，但血液中去氧 Hb 达不到 50g/L，所以不表现发绀；CO 中毒者，由于 Hb 与 CO 结合形成碳氧血红蛋白（HbCO），使 Hb 失去与 O_2 结合的能力，造成人体缺氧，但患者并不发绀，而是出现 HbCO 特有的樱桃红色。

（二）血氧饱和度

Hb 结合 O_2 的情况，通常用血氧饱和度来表示。1L 血液中 Hb 所能结合的最大 O_2 量，称为 Hb 氧容量，也称血氧容量，受 Hb 浓度的影响。1L 血液中 Hb 实际结合的 O_2 量，称为 Hb 氧含量，也称血氧含量，主要受氧分压（PaO_2）的影响。Hb 氧含量与 Hb 氧容量的百分比，称为 Hb 氧饱和度，又称血氧饱和度。正常动脉血氧饱和度为 98%，静脉血氧饱和度为 75%。

二、二氧化碳的运输

物理溶解的 CO_2 约占血液中 CO_2 总运输量的 5%，其余 95% 是以化学结合的形式运输。CO_2 在血液中的化学结合形式有碳酸氢盐和氨基甲酰血红蛋白两种。

（一）碳酸氢盐形式

碳酸氢盐是 CO_2 在血液中运输的最主要形式。组织细胞生成的 CO_2 扩散入血液，大部分进入红细胞，在碳酸酐酶催化下与 H_2O 结合形成 H_2CO_3，H_2CO_3 迅速解离成 H^+ 和 HCO_3^-。生成的 HCO_3^- 除一小部分与细胞内的 K^+ 结合为 $KHCO_3$ 外，大部分扩散入血液，与 Na^+ 结合生成 $NaHCO_3$ 进行运输。

（二）氨基甲酰血红蛋白

以氨基甲酰血红蛋白（HbNHCOOH）形式运输的 CO_2 量，占 CO_2 运输总量的 7%。一部分进入红细胞的 CO_2 与 Hb 的氨基结合，形成氨基甲酰血红蛋白而进行运输。

本节内容回顾

本节内容架构		应知应会星级
一、氧气的运输	（一）氧气与血红蛋白的结合	★★★★★
	（二）血氧饱和度	★★★
二、二氧化碳的运输	（一）碳酸氢盐形式	★★
	（二）氨基甲酰血红蛋白	★★

第五节 呼吸运动的调节

呼吸运动是一种节律性活动，其运动既具有随意性，又具有自主性。呼吸的深度和频率随机体内外环境的变化而变化。呼吸节律的形成及其与代谢水平适应的过程，都是通过机体的调节实现的。

教学 PPT：呼吸运动的调节

一、呼吸中枢

呼吸中枢是指中枢神经系统内与呼吸运动产生和调节有关的神经细胞群，广泛分布于各级中枢中。延髓内存在能产生一定呼吸节律的基本中枢，但仅有延髓控制的呼吸节律是不正常的；脑桥作为呼吸调整中枢，具有抑制吸气并使吸气向呼气转化的作用。因此，形成正常的呼吸节律，需要延髓与脑桥共同作用。

此外，呼吸还受脑桥以上高位中枢的影响，如大脑皮层、边缘系统、下丘脑等。大脑皮层控制随意呼吸，以保证其他与呼吸运动相关活动的完成，如说话、唱歌、咳嗽、吞咽时，在一定限度内能随意屏气或加深加快呼吸。

二、呼吸运动的化学感受性反射

动脉血或脑脊液中的 PO_2、PCO_2 和 H^+ 浓度的变化，可通过化学感受器，反射性地调节呼吸运动，从而维持内环境中 PO_2、PCO_2 和 H^+ 浓度的相对稳定。

（一）化学感受器

参与呼吸调节的化学感受器按其所在部位不同，分为外周化学感受器和中枢化学感受器（图 6-7）。

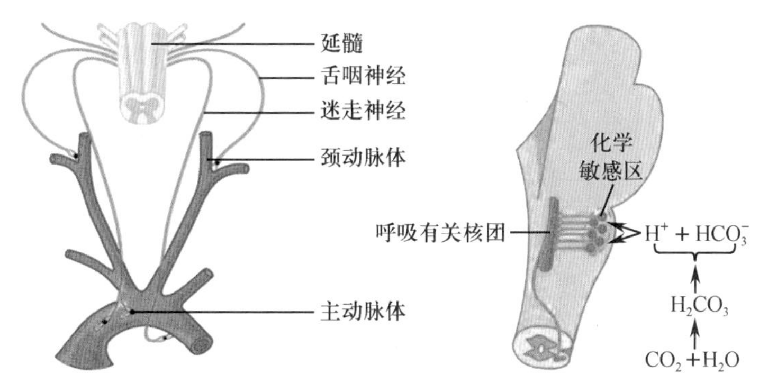

图 6-7 外周化学感受器和中枢化学感受器

1. **外周化学感受器** 外周化学感受器位于颈动脉体和主动脉体。当动脉血中 PO_2 降低、PCO_2 升高或 H^+ 浓度升高时，外周化学感受器受到刺激而兴奋，冲动经窦神经（以后并入舌咽神经）和主动脉神经（以后并入迷走神经）传至延髓，兴奋呼吸中枢，引起呼吸加深加快和血液循环变化。其中，颈动脉体对呼吸调节的作用较主动脉体强。

2. **中枢化学感受器** 中枢化学感受器位于延髓腹外侧的浅表部位，与呼吸中枢邻近，对脑脊液和局部细胞外液中的 H^+ 浓度变化敏感。由于外周血中的 H^+ 不易通过血脑屏障，故外周血 pH 变动对中枢化学感受器的作用不大。但外周血中的 CO_2 能迅速通过血脑屏障，在碳酸酐酶作用下，与 H_2O 形成 H_2CO_3，再解离出 H^+，刺激中枢化学感受器，引起呼吸中枢兴奋（图 6-7）。中枢化学感受器不感受低 O_2 刺激，但对 CO_2 的敏感性比外周化学感受器高。

（二）CO_2、H^+ 和 O_2 对呼吸的调节

1. CO_2 对呼吸的调节 CO_2 是调节呼吸运动最重要的体液因素。血液中保持一定浓度的 CO_2，是维持呼吸中枢正常兴奋性的必要条件。如过度通气，排出 CO_2 过多，血中 PCO_2 过低，可引起呼吸暂停。动脉血 PCO_2 在一定范围内升高，可加强对呼吸中枢的刺激，使呼吸加深加快。但动脉血 PCO_2 过高，可抑制呼吸中枢活动，引起呼吸困难、头痛、头昏，甚至昏迷，出现 CO_2 麻醉。CO_2 通过刺激中枢化学感受器和外周化学感受器兴奋呼吸中枢，但以前者为主。

微课：CO_2、H^+ 和 O_2 对呼吸的调节

2. H^+ 对呼吸的调节 动脉血 H^+ 浓度增高时，呼吸加深加快，肺通气量增加；H^+ 浓度降低时，呼吸抑制。由于 H^+ 不易通过血－脑屏障，因此外周血 H^+ 对呼吸的调节主要通过刺激外周化学感受器而实现。

3. O_2 对呼吸的调节 动脉血 PO_2 降低时，呼吸加深加快，肺通气量增加。但需动脉血中 PO_2 降低到 80mmHg 以下时，才出现可觉察到的效应。低 O_2 对呼吸中枢的直接作用是抑制，并随低 O_2 程度的加重而加强。然而在轻、中度低 O_2 情况下，可通过刺激外周化学感受器使呼吸中枢兴奋，在一定程度上抵消了低 O_2 对中枢的直接抑制作用。但在严重低 O_2 时，外周化学感受性反射不足以抵消低 O_2 对中枢的直接抑制作用，导致呼吸抑制。

综上所述，当血液 PCO_2 升高、PO_2 降低、H^+ 浓度升高时，都有兴奋呼吸的作用，尤以 PCO_2 的作用显著。但在整体情况下，三者互相影响、互相作用，既可发生总和而加大，也可相互抵消而减弱。

本节内容回顾

本节内容架构		应知应会星级
一、呼吸中枢		★★★★
二、呼吸运动的化学感受性反射	（一）化学感受器	★★★
	（二）CO_2、H^+ 和 O_2 对呼吸的调节	★★★★★

第六节　婴幼儿的呼吸功能特点

一、呼吸运动

教学 PPT：婴幼儿的呼吸功能特点

（一）呼吸形式

婴幼儿的胸廓较短，呈圆桶状；肋骨呈水平位，倾斜度小，肋骨运动不易扩大胸廓的容量，其胸廓活动范围较小。故婴幼儿的呼吸运动主要依靠膈肌的舒缩，呈腹式呼吸，当呼吸急促时常表现为腹部起伏加速。随着年龄增长，胸廓发育逐渐完善，肋骨逐渐变为斜位，开始出现胸腹式呼吸，7 岁以后以混合式呼吸为主。

（二）呼吸频率

婴幼儿的呼吸频率较快，由于婴幼儿的生长发育旺盛，对氧气的需求量高，但胸廓、呼吸肌发育不完善，吸入气量受到一定限制，只能通过增加呼吸频率来满足机体代谢的需要，年龄越小频率越快（表 6-3）。由于活动、哭闹等情况可使呼吸频率加快，因此，婴幼儿的呼吸频率测量须在安静或睡眠时进行。

表 6-3　不同年龄的呼吸频率（次 / 分）

年龄	新生儿	1 岁以内	1~3 岁	4~7 岁	8~14 岁	成人
呼吸频率	40~45	30~40	25~30	20~25	18~20	12~18

（三）呼吸节律

婴幼儿的大脑皮层未发育完善，呼吸中枢对呼吸的调节能力较弱，尤其是新生儿以及出生后数月的婴儿，呼吸节律较不稳定，可出现深、浅呼吸交替，或呼吸节律不齐、间歇、暂停等现象，在小于 2 个月的婴儿中，每日可出现超过 200 次的呼吸暂停。

二、肺功能

（一）肺通气功能

1. 肺通气的动力和阻力 由于婴幼儿胸廓比较狭窄，呼吸肌不发达，胸廓扩展的幅度较小，胸膜腔内的负压也较小，因此肺扩大的容量较为有限，导致肺内压与大气压之差比较小，肺通气的动力较弱。另外，由于婴幼儿的呼吸道管径细小，气道阻力大于成人。因而婴幼儿呼吸深度受到制约，每次呼吸气量较成人少。

2. 肺容量和肺通气量

（1）肺容量：婴幼儿的潮气量和肺活量均较小，潮气量为6~10mL/kg，肺活量为50~70mL/kg。年龄越小，潮气量和肺活量也越小。安静状态下，婴幼儿需要用肺活量的30%来呼吸，而年长儿仅需12.5%，说明婴幼儿的呼吸储备量较小，患呼吸系统疾病时易发生呼吸衰竭。

（2）肺通气量：虽然婴幼儿的潮气量较小，但由于呼吸频率较快，故而每分钟肺通气量按体表面积计算，与成人相近。然而，由于肺泡通气量=（潮气量－无效腔气量）×呼吸频率，因此肺泡通气量较成人明显降低。

（二）肺换气功能

婴幼儿的肺泡数量较成人少，新生儿肺泡数量仅为成人的8%，而且，肺泡的体积较小，因此婴幼儿的肺泡进行气体交换的面积较少。尤其当婴幼儿发生肺炎等疾病时，可引起肺水肿，使气体通过肺泡膜扩散至毛细血管的距离增加，易导致肺换气功能障碍。

三、呼吸系统免疫功能

婴幼儿呼吸道的非特异性及特异性免疫功能均较弱，上呼吸道加温加湿及纤毛运动能力差，咳嗽反射等保护性反射尚未发育完善，肺泡巨噬细胞功能不足，分泌型免疫球蛋白（SIgA）、IgA、IgG等含量低，干扰素、补体等数量及活性均不足，故易感染。

本节内容回顾

本节内容架构		应知应会星级
一、呼吸运动	（一）呼吸形式	★★★★★
	（二）呼吸频率	★★★★★
	（三）呼吸节律	★★★★
二、肺功能	（一）肺通气功能	★★★★★
	（二）肺换气功能	★★★
三、呼吸系统免疫功能		★★★

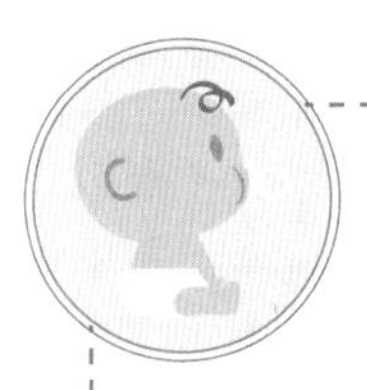

—思考题—

1. 婴幼儿为什么易患呼吸道感染疾病?
2. 婴幼儿呼吸频率为什么较快?
3. 婴幼儿剧烈运动时，呼吸有什么变化？请分析其变化机制。

呼吸系统习题及答案

（本章编者：陈慧玲）

第七章

消化系统

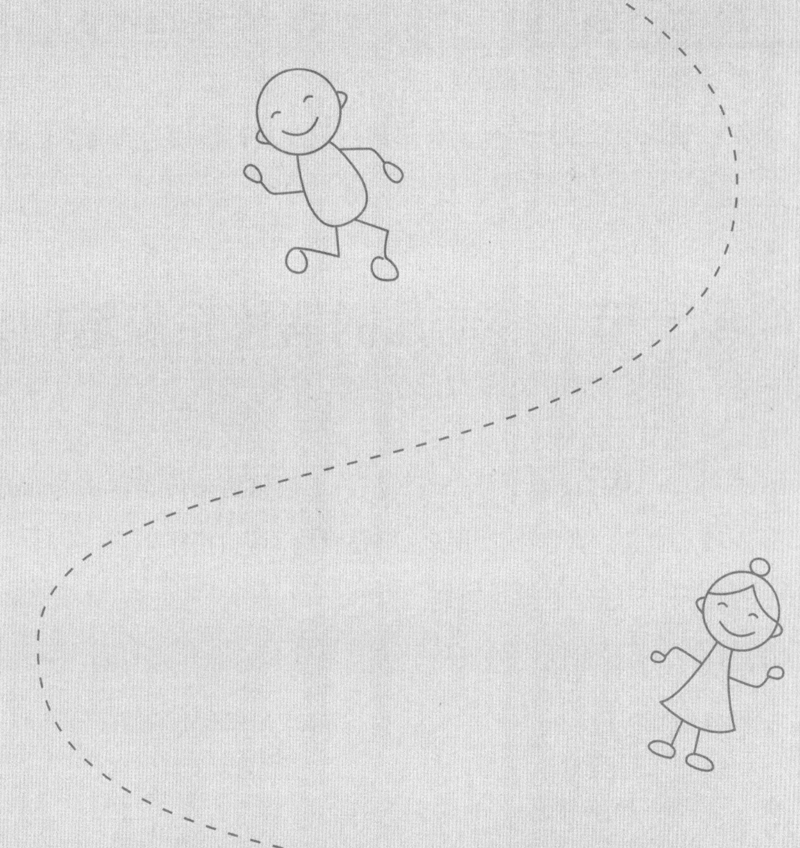

学习目标

1. 联系治疗消化不良的中医疗法，增强文化自信。
2. 营造良好的进餐氛围，关爱婴幼儿的健康成长。
3. 掌握消化和吸收的概念，胃液、胰液的主要成分和作用，胃排空的概念。
4. 熟悉婴幼儿的消化系统结构特点，交感神经、副交感神经对消化的影响。
5. 了解口腔内消化、排便反射、胃肠激素的作用。
6. 能分析铁、钙等物质吸收不良的可能原因。

案例导入

乐乐今年刚两岁，妈妈想让乐乐有一个好胃口，这样乐乐可以健康成长，所以总是变着法儿地让乐乐吃东西。妈妈总担心乐乐饿着，听到乐乐肚子咕噜一叫，就给他喂食，近段时间发现给乐乐喂食，乐乐都不愿意吃，食欲特别不好，都瘦了。乐乐的大便中有一些没消化的食物残渣，气味非常臭，晚上睡觉也不安稳，这样的情况持续了一个月。妈妈察觉不对劲，赶紧送乐乐到医院检查，医生说乐乐是消化不良，让她以后要对乐乐的饮食、生活习惯多注意，不然会影响乐乐的身体健康。

请思考：乐乐为什么会出现以上症状？婴幼儿的消化和吸收特点是什么？

第一节　婴幼儿的消化系统结构特点

消化系统由上消化道和下消化道组成。上消化道是传送食物的通道，包括口腔、咽、食管、胃和十二指肠，胃是食物消化的场所（图 7-1）。下消化道包括空肠、回肠、结肠、直肠、肛管。

教学 PPT：婴幼儿的消化系统结构特点

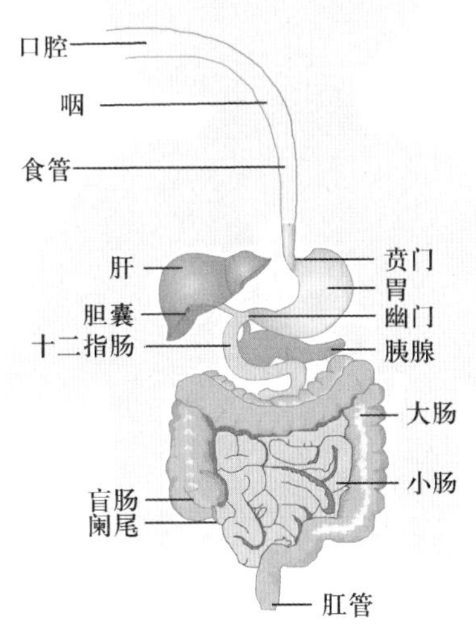

图 7-1 消化系统的组成

一、消化道

（一）口腔

口腔是食物进入消化系统的第一道关卡。人的口腔内有牙齿、舌头和唾液腺三种器官。婴幼儿口腔较小，口腔黏膜柔嫩，血管丰富，唾液腺不够发达，口腔黏膜干燥，易受损伤和发生局部感染。

1. 牙齿 牙齿的主要功能是切割和磨碎食物并辅助发声，是咀嚼器官的重要组成部分。牙齿的发育始于胚胎第六周，到出生时已有 20 个乳牙牙胚，在出生后的 6~10 个月萌出，在两岁半左右出齐，乳牙萌出顺序如图 7-2 所示。

正常情况下婴幼儿萌牙时会有流涎、烦躁、睡眠不安、低热等反应。婴幼儿乳牙的发育与钙、蛋白质、磷、氟、维生素 C、维生素 D 及甲状腺素密切相关。如果患有严重的营养不良、佝偻病、甲状腺功能低下等病症，婴幼儿很容易出现萌牙延迟、牙

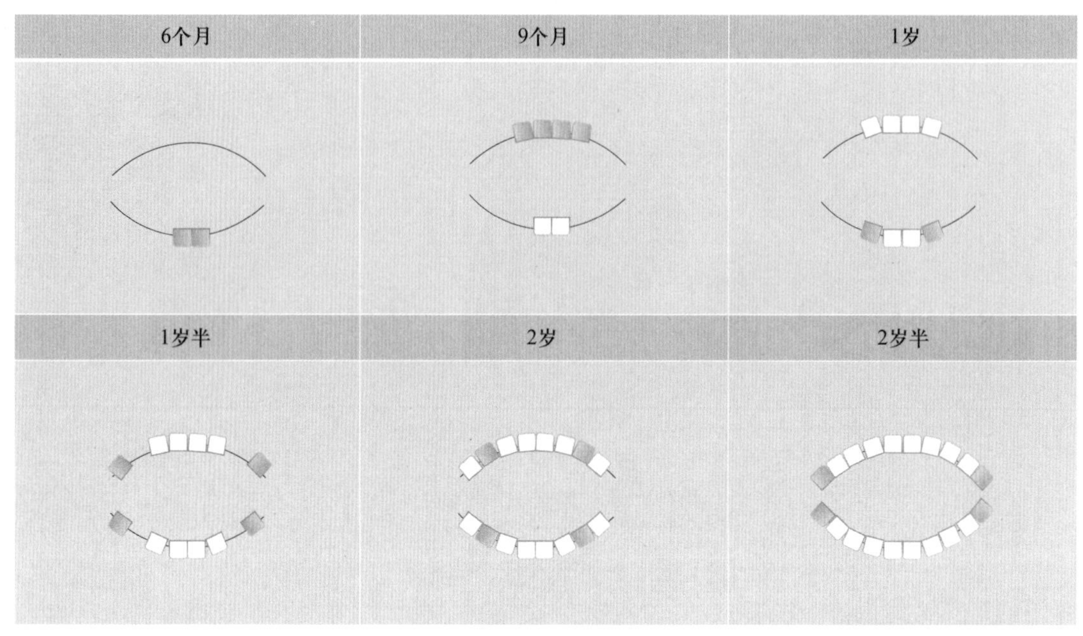

图 7-2 婴幼儿乳牙萌出顺序

质差等现象。婴幼儿乳牙的牙釉质较薄，牙本质较松脆，牙髓腔较大，因此婴幼儿易生龋齿。

2. **舌头** 婴幼儿的舌头短而宽，舌下系带发育不完善，舌头灵活性差，辅助发音、搅拌食物及协助咀嚼、吞咽等能力有限。因此，与成人相比，婴幼儿通常表现出发音不清晰、吃饭缓慢等现象。

（二）食管

食管是咽和胃之间输送食物的消化管，婴幼儿的食管呈漏斗状且短而狭窄，新生儿的食管长度仅为 8~10cm，所以容易出现“溢乳”现象。婴幼儿的食管黏膜柔嫩，腺体缺乏，管壁肌肉组织与弹力纤维尚不发达，易受损伤。因此，应避免让婴幼儿吃花生、豆类等较硬的小颗粒食物，以免引起婴幼儿食管的损伤和阻塞。

（三）胃

胃的入口称为贲门，与食管相连；出口称为幽门，与十二指肠相接。婴儿的胃呈水平横位，即贲门和幽门几乎在同一水平位置上。婴幼儿的胃黏膜薄嫩，血管丰富，胃壁肌肉组织、弹力纤维及神经组织发育较差，胃蠕动能力差，因此婴幼儿消化能力弱。婴儿胃容量的大小因不同的月龄而有所不同，足月新生儿为 30~60mL，1~3 个月时为 90~150mL，故 1 岁内小儿每次喂养量为 90~140mL；1 岁为 250~300mL，5 岁为 700~850mL，成人约为 2000mL。年龄越小，婴幼儿的胃容量越小，需要喂哺的次数越多。

（四）肠

从胃的幽门到肛门之间的消化管称为肠，包括小肠及大肠。小肠分为十二指肠、空肠和回肠三部分，是人体内食物消化吸收的主要场所。大肠分为盲肠、阑尾、结肠、直肠和肛管，为消化道的下段部分。婴幼儿的肠道具有以下几个特点：

1. **吸收能力强**　婴幼儿的肠的长度与身长之比相对成人较大。新生儿肠的长度是身长的 8 倍，学龄前婴幼儿的肠管长度约为身长的 6 倍，而成人的肠管长度仅是身长的 4 倍左右。幼儿的肠黏膜较柔嫩，富有血管及淋巴管，小肠绒毛发育好，因此吸收能力强。

2. **消化能力差**　幼儿的肠壁肌层及弹性纤维发育不完善，肠的蠕动能力较弱，容易发生肠道功能紊乱，消化能力差。

3. **肠的固定能力差**　幼儿的肠黏膜柔弱，黏膜下组织松弛，肠的固定能力差，肠壁薄、固定性差，若腹部受凉、腹泻等容易导致肠蠕动失常，出现肠扭转或肠套叠（图 7-3）。

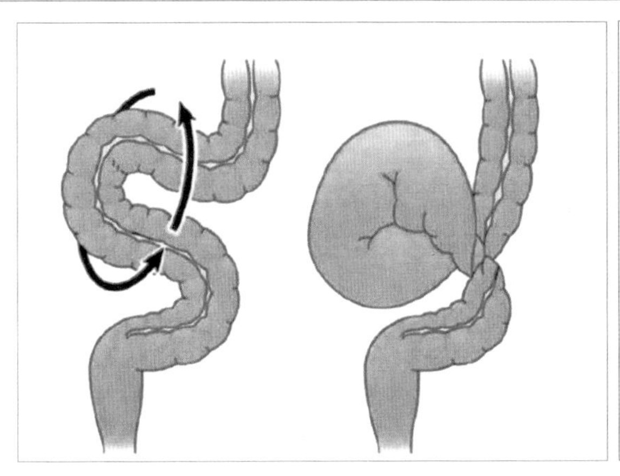

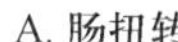

A. 肠扭转

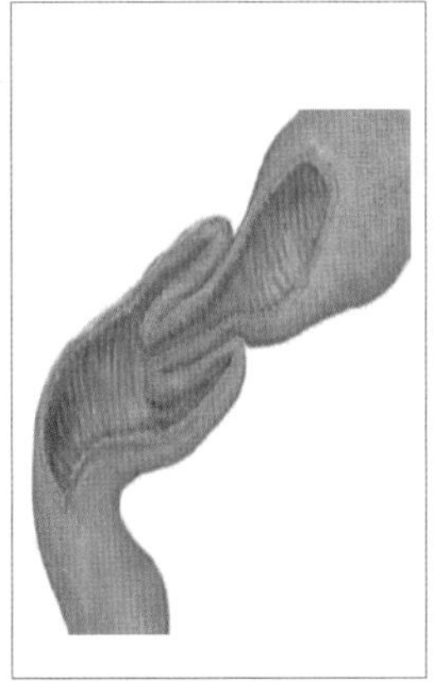

B. 肠套叠

图 7-3　肠扭转及肠套叠

知识链接

肠痉挛（肠绞痛）

婴儿肠痉挛，又称肠绞痛，发病时婴儿会出现突然性大声哭叫，是婴儿发育过程中自然发生的自限性疾病。婴儿哭时面部渐红，口周苍白，腹部胀而紧张，双腿向上蜷起，双足发凉，双手紧握，抱、哄、喂奶都不能缓解，而最终以哭得力竭、排气或排便而停止。婴儿肠痉挛是由婴儿肠壁平滑肌阵发性强烈收缩或肠胀气引起的，是小儿急性腹痛中最常见的一种，常常发生在夜间，多见于 3 个月以内的婴儿。

二、消化腺

（一）唾液腺

人体有三对大唾液腺，分别是腮腺、颌下腺和舌下腺。其中最大的一对唾液腺是腮腺。0~3 个月的新生儿由于唾液腺尚未完全发育，唾液分泌量较少，口腔内较干燥。3~7 个月的婴儿唾液腺逐渐发育，唾液的分泌量增加，加之口腔较浅且吞咽能力较差，因而该月龄阶段的婴儿经常出现流口水的现象，这种现象称为"生理性流涎"。随着年龄的不断增长，幼儿的吞咽能力逐渐增强，唾液分泌量增加，消化食物的能力也随之增强，流涎的现象逐渐消失。

（二）肝

婴幼儿肝脏相对较大，血管丰富，再生能力较强，但肝细胞发育不成熟，肝功能较差，胆汁分泌较少，进而影响脂肪的消化吸收。肝脏的解毒能力较差，因此应慎用可能损害肝脏的药物。

（三）胰

婴儿出生后 3~4 个月时胰腺发育较快，胰液分泌量也随之增多；出生后 1 年，胰腺外分泌部生长迅速，为出生时的 3 倍。胰液分泌量随年龄的增长而增加，至成人每日分泌量为 1~2L。

本节内容回顾

本节内容架构		应知应会星级
一、消化道	（一）口腔	★★★
	（二）食管	★★
	（三）胃	★★★★
	（四）肠	★★★★
二、消化腺	（一）唾液腺	★★
	（二）肝	★★★
	（三）胰	★★★

第二节　食物的消化

教学 PPT：食物的消化

食物在消化道内被分解成可吸收的小分子物质的过程，称为消化。消化分为机械性消化和化学性消化。食物经消化后的小分子营养物质，以及水、无机盐和维生素等透过消化道黏膜进入血液和淋巴液的过程称为吸收。未被消化的食物残渣和消化道脱落的上皮细胞在进入大肠后形成粪便，经肛门排出体外。人体通过消化系统消化食物、吸收营养物质和排出代谢产物，保证机体新陈代谢的正常进行。此外，消化系统还兼具重要的内分泌功能和免疫功能。

一、口腔内的消化

（一）唾液

唾液就是由口腔内的大小唾液腺分泌的混合液，是一种无色无味、近中性（pH 值 6.6~7.1）、较黏稠的低渗液体。正常成人每天唾液分泌量为 1.0~1.5L，其中水分约占

99%，其余为无机物和有机物。无机物主要有 Na^+、K^+、Ca^{2+}、Cl^-、HCO_3^-。有机物主要有黏蛋白、唾液淀粉酶、免疫球蛋白、溶菌酶。唾液的主要生理作用包括：①湿润口腔和食物，以利于咀嚼、吞咽和引起味觉。②消化淀粉，唾液淀粉酶可使食物中的淀粉分解为麦芽糖。4 个月以内的婴儿唾液中淀粉酶的含量低，不利于含淀粉类食物的消化，因此，不宜过早添加辅食。③清洁和保护口腔，当有害物质进入口腔时可引起唾液大量分泌，起到中和、冲洗和清除某些有害物质的作用，唾液中的溶菌酶及免疫球蛋白还具有杀菌、杀病毒的作用。④排泄功能，进入体内的某些物质如铅、汞等重金属可部分随唾液排出，有些致病微生物（如狂犬病毒）也可随唾液排出。

（二）咀嚼和吞咽

食物在消化管内的消化从口腔开始，是一个连续而复杂的过程。口腔内的机械性消化有咀嚼和吞咽两种基本形式。

咀嚼是一种受意识控制的反射活动，通过咀嚼肌群协调而有序的收缩来完成。其主要作用是：①磨碎和润滑食物，使之与唾液混合形成食团易于吞咽；②使食物与唾液淀粉酶接触，开始淀粉的化学性消化；③通过加强食物对口腔感受器的刺激，反射性地引起胃、胰、肝、胆囊等消化器官的活动加强，为进一步的消化和吸收过程做好准备。随着婴幼儿口腔结构发育成熟，经过不同阶段咀嚼能力训练，婴幼儿的咀嚼能力不断增强。

吞咽是口腔内的食团经咽和食管送入胃内的过程。吞咽反射的基本中枢在延髓。出生后的婴儿已具备吞咽能力，但神经系统发育尚未成熟，月龄较小的婴儿或早产儿因吞咽功能不够协调，喝奶太急易发生呛奶。当发生昏迷、深度麻醉和患某些神经系统疾病时，可引起吞咽障碍，此时，口腔、上呼吸道分泌物或食物容易误入气管。

二、胃内的消化

微课：
胃内的消化

胃是消化管中最膨大的部位，能暂时储存并且消化食物。通过消化管进到胃内的食团在胃液的作用下形成食糜，然后在胃运动作用下逐次通过幽门排入小肠。胃内的消化由胃液的作用和胃的运动共同来完成。

（一）胃液

1. 胃液的性质、成分和分泌

纯净的胃液是无色透明的酸性液体，pH 值为 0.9~1.5，成人每天的分泌量 1.5~2.5L，婴幼儿胃腺数目和胃液中消化酶含量少，胃酸浓度低，所以消化能力较弱。胃液的成分除水分以外，主要有盐酸、胃蛋白酶原、黏液、HCO_3^- 和内因子等。

2. 胃液的作用

（1）盐酸：也称胃酸，盐酸的生理作用：①激活胃蛋白酶原，使之转变为有活性的胃蛋白酶，并为胃蛋白酶提供适宜的酸性环境。②使食物中的蛋白质变性易于消化。③杀死随食物入胃的细菌。④促进小肠对钙和铁的吸收。⑤盐酸进入小肠可促进胰液、胆汁和小肠液的分泌。盐酸分泌过多会对胃和十二指肠黏膜产生侵蚀作用，是溃疡病发病的主要原因之一；盐酸分泌不足时，可引起腹胀、腹泻等消化不良症状。

（2）胃蛋白酶原：在盐酸作用下转变成有活性的胃蛋白酶。胃蛋白酶能使蛋白质水解成为胨、胨和少量多肽。其作用的最适 pH 值为 2.0~3.5，当 pH 值升高时，其活性便随之降低，当 pH 值超过 5 时，胃蛋白酶便发生不可逆的变性而失去活性。

（3）黏液：黏液呈胶冻状，紧紧地覆盖在胃黏膜表层，形成保护层，具有润滑作用，防止胃黏膜受到粗糙食物的机械损伤及盐酸的侵蚀。更重要的是，黏液和胃黏膜表面上皮细胞分泌的 HCO_3^- 共同形成黏液 - 碳酸氢盐屏障，能有效地阻挡胃蛋白酶和 H^+ 侵蚀胃黏膜。但长期大量服用乙酰水杨酸类药物（如阿司匹林）、幽门螺旋杆菌感染、不良饮食习惯、应激等因素可破坏该屏障，严重时引发胃炎或胃溃疡。

（4）内因子：能与食物中的维生素 B_{12} 结合形成复合物，使其免受消化液破坏，并且促进回肠对维生素 B_{12} 的吸收。缺乏内因子会引起维生素 B_{12} 吸收困难或被破坏，出现巨幼红细胞性贫血。

知识链接

如何预防幽门螺旋杆菌感染？

幽门螺旋杆菌常寄生在胃黏膜组织中，感染后主要引起慢性胃炎和消化性溃疡等疾病，与胃癌等疾病的发生有密切的关系，被世界卫生组织（WHO）列为第一类生物致癌因子。幽门螺旋杆菌可通过粪－口途径和口－口途径进行传播，家庭成员中若发现有幽门螺旋杆菌感染者，全家应及时到正规医院进行幽门螺旋杆菌筛查，确诊者应及时治疗，并做好以下预防措施：①养成良好卫生习惯，饭前便后勤洗手。家庭成员之间避免共用牙刷牙膏，定期更换牙刷；②养成良好的饮食习惯，注意食品卫生安全，营养搭配合理，三餐规律，口味清淡。共餐时尽可能分餐进食，使用“公筷”，不要相互夹菜。照护婴幼儿时，避免用嘴吹凉饭菜或嘴对嘴喂食；③养成良好的生活习惯，作息规律，适当锻炼，吸烟喝酒者应戒烟戒酒。

（二）胃的运动

婴幼儿的胃黏膜薄嫩，血管丰富，胃壁肌肉组织、弹力纤维及神经组织发育较差，胃蠕动能力差，因此婴幼儿胃的消化能力较弱。

1. 胃的运动形式及生理意义

（1）紧张性收缩：胃壁平滑肌经常处于一种持续而轻微的收缩状态，称为紧张性收缩。其生理作用是维持胃的正常形态、压力及位置，促进胃内食物的消化等。

（2）容受性舒张：当咀嚼和吞咽时，食物刺激口、咽及食管等处感受器，通过迷走神经反射性地引起胃底和胃体平滑肌舒张，胃容积增大，称为容受性舒张，它是胃特有的运动形式。胃容受性舒张的作用是使胃在容纳较多食物的同时保持胃内压的相对稳定，防止食糜过早过快地排入十二指肠，从而有利于食物在胃内充分地消化。

（3）蠕动：胃的蠕动作用是：①进一步研磨并搅拌食物，促之与胃液充分混合，有利于胃内化学性消化；②通过蠕动，增加胃内压，有利于食糜向幽门方向推进，并以一定的速率排入十二指肠。

2. **胃排空**　食糜经幽门由胃排入十二指肠的过程称为胃排空。通常进食后5分钟，胃的排空即开始。排空速度因食物的种类、性状及胃的运动情况而异。一般来说，流体食物比固体食物排空快；颗粒小的食物比颗粒大的食物排空快；等渗溶液比高渗液排空快。在三种主要营养物质中，糖类排空速度最快，蛋白质次之，脂肪排空最慢。混合食物需4~6小时才能完全排空。

三、小肠内的消化

食糜由胃进入十二指肠后，即开始了小肠内的消化，小肠内消化是消化过程中最重要的阶段。其主要作用是进一步研磨、搅拌及混合食糜，推送食糜向大肠方向移动，促进食糜的消化和吸收。在小肠内，化学性消化则是通过胰液、胆汁和小肠液的共同作用实现，而机械性消化是通过小肠运动来实现的。

微课：
小肠内的消化

（一）胰液

胰液是无色透明的碱性液体，pH值为7.8~8.4。正常成人每天分泌的胰液量为1~2L。胰液中除含有大量水分外，还含有无机物和有机物。无机物主要是碳酸氢盐，有机物主要是各种消化酶，如胰淀粉酶、胰脂肪酶、胰蛋白酶和糜蛋白酶、羧基肽酶、核糖核酸酶和脱氧核糖核酸酶等。胰液的作用是：①碳酸氢盐：中和进入十二指肠的胃酸，使肠黏膜免受盐酸侵蚀，同时也为小肠内多种消化酶发挥作用提供适宜的pH环境。②胰淀粉酶：它能水解淀粉。③胰脂肪酶：它是消化脂肪的主要消化酶。④胰蛋白酶和糜蛋白酶：这两种酶是消化蛋白质主要的酶。此外，胰液中还含有核糖核酸酶、脱氧核糖核酸酶和羧基肽酶等水解酶。

综上所述，胰液中含有消化三种主要营养物质的消化酶，其消化力最全面、最强，是人体最重要的一种消化液。如果胰液分泌障碍，即使其他消化液分泌正常，也会严重影响蛋白质、脂肪的消化和吸收。婴幼儿在出生3~4个月时胰腺发育较快，胰液分泌量也随之增多；出生1年后，胰腺外分泌部分生长迅速，为出生时的3倍。胰液分泌量随年龄的增长而增加，其消化能力也随之增强。

（二）胆汁

胆汁是由肝细胞分泌的，带苦味的有色黏稠液体，成人每日分泌量为 600~1200mL。肝胆汁为金黄色或橘棕色，pH 值约为 7.4；胆囊胆汁因被浓缩颜色变深，又因碳酸氢盐在胆囊中被吸收而呈弱酸性，pH 值约为 6.8。

胆汁中的成分较为复杂，除水分外，无机成分有 Na^+、K^+、Ca^{2+}、HCO_3^- 等。有机成分主要有胆盐、胆色素、胆固醇、卵磷脂等。胆盐是胆汁中参与脂肪消化吸收的主要成分。

胆盐的作用主要是：乳化脂肪，有利于脂肪的消化；促进脂溶性维生素 A、维生素 D、维生素 E、维生素 K 的吸收；利胆作用。胆汁中不含消化酶，但胆汁对脂肪的消化和吸收有重要作用。婴儿时期胆汁分泌较少，因此对脂肪的消化和吸收较差。

（三）小肠液

小肠液呈弱碱性，pH 值约为 7.6，为 1~3L/ 日。小肠液中除大量水分和无机盐外，还有黏蛋白、肠致活酶及肠淀粉酶等。在肠上皮细胞内存在多种消化酶，如肽酶和寡糖酶，它们可对一些进入上皮细胞的营养物质继续进行消化。小肠液的作用主要是：保护十二指肠黏膜免受胃酸的侵蚀；大量的小肠液可稀释消化产物，有利于小肠内的水分及营养物质的吸收；小肠液中的肠致活酶有利于蛋白质类物质的消化。

（四）小肠的运动

1. **紧张性收缩**　紧张性收缩是小肠进行其他各种运动的基础。紧张性收缩增强，有利于小肠内容物的混合与推进；紧张性收缩减弱时，肠管扩张，肠内容物混合与推进减慢。

2. **分节运动**　分节运动是以小肠壁环形肌收缩和舒张为主的节律性运动，为小肠所特有。分节运动的主要作用是：①使食糜与消化液充分混合，以利于消化酶对食物进行消化；②使食糜与肠壁紧密接触，挤压肠壁促进血液和淋巴回流，有利于吸收。

3. **蠕动**　小肠的任何部位均可发生蠕动。小肠的蠕动速度很慢，蠕动很弱，其意义在于使经过分节运动作用后的食糜向前推进，到达一个新的肠段后再继续开始分节运动。

小肠蠕动推送肠内容物（包括水和气体）时产生的气过水声称为肠鸣音，为一连串的咕噜声，每分钟 4~5 次。肠鸣音的强弱可反映肠蠕动的情况。肠蠕动增强时，肠鸣音亢进；肠麻痹时，肠鸣音减弱或消失。

知识链接

婴幼儿轮状病毒感染

轮状病毒胃肠炎是指由轮状病毒导致肠黏膜病变，出现吸收障碍及渗透性腹泻。以免疫功能相对较弱的婴幼儿多见，秋季多发。轮状病毒感染主要通过粪 - 口途径传播，主要症状是呕吐、发热，腹泻，大便呈水样便或蛋花汤样便，腹泻每日可多达 10~20 次，严重者可出现脱水等并发症。预防婴幼儿轮状病毒感染，要注意食品卫生安全，饭前便后勤洗手，通过规律适度的运动提高机体免疫力，提倡母乳喂养。

四、大肠的功能

大肠内没有重要的消化活动，其主要功能是储存并处理食物残渣，吸收部分水分和无机盐，形成并排出粪便。婴幼儿肠黏膜柔软，黏膜下组织松弛，固定性较差。若久坐或久蹲则容易发生脱肛现象。

（一）大肠液

大肠液是由大肠腺和大肠黏膜杯状细胞分泌的，pH 值为 8.3~8.4。其主要成分为黏液和碳酸氢盐，还含有少量的二肽酶和淀粉酶，但它们分解食物的作用不大。大肠液的主要作用是润滑粪便，保护肠黏膜免受机械损伤。

（二）大肠内细菌的活动

大肠内的细菌种类多，数量大，其中有大肠杆菌、产气杆菌、乳酸杆菌等。正常情况下，大肠内的细菌对身体无多大危害，甚至还有营养作用，因为有的细菌含有能分解食物残渣的酶，食物残渣中的糖类被细菌的发酵作用分解为乳酸、CO_2 和沼气等，脂肪被分解为脂肪酸和甘油等，而蛋白质经细菌的腐败作用，可产生肽、氨基酸、硫化氢、氨、吲哚等。大肠内的细菌还能利用肠内较简单的物质合成 B 族维生素和 K 族维生素，被人体吸收和利用。正常机体肠道内各种不同菌群之间维持生态平衡，对于机体的健康起着重要的作用，而一旦这种平衡状态被打破，很容易引起某些菌群大量繁殖，进而影响肠道功能紊乱并出现腹痛、腹泻等临床症状，称为肠道菌群失调症。婴幼儿成长过程中肠道菌群的平衡状态受生活方式、饮食习惯等因素的影响，并因人而异。其肠道正常菌群脆弱，易受内、外各种因素影响而致菌群失调，较成人而言更易引起消化功能紊乱。

（三）大肠的运动

大肠运动少而缓慢，对刺激发生反应也较迟钝。大肠的运动形式多种多样，包括袋状往返运动、分节推进运动或多袋推进运动和蠕动。

（四）排便反射

食物残渣在大肠内一般停留 10 小时以上，其中的部分水分、无机盐等被大肠黏膜吸收，而经过细菌发酵和腐败作用所形成的产物、脱落的肠黏膜上皮细胞、大量的细菌及胆色素等共同形成粪便。

排便反射是在大肠运动的作用下，粪便进入直肠后，刺激直肠壁内感受器，通过传入神经传至脊髓初级排便中枢，同时上传到高级中枢大脑皮层，引起便意。若条件允许，大脑皮层发出允许排便的信号，使肛门外括约肌舒张，粪便排出体外。若条件不允许，大脑皮层发出抑制信号，使肛门外括约肌收缩，抑制排便反射。婴儿的神经系统发育尚不成熟，排便反射主要依赖脊髓初级排便中枢调节完成。婴幼儿每天大便的次数与喂养方式有关，配方奶喂养的新生儿每天大便 2~4 次，母乳喂养的新生儿大便次数明显增多。1.5~3 岁婴幼儿负责排便的肌群逐渐成熟，控制排便的神经系统也慢慢发育成熟，此时可根据孩子各方面的生长发育情况，采用科学方法教婴幼儿如厕。

正常情况下，当直肠内粪便产生的压力达到一定程度时，便可产生便意。如果经常有意识地抑制排便反射，就会使直肠对粪便的压力刺激不敏感，加之粪便在大肠内停留过久，水分吸收过多而变得干硬，引起排便困难，这是产生便秘的常见原因之一。

本节内容回顾

本节内容架构		应知应会星级
一、口腔内的消化	（一）唾液	★★★
	（二）咀嚼和吞咽	★★★
二、胃内的消化	（一）胃液	★★★★★
	（二）胃的运动	★★★★
三、小肠内的消化	（一）胰液	★★★★★
	（二）胆汁	★★★★
	（三）小肠液	★★★
	（四）小肠的运动	★★★★
四、大肠的功能	（一）大肠液	★★★
	（二）大肠内细菌的活动	★★★
	（三）大肠的运动	★★★
	（四）排便反射	★★★

第三节 吸 收

吸收是指食物的消化产物、水分、无机盐和维生素等透过消化管黏膜上皮细胞进入血液和淋巴液的过程。人体所需要的营养物质和水都是经消化管吸收进入人体的，因此，吸收功能对于维持人体正常生命活动是十分重要的。

教学 PPT：吸收

一、吸收的部位

营养物质在口腔和食管内几乎不被吸收，胃黏膜仅能吸收酒精和少量的水分，大肠一般也只能吸收水分和无机盐。因此，营养物质的吸收主要是在小肠，小肠吸收的物质种类多、数量大。

小肠有许多吸收的有利条件：①小肠黏膜有环形皱褶，皱褶上有大量绒毛，绒毛表面还有许多微绒毛，因此小肠的吸收面积大；②食物在小肠内被充分消化成可吸收的小分子物质；③食糜在小肠内停留 3~8 小时，使营养物质有充分的时间被消化吸收；④小肠黏膜绒毛内有丰富的毛细血管和毛细淋巴管，有利于吸收。

二、主要营养物质的吸收

（一）糖的吸收

糖类主要以单糖，即葡萄糖、半乳糖和果糖的形式才能被小肠上皮细胞吸收入血。3 个月前的婴儿唾液淀粉酶很少，6 个月以下的婴儿胰腺发育不够成熟，分泌的消化酶活力低。因此，3 个月前婴儿不宜喂淀粉类食物（如米糊）。

（二）蛋白质的吸收

食物中的蛋白质须分解为氨基酸和寡肽才能被吸收入血。但在某些情况下，少量的完整蛋白也可以通过小肠上皮细胞进入血液，它们没有营养学意义，甚至可能引起过敏反应，例如食用虾、蟹、牛奶等食品后引起过敏反应。婴幼儿添加辅食过程中应遵循辅食添加原则，预防过敏反应发生。

（三）脂肪的吸收

脂肪的吸收以淋巴途径为主。新生儿对脂类吸收不够完善。母乳中脂肪和多不饱和脂肪酸有利于婴儿吸收。

（四）无机盐的吸收

无机盐呈溶解状态才能被吸收。

1. 钠与负离子的吸收 钠的吸收在小肠吸收中占重要地位。婴幼儿的肾脏、肝脏等各种器官还未发育成熟，过量摄入钠可能会增加肾脏负担。婴幼儿的嗅觉、味觉还在形成过程中，不能以成人的口味来判断。中国营养学会发布的《中国婴幼儿喂养指南（2022）》建议：① 0~12 个月婴儿食物不建议额外添加盐。② 13~24 个月的幼儿，每天食盐的添加量 <1.5g。③ 2~3 岁的幼儿，每天食盐的添加量 <2g。④ 4~5 岁的幼儿，每天食

盐的添加量 <3g。

2. 铁的吸收　食物中的铁大部分为不易被吸收的三价铁，须还原为亚铁后方被吸收。维生素 C 能使三价铁还原成亚铁促进铁的吸收，所以可以给婴幼儿适当多吃含维生素 C 高的食物。铁在酸性环境中易溶解而便于被吸收，故胃液中的盐酸有促进铁吸收的作用。铁的吸收部位主要在十二指肠和空肠上段。

3. 钙的吸收　食物中的钙只有小部分被吸收，大部分随粪便排出体外。钙必须转变为水溶性离子状态才能被吸收。影响钙吸收的因素很多，如维生素 D、脂肪、酸性环境等都能促进小肠对钙的吸收；食物中的草酸可与钙形成不能溶解的化合物，从而影响钙的吸收。钙吸收的主要部位在小肠，其中十二指肠吸收钙的能力最强。婴儿应适当补充维生素 D，0~6 个月母乳喂养婴儿无须补钙。

（五）水的吸收

机体每天从外界摄取水分 1.5~2L，消化腺分泌的液体 6~8L，消化道每天吸收的水约 8L。如果发生严重呕吐、腹泻，大量水分丢失，将会引起严重脱水。

（六）维生素的吸收

大多数水溶性维生素（如维生素 B_1、维生素 B_{12}）主要在小肠上段被吸收入血，维生素 B_{12} 必须与内因子结合成复合物才能在回肠内被吸收。

本节内容回顾

本节内容架构	应知应会星级
一、吸收的部位	★★★★★
二、主要营养物质的吸收	★★★★

第四节 消化活动的调节

机体通过神经调节和体液调节共同实现对消化器官生理活动的调控。

一、神经调节

自主神经系统和内在神经系统相互协调，共同调节胃肠功能。除口腔、咽、食管上段和肛门外括约肌受躯体神经支配外，其余大部分消化器官同时受到自主神经系统的交感神经和副交感神经的支配。副交感神经兴奋时，消化管运动加强，消化腺分泌增多，括约肌松弛；交感神经兴奋时，则抑制消化管运动，消化腺分泌和排放减少（唾液腺例外），括约肌收缩。

二、体液调节

消化器官活动的体液调节主要通过胃肠激素的作用而实现。胃肠激素是由胃肠黏膜的内分泌细胞合成并释放的激素。胃肠激素中对消化器官功能影响较大的有促胃液素（胃泌素）、促胰液素、缩胆囊素、抑胃肽等。胃肠激素主要有以下生理作用：①调节消化腺的分泌以及消化管的运动；②促进消化管组织代谢和生长，具有营养作用；③调节其他激素的释放，例如抑胃肽可刺激胰岛素的分泌等。

此外，机体的消化系统还受到社会－心理因素的影响。例如，长期压力过大、遭遇紧急事件、过度紧张等不良心理刺激将会通过神经、体液途径影响消化道的运动和消化腺的分泌，严重者引起某些消化系统疾病的发生，如应激性溃疡、厌食症、便秘等。反之，乐观开朗、愉悦宽容等良性心理则有助于改善食欲，增强消化系统功能，正所谓“心宽体胖”。应注意社会－心理因素对机体消化系统的影响。

本节内容回顾

本节内容架构	应知应会星级
一、神经调节	★★★
二、体液调节	★★★

第五节 婴幼儿的消化和吸收特点

一、咀嚼和吞咽功能

教学 PPT：婴幼儿的消化和吸收特点

婴幼儿出生后就有寻觅乳头及吸吮的本能，一旦吸入母乳后，就会进行吞咽反射动作，而且随着月龄的增加，其吞咽能力会越来越协调且进步。但是咀嚼能力的完成需要舌头、口腔、牙齿、面部肌肉、口唇等配合，才能顺利将口腔里的食物磨碎或咬碎，进而将食物吞下。所以，咀嚼能力是需要锻炼的。若家长没有积极训练婴幼儿的咀嚼能力，忽略提供各个阶段不同的辅食，有可能导致婴幼儿营养不均衡、挑食、吞咽困难，甚至影响婴幼儿的语言发展。

二、胃排空

婴儿的胃呈水平位，当学会走路后，胃才逐渐变为垂直位。婴幼儿胃的贲门括约肌发育不成熟，控制能力差，肌肉较松弛，而幽门括约肌发育较好，进食后胃扩张，若奶量过多或喝奶过急就很容易发生“吐奶”或“溢奶”的现象。胃排空时间因婴幼儿食入的食物而不同：水的排空时间为 1.5~2 小时；母乳排空时间为 2~3 小时；牛乳排空时间为 3~4 小时。所以，未添加辅食的婴幼儿胃容量小，胃排空又快，会更容易饿，喝奶频率会更频繁。婴幼儿食物的选择应符合其消化道发育规律，辅食添加不宜过量。

三、消化酶

婴幼儿消化酶分泌的特点主要是：3个月以下婴儿唾液中淀粉酶的含量低，不利于含淀粉食物的消化。胃液量少且酶的活性低下。6个月以下的婴儿胰腺发育不够成熟，分泌的消化酶活力低，其酶类出现顺序依次是胰蛋白酶，之后是糜蛋白酶、羧基肽酶、脂肪酶，最后是淀粉酶，新生儿胰液所含脂肪酶活性不高，直到2~3岁时才接近成人水平。婴幼儿时期胰液及其消化酶的分泌易受炎热天气和各种疾病的影响而被抑制，容易发生消化不良。因此，婴儿消化蛋白质能力强于脂肪与淀粉，所以不宜过早添加固体食物，特别是淀粉类食物、鸡蛋等，目前推荐的辅食引入时间为出生后4~6个月。

知识链接

婴幼儿消化不良

婴幼儿消化不良是一种常见的消化系统疾病，由于婴幼儿消化系统的消化吸收能力较弱，若进食不容易消化的食物、进食量过多、食物的搭配不合理、三餐饮食不规律则易引起消化不良。婴儿消化不良时会出现哭闹不止、食欲不振、溢奶或恶心呕吐、吞咽困难等症状。幼儿消化不良的表现是反复发作的餐后饱胀、厌食、恶心、呕吐、上腹部疼痛。婴幼儿还会出现口臭、便秘或腹泻，大便恶臭伴有食物残渣等症状。可出现单一症状，也可多种症状一起出现。家长应调节孩子的饮食结构和习惯，如果孩子的症状严重，则应遵医嘱用药缓解症状，主要是用助消化药改善孩子消化不良症状。也可以根据婴幼儿的消化不良的症状辨证采用中医推拿疗法，调理患儿脾胃，帮助患儿促进消化系统的功能恢复。

四、肠道菌群

胎儿消化道内无细菌，出生后细菌很快从口、鼻、肛门侵入肠道，大多集中在结肠和直肠内。肠道菌群形成受食物成分的影响，母乳喂养儿以双歧杆菌占绝对优势，人工喂养和混合喂养儿肠道内的大肠埃希菌、嗜酸杆菌、双歧杆菌及肠球菌所占比例几乎相等，添加辅食后随着进食食物种类的增多，肠道内出现更多菌群种类。正常肠道菌群对侵入肠道的致病菌有一定的拮抗作用，幼儿肠道正常菌群脆弱，易受许多内外环境因素的影响，而发生消化功能紊乱。

五、粪便

食物进入消化道至粪便排出时间因年龄而异：母乳喂养的婴儿平均为 13 小时，人工喂养儿平均为 15 小时，成人平均为 18~24 小时。

（一）新生儿胎便

出生 24 小时内即会排出胎便，3~4 天排完，胎便呈黑绿色或深绿色、黏稠、糊状、无臭，是由脱落的上皮细胞、浓缩的消化液及吞入的羊水所组成。若喂乳充分，2~3 天后即转为正常婴儿粪便。

（二）母乳喂养儿粪便

黄色或金黄色，多为均匀糊状，或带少许粪便颗粒，或较稀薄，绿色、不臭，呈酸性。每日排便 2~4 次，一般在增加辅食后次数即减少，1 周岁后减至每日 1~2 次。

（三）人工喂养儿粪便

牛、羊乳喂养的婴儿粪便为淡黄色或灰黄色，较干稠，呈中性或碱性。因牛乳含蛋白质较多，粪便有明显的蛋白质分解产物的臭味，每日排便 1~2 次，易发生便秘。

（四）混合喂养儿粪便

人乳加牛乳喂养儿的粪便与牛乳喂养儿的粪便相似，但较软、黄。添加淀粉类食物可使大便增多，稠度稍减，稍呈暗褐色，臭味加重。添加各类蔬菜、水果等辅食时大便外观与成人相似，每日 1~2 次。

观察婴幼儿粪便的性状与排便次数，能及时了解婴幼儿的消化情况从而能够指导照护，科学喂养，培养婴幼儿良好的饮食习惯，有利于婴幼儿的健康成长。

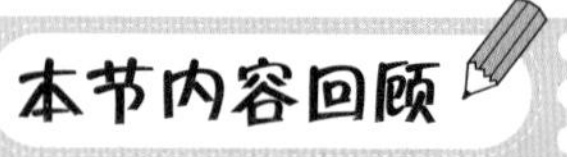

本节内容架构	应知应会星级
一、咀嚼和吞咽功能	★★★★
二、胃排空	★★★★★
三、消化酶	★★★★★
四、肠道菌群	★★★★
五、粪便	★★★

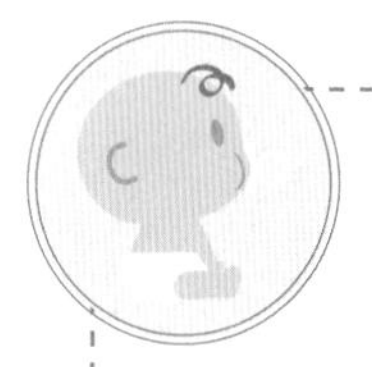

—思考题—

1. 婴幼儿为什么容易发生消化不良？

2. 婴幼儿为什么容易发生“吐奶”或“溢奶”？

3. 结合婴幼儿的消化和吸收特点，请分析为什么不宜过早添加辅食？

消化系统习题及答案

（本章编者：唐有利）

第八章

泌尿系统

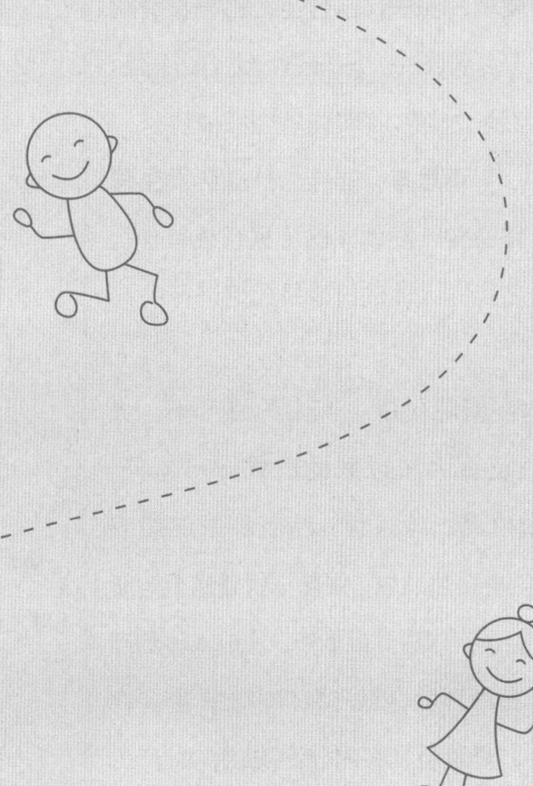

学习目标

1. 通过对婴幼儿泌尿系统发育特点的分析，提升关爱婴幼儿的意识。
2. 掌握尿生成的基本过程，肾小球的滤过作用，婴幼儿的泌尿功能特点。
3. 熟悉婴幼儿泌尿系统结构的特点，肾小管和集合管的重吸收作用，尿生成的调节，正常尿量及排尿反射。
4. 能理解泌尿系统相关的婴幼儿生活照护措施。
5. 能发现婴幼儿泌尿系统的异常情况，并做出初步判断。

案例导入

1 岁半的佳佳是个乖巧可爱的小女孩，有一天不知怎么了，不停地哭闹，而且排尿次数明显增多，总是需要更换尿不湿。妈妈闻到佳佳的尿不湿臭味比以往重，以为是夏天出汗多、尿量少，尿液被浓缩了导致味道重，于是就给佳佳多喝水，可是第二天佳佳还是哭闹，体温升高到 38℃。妈妈赶紧送佳佳去医院，经医生检查，诊断为急性尿路感染。

请思考：佳佳为什么会发生尿路感染？婴幼儿的泌尿系统有什么特点？人体的排泄是如何进行的？

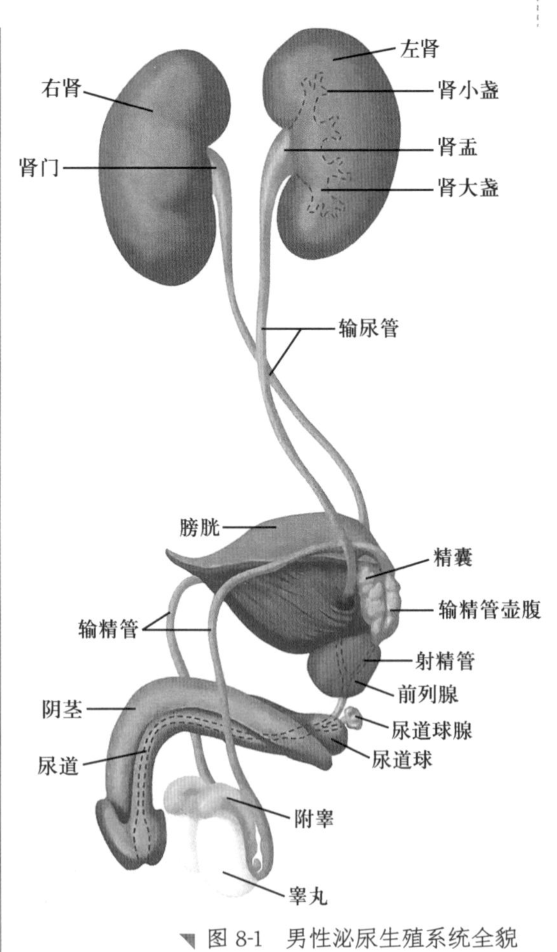

图 8-1 男性泌尿生殖系统全貌

人体在新陈代谢中产生的终产物，大部分通过泌尿系统以尿的形式排出体外。泌尿系统由肾、输尿管、膀胱和尿道组成（图 8-1）。肾脏生成尿，经输尿管输送至膀胱暂时贮存，再经尿道排出体外，完成人体的排泄功能，在内环境稳态的维持中发挥重要作用。此外，肾脏还具有内分泌功能，能产生促红细胞生成素、肾素等生物活性物质。

第一节　婴幼儿的泌尿系统结构特点

一、肾

教学 PPT：婴幼儿的泌尿系统结构特点

（一）肾的形态与位置

肾是成对的实质性器官，外形似蚕豆，位于腹腔后壁上部，脊柱两侧，左、右各一（图 8-2）。肾可分上、下两端，前、后两面，内、外侧缘。肾的前面凸向前外侧，后面较扁平、紧贴腹后壁；外侧缘凸隆，内侧缘中部凹陷，是肾血管、淋巴管、神经和肾盂出入的部位，称为肾门。

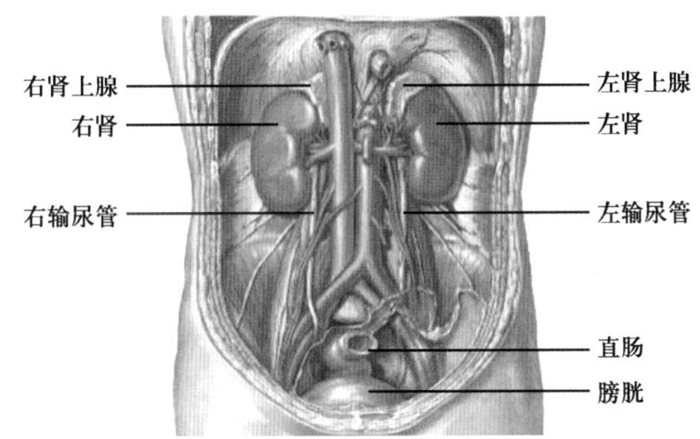

图 8-2　肾和输尿管

婴幼儿的肾脏相对较重，新生儿的两肾重量约为 25g，约占体重的 1/125，而成人两肾重量约为 300g，约占体重的 1/220。出生时，肾脏位置较低，下端可低至第四腰椎水平，2 岁以后逐渐升高，达髂嵴以上。右肾上方有肝脏，位置比左肾更低。由于婴幼儿肾脏相对较大，位置又较低，因而 2 岁以内健康婴幼儿腹部触诊时常可扪及肾脏。

（二）肾的结构

1. 肾的剖面结构　肾实质可分为皮质和髓质两部分（图 8-3）。肾皮质位于外周部，富含血管，新鲜标本呈红褐色；肾髓质位于深部，色较淡，由 15~20 个肾锥体构成。肾锥体呈圆锥形，其底朝肾皮质，尖端钝圆，呈乳头状，称为肾乳头。肾形成的尿液通过肾乳头流入肾小盏，相邻 2~3 个肾小盏合成一个肾大盏。每侧肾脏有 2~3 个肾大盏，再汇合形成肾盂。肾盂出肾门后，逐渐变细，移行为输尿管。

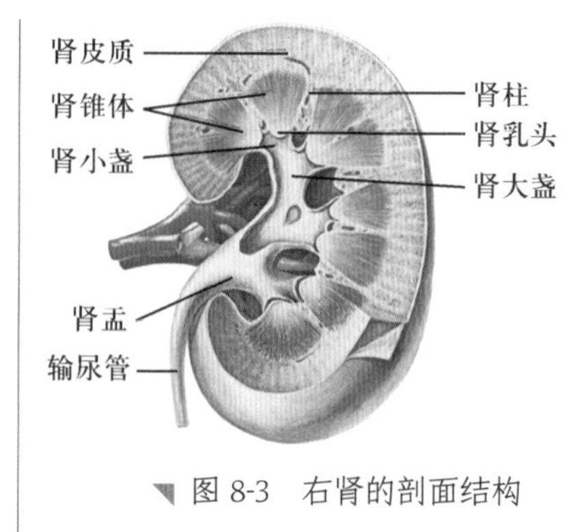

图 8-3　右肾的剖面结构

2. **肾的微细结构**　肾实质主要由大量泌尿小管构成，包括肾单位和集合小管。肾间质由血管、神经和少量结缔组织等构成（图 8-4）。

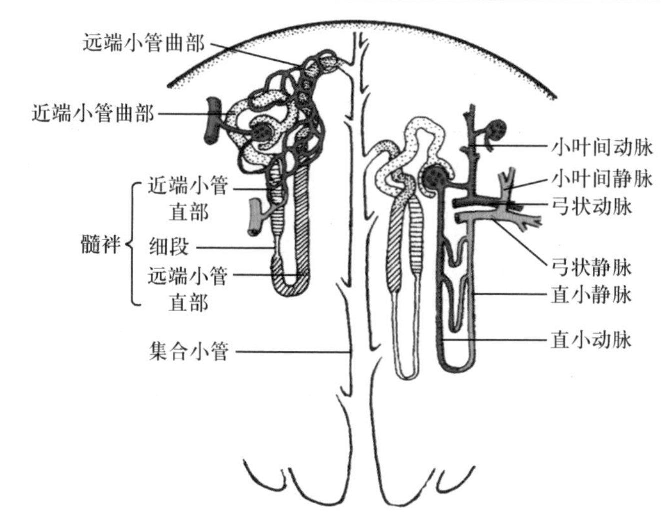

图 8-4　泌尿小管组成模式图

（1）肾单位：肾单位是肾脏生成尿的结构和功能的基本单位，由肾小体和肾小管组成。新生儿出生时，肾单位数量已达成人水平，每侧肾约有 100 万个肾单位。

①肾小体：肾小体呈球形，位于肾皮质内，由肾小球和肾小囊组成（图 8-5）。肾小球是位于入球小动脉和出球小动脉之间的毛细血管球，被肾小囊包裹。肾小囊的壁分脏、壁两层，脏层紧贴毛细血管，与毛细血管壁构成滤过膜；脏、壁之间的腔隙称为肾小囊腔，与肾小管相通。

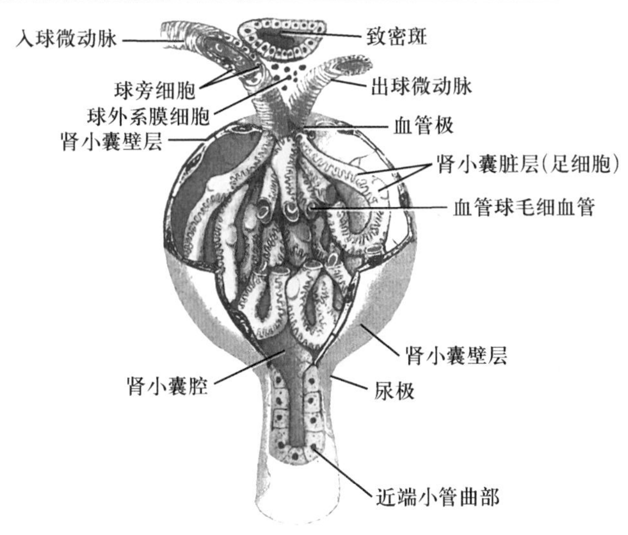

图 8-5　肾小体和球旁复合体结构模式图

②肾小管：肾小管是一条细长而弯曲的管道，与肾小囊相延续，行经肾皮质、髓质再返回皮质，终于集合小管。按其位置和形态，肾小管依次分为近端小管、细段、远端小管三部分。近端小管和远端小管都可分为曲部和直部。远端小管的末端通向集合管。近端小管直部、细段和远端小管直部三者构成的“U”形结构，称为髓袢。

（2）集合管：集合管续于远曲小管末端，管径由细逐渐变粗，最后汇集成乳头管，开口于肾乳头。

（3）球旁复合体：球旁复合体包括球旁细胞、致密斑和球外系膜细胞（图 8-5）。球旁细胞能分泌肾素，致密斑是钠离子感受器，并能影响球旁细胞分泌肾素。

二、输尿管

输尿管是一对细长的肌性管道，全长 20~30cm，起自肾盂，行经腹腔与盆腔，终于膀胱（图 8-2）。婴幼儿输尿管的管壁肌肉和弹性纤维发育不完善，容易受压扭曲，导致梗阻，易发生尿潴留，从而诱发感染。

输尿管有三个狭窄部位，分别在输尿管起始处、跨过髂总动脉分叉处（左）和髂外动脉起始处（右）、斜穿膀胱壁处。这些狭窄部位是结石易滞留的部位。

三、膀胱

膀胱是贮存尿液的肌性囊状器官，伸缩性较大，其形状、大小和位置均随尿液的充盈程度、年龄和性别的不同而不同。婴幼儿的膀胱容量较小，新生儿膀胱容量仅为 50mL，成年以后膀胱容量一般为 300~500mL，最大可达 800mL。此外，婴幼儿膀胱位置较高，尿液充盈时易顶入腹腔而容易触到，随着年龄的增大膀胱逐渐下降至盆腔内。

四、尿道

尿道是膀胱与体外相通的一段管道，起自膀胱的尿道口，止于尿道外口。男女性尿道的形态、结构和功能差异很大。男性尿道除排尿外，兼有排精功能。

婴幼儿的尿道较短，尤其是女婴的尿道更短，出生时仅长 1cm，青春期才增长至 3~5cm，而且女婴的尿道外口暴露，又接近肛门，容易受到细菌污染。男婴尿道虽然较长，长 5~6cm，但常有包茎，尿垢积聚也容易导致细菌感染。因此，要注意保持阴部的清洁卫生，养成良好的卫生习惯。

知识链接

尿 路 感 染

尿路感染是小儿期泌尿系统的常见病，是指病原体直接侵入尿路，在尿液中生长繁殖，并侵犯尿路黏膜或组织而引起损伤。按病原体侵袭的部位不同，分为尿道炎、膀胱炎和肾盂肾炎。新生儿和小婴儿抗感染能力差，尿布、尿道口常受细菌污染，易致上行感染。致病菌从尿道口上行并进入膀胱，引起膀胱炎，膀胱内的致病菌再经输尿管移行至肾脏，引起肾盂肾炎，这是尿路感染最主要的感染途径。婴幼儿的临床症状不典型，常以发热最突出，拒食、呕吐、腹泻等全身症状也较明显。局部排尿刺激症状可不明显，但细心观察可发现有排尿时哭闹不安，尿布臭味和顽固性尿布疹等症状。

本节内容回顾

本节内容架构		应知应会星级
一、肾	（一）肾的形态与位置	★★★
	（二）肾的结构	★★★★
二、输尿管		★★★
三、膀胱		★★★★
四、尿道		★★★★★

第二节　尿的生成过程

肾通过尿的生成和排出，将代谢终产物、进入体内的异物以及过剩物质排出体外，从而维持人体正常的水、电解质和酸碱平衡。尿的生成包括三个基本过程：肾小球的滤过、肾小管和集合管的重吸收、肾小管和集合管的分泌。

教学 PPT：
尿的生成过程

一、肾小球的滤过

血液流经肾小球毛细血管时，除蛋白质之外，血浆中的水、小分子溶质均能通过滤过膜，进入肾小囊腔形成原尿，这一过程称为肾小球的滤过。

（一）滤过膜及其通透性

肾小球的滤过膜是滤过作用的结构基础，由三层结构组成，即毛细血管内皮细胞、基膜、肾小囊脏层上皮细胞。滤过膜的每层结构均有不同直径的微孔，构成了滤过膜的机械屏障。此外，滤过膜的各层结构上还覆盖一层带负电荷的物质（主要是糖蛋白），构成滤过膜的电学屏障。

血浆中的物质能否通过滤过膜，取决于分子大小及所带电荷。离子或很小的分子可自由通过滤过膜，如水、Na^+、Cl^-、HCO_3^-、尿素、葡萄糖等；大分子物质不能通过，白蛋白虽然分子量较小，但由于携带负电荷，也不能通过滤过膜。

（二）肾小球有效滤过压

肾小球滤过的动力是有效滤过压。由于原尿中蛋白质浓度极低，其胶体渗透压可忽略不计，故肾小球有效滤过压 = 肾小球毛细血管压 -（血浆胶体渗透压 + 肾小囊内压）。

肾小球毛细血管的入球端与出球端血压几乎相等，约为 45mmHg。肾小囊内压较为恒定，约为 10mmHg。血浆胶体渗透压在入球微动脉端为 25mmHg，在血液流经肾小球时，随着血管内水和小分子物质不断滤出，血浆中蛋白质浓度逐渐升高，血浆胶体渗透压也随之升高（图 8-6）。因此，肾小球毛细血管不同部位的有效滤过压并不相同，入球端为 10mmHg，有滤液生成；出球端有效滤过压为 0，滤过停止，称为滤过平衡。

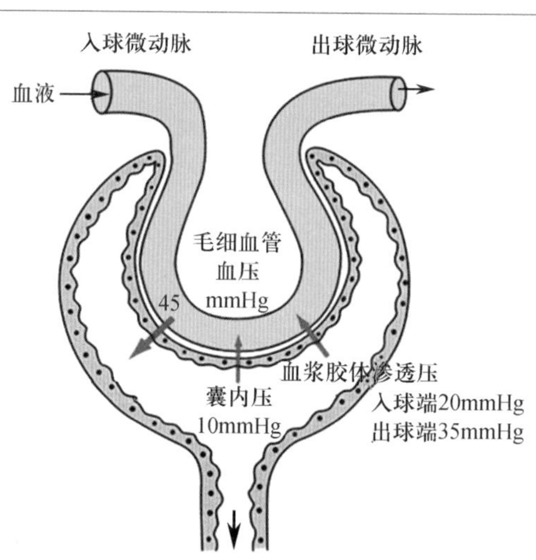

图 8-6　肾小球有效滤过压示意图

（三）肾小球滤过率和滤过分数

肾小球滤过率和滤过分数是衡量肾小球滤过能力的重要指标。单位时间（每分钟）内两肾生成的原尿量，称为肾小球滤过率。婴幼儿肾小球滤过率较低，出生时平均仅为 20mL/min，2 岁以后达成人水平，约为 125mL/min。

肾小球滤过率与每分钟的肾血浆流量的比值，称为滤过分数。正常人安静时肾血浆流量为 660mL/min，滤过分数 =（125/660）× 100%=19%，即流经肾的血浆约有 1/5 滤出到肾小囊内，形成原尿。

（四）影响肾小球滤过的因素

1. 有效滤过压

（1）肾小球毛细血管血压：由于肾血流量的自身调节作用，人体动脉血压在 80~180mmHg 范围内变动时，肾小球毛细血管血压可维持相对稳定，使肾小球滤过率基本不变。当血压低于 80mmHg 时，肾小球毛细血管血压随之降低，肾小球滤过率减小，尿量将减少。

微课：
影响肾小球滤过的因素

（2）血浆胶体渗透压：正常人血浆蛋白浓度较为恒定，血浆胶体渗透压基本稳定。但当某些疾病使血浆蛋白浓度明显降低，或由静脉输入大量生理盐水使血浆稀释，可导致血浆胶体渗透压降低，从而使有效滤过压升高，肾小球滤过率增加，尿量将增多。

（3）肾小囊内压：正常情况下囊内压比较稳定，但当结石、肿瘤压迫等使尿路阻塞时，可导致肾小囊内压升高，使有效滤过压降低，肾小球滤过率将减小，引起尿量减少。

2. 滤过膜的面积和通透性 正常情况下，肾小球的滤过面积和通透性可保持稳定。但在病理情况下，如急性肾小球肾炎时，由于肾小球毛细血管的管腔变窄甚至阻塞，导致有效滤过面积减小，使肾小球滤过率下降，出现少尿甚至无尿。某些肾脏疾病如肾小球肾炎、肾病综合征等，可使滤过膜上带负电荷的糖蛋白减少或基膜破坏，滤过膜的通透性增大，出现蛋白尿和血尿。

3. 肾血浆流量 若其他条件不变，肾血浆流量与肾小球滤过率呈正变关系。当肾血浆流量增加时，肾小球毛细血管内血浆胶体渗透压上升的速度减慢，有效滤过压下降的速度也减慢，具有滤过效应的毛细血管长度增加，肾小球滤过率将增加。

知识链接

肾病综合征

肾病综合征由多种病因引起，导致肾小球滤过膜的通透性增加，患者可出现大量蛋白尿、低蛋白血症、水肿、高脂血症等临床表现。本征是儿科常见的肾小球疾病，以 2~6 岁为多见，男孩多于女孩。

水肿是肾病综合征最常见的临床表现，一般先出现在面部，晨起时眼睑水肿，逐渐可累及四肢、全身，重者可伴有体腔积液如腹水、胸水。患儿常有疲惫、厌食和精神萎靡等表现，还可出现尿量减少、尿中泡沫增多。长期有蛋白尿的患儿，可出现营养不良，表现为皮肤干燥、毛发枯黄、指甲有白色横纹等。

二、肾小管和集合管的重吸收和分泌

原尿进入肾小管后称为小管液。小管液在流经肾小管和集合管时，其中的水和溶质大部分被管壁重吸收回血液；同时，肾小管和集合管又可将一些物质分泌到小管液中。由此，既保留了有用的物质，又将有害及过剩的物质清除出去，从而实现对内环境的净化。

（一）几种物质的重吸收和分泌

各段肾小管和集合管均具有重吸收的功能，其中近端小管是重吸收的主要部位。

1. Na^+、Cl^- 和水的重吸收 原尿中 99% 的 Na^+、Cl^- 和水被重吸收，其中近端小管的重吸收量占 65%~70%，约 20% 的 NaCl、15% 的水在髓袢被重吸收，远曲小管和集合管对 NaCl 和水的重吸收可根据人体需要进行调节。

近端小管是 NaCl 和水重吸收的主要部位。由于 Na^+ 不断被基底外侧膜上的钠泵泵出，造成细胞内低 Na^+，小管液中的 Na^+ 可顺浓度差进入细胞内。伴随着 Na^+ 的重吸收，Cl^- 顺电位差和浓度差被重吸收。NaCl 的重吸收使小管液的渗透压降低，而管周组织液的渗透压升高，水在这一渗透压的作用下不断被重吸收。从上述过程看，Na^+ 的重吸收促进了 Cl^- 和水的重吸收，其中钠泵是近端小管对 Na^+ 重吸收的关键动力。

2. 葡萄糖和氨基酸的重吸收 葡萄糖的重吸收仅限于近端小管，通过 Na^+- 葡萄糖同向转运体，在 Na^+ 进入细胞的同时被重吸收入小管细胞内，是继发于 Na^+ 的主动重吸收（图 8-7）。但近端小管对葡萄糖的重吸收有一定的限度，当血液中葡萄糖浓度高于 10mmol/L 时，超出了肾小管重吸收葡萄糖的能力，未被重吸收的葡萄糖将随尿排出，而出现糖尿。

氨基酸的重吸收和葡萄糖类似，主要在近端小管被重吸收，其方式也是与 Na^+ 密切相关的继发性主动重吸收，但与葡萄糖重吸收不同的是，氨基酸的转运体有多种类型。

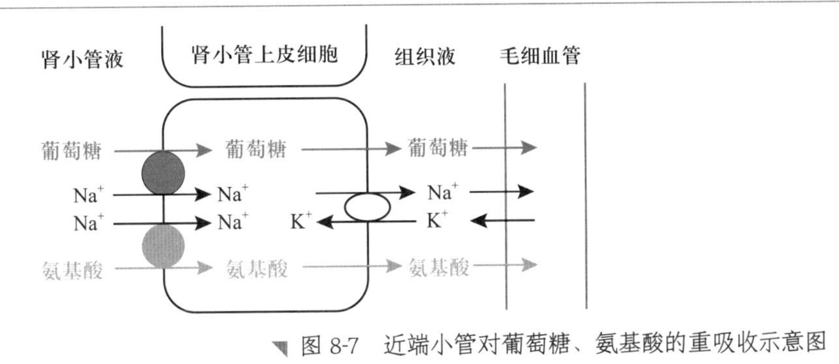

图 8-7 近端小管对葡萄糖、氨基酸的重吸收示意图

3. HCO_3^- 的重吸收和 H^+ 的分泌 HCO_3^- 是人体血液中重要的碱性成分，可缓冲酸性物质。HCO_3^- 重吸收量约占滤过量的 99%，其中约 85% 在近端小管重吸收。肾小管上皮细胞的管腔膜对 HCO_3^- 没有通透性，小管液中的 HCO_3^- 是以 CO_2 的形式重吸收的，此过程与 H^+ 的分泌密切相关。近端小管 H^+ 的分泌主要通过 Na^+-H^+ 交换的方式进行。

小管液中的 HCO_3^- 与肾小管分泌的 H^+ 生成 H_2CO_3，在碳酸酐酶作用下分解为 CO_2 和水。CO_2 可迅速扩散入上皮细胞，在碳酸酐酶的催化下又和水生成 H_2CO_3，H_2CO_3 可解离出 H^+ 和 HCO_3^-。H^+ 通过 Na^+-H^+ 交换分泌至小管液，同时 Na^+ 被重吸收，随后 Na^+ 与 HCO_3^- 可转运入血（图 8-8）。由此可见，肾小管每分泌一个 H^+，可重吸收一个 Na^+ 和一个 HCO_3^-，起到排酸保碱的作用，对于体内酸碱平衡的维持具有重要意义。

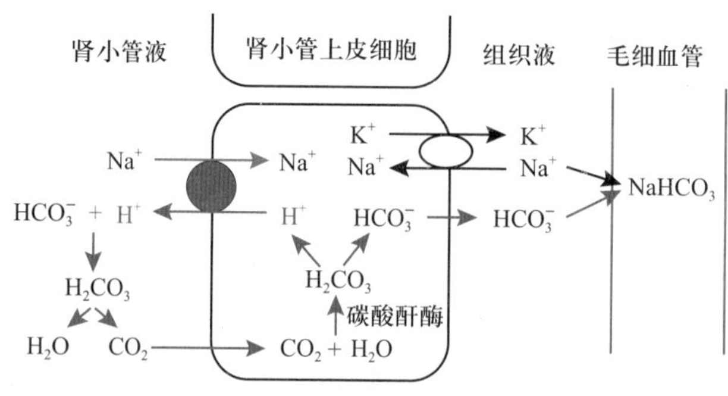

图 8-8 HCO_3^- 的重吸收示意图

4. NH_3 的分泌 NH_3 主要由远曲小管和集合管分泌。进入小管液的 NH_3 与 H^+ 结合成 NH_4^+，降低了小管液中的 H^+ 浓度，促进 H^+ 的分泌。小管液中的 NH_4^+ 与 Cl^- 结合，生成铵盐（NH_4Cl）随尿排出。因此，NH_3 的分泌具有促进排酸保碱的作用。

5. K^+ 的重吸收和分泌 K^+ 的重吸收量占滤过量的 94%，大部分在近端小管主动重吸收。终尿中的 K^+ 绝大部分是由远曲小管和集合管分泌的，并受醛固酮的调节。K^+ 的分泌与 Na^+ 的主动重吸收有密切的联系，即通过 Na^+-K^+ 交换的形式进行。远曲小管和集合管对 Na^+ 的主动重吸收，使管腔内成为负电位，而钠泵的活动增加了细胞内和小管液之间的 K^+ 浓度差，从而促使 K^+ 分泌到小管液中。在远曲小管和集合管中，Na^+-K^+ 交换和 Na^+-H^+ 交换均为 Na^+ 依赖性，两者之间存在竞争性抑制作用。当酸中毒时，Na^+-H^+ 交换增强，而 Na^+-K^+ 交换减弱，可出现高钾血症。

肾脏是人体排出 K^+ 的最主要器官。K^+ 在体内没有多余储备，血钾的稳定依赖 K^+ 摄入和排出的平衡。正常情况下，K^+ 的分泌量与机体摄入的 K^+ 量是平衡的，即摄入多则排出多，摄入少则排出少。但若无 K^+ 摄入，机体也将排出一部分 K^+。因此，不能进食或进食量很少的个体易出现低钾血症。

（二）影响肾小管重吸收的因素

1. 小管液中溶质的浓度 小管液中溶质的浓度决定小管液的渗透压，是对抗肾小管重吸收水分的力量。当小管液中溶质的浓度升高时，小管液的渗透压增大，将会妨碍肾小管对水的重吸收。这种由于小管液的渗透压升高，使水的重吸收减少而尿量增多的现象，称为渗透性利尿。糖尿病患者如血糖过高，葡萄糖在近端小管不能被完全重吸收，剩余的葡萄糖增加了小管液溶质浓度，可导致渗透性利尿，出现多尿现象。

2. **球 – 管平衡**　近端小管对小管液的重吸收量与肾小球滤过率之间存在一定的比例关系。无论肾小球滤过率增加还是减少，近端小管的重吸收量始终占滤过量的 65%~70%，这种现象称为球 – 管平衡。其生理意义在于使尿量不致因肾小球滤过率的变化而发生大幅度的变化。球 – 管平衡在某些情况下可能被打破，如渗透性利尿时，近端小管重吸收减少，而肾小球滤过率不受影响。

本节内容回顾

本节内容架构		应知应会星级
一、肾小球的滤过	（一）滤过膜及其通透性	★★★★
	（二）肾小球有效滤过压	★★★★
	（三）肾小球滤过率和滤过分数	★★★★
	（四）影响肾小球滤过的因素	★★★★★
二、肾小管和集合管的重吸收和分泌	（一）几种物质的重吸收和分泌	★★★
	（二）影响肾小管重吸收的因素	★★★

第三节　尿生成的调节

一、神经调节

肾主要受交感神经支配。肾交感神经兴奋时，可通过下列作用影响尿生成：①引起肾血管收缩，由于入球小动脉比出球小动脉收缩更强，导致肾小球毛细血管血流量减少，毛细血管血压下降，肾小球滤过率降低；②刺激球旁细胞释放肾素，导致循环血液中的血管紧张素Ⅱ和醛固酮含量增加，促进肾小管对 NaCl 和水的重吸收，使尿量减少；③增加近端小管和髓袢对 NaCl 和水的重吸收。

二、体液调节

（一）抗利尿激素

抗利尿激素是由下丘脑视上核和室旁核的神经元细胞合成的肽类激素，经下丘脑－垂体束运输至神经垂体贮存，并由此释放入血。

微课：
抗利尿激素

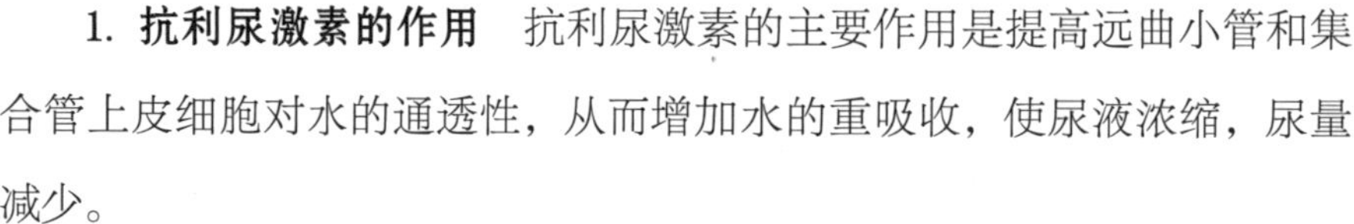

1. 抗利尿激素的作用 抗利尿激素的主要作用是提高远曲小管和集合管上皮细胞对水的通透性，从而增加水的重吸收，使尿液浓缩，尿量减少。

2. 抗利尿激素分泌的调节 抗利尿激素的分泌主要受血浆晶体渗透压和循环血量等因素的调节。

（1）血浆晶体渗透压：血浆晶体渗透压是调节抗利尿激素分泌的最主要因素。当血浆晶体渗透压升高时，可刺激下丘脑的渗透压感受器，引起抗利尿激素释放增加。当人体大量出汗或严重呕吐、腹泻时，体内水分丢失过多，血浆晶体渗透压升高，使抗利尿激素合成和释放增加，引起尿量减少。相反，短时间内大量饮清水，血浆晶体渗透压降低，抗利尿激素释放减少，尿量则增多。

（2）循环血量：当循环血量减少时，左心房和胸腔大静脉的容量感受器受到的刺激减弱，经迷走神经反射性地使抗利尿激素分泌增多，引起尿量减少，有利于血容量的恢复。反之，当循环血量增多时，抗利尿激素分泌减少，使尿量增多，以排出体内过剩的水分。

（二）醛固酮

醛固酮是由肾上腺皮质的球状带细胞分泌的一种类固醇类激素。

1. 醛固酮的作用 醛固酮的主要作用是促进远曲小管和集合管上皮细胞对 Na^+ 和水的重吸收，同时促进 K^+ 的分泌。因此，醛固酮具有保 Na^+、排 K^+ 和增加细胞外液容量的作用。

2. 醛固酮分泌的调节 醛固酮的分泌主要受肾素－血管紧张素－醛固酮系统的调节，也受血 K^+、血 Na^+ 浓度的影响。

（1）肾素－血管紧张素－醛固酮系统：肾素由球旁细胞分泌，可使肝脏生成的血管紧张素原水解，先后转变成血管紧张素Ⅰ、血管紧张素Ⅱ和血管紧张素Ⅲ。其中，血管紧张素Ⅱ、血管紧张素Ⅲ可刺激肾上腺皮质分泌醛固酮。刺激肾素分泌的因素包括：①循环血量减少时，肾血流量相应减少，入球小动脉受牵拉的程度减小，肾素释放增加；②当肾血流量减少时，肾小球滤过率降低，流经致密斑的小管液中 Na^+ 量减少，可使肾素释放增加；③肾交感神经兴奋时，可直接刺激肾素释放。

（2）血 Na^+ 和血 K^+ 浓度：当血 Na^+ 浓度降低或血 K^+ 浓度升高时，可直接刺激醛固酮的合成和分泌，发挥保钠排钾作用，以保持血中 Na^+ 和 K^+ 浓度的平衡。反之，当血 Na^+ 浓度升高或血 K^+ 浓度降低时，则醛固酮分泌减少。

（三）心房钠尿肽

心房钠尿肽是由心房肌细胞合成和释放的一种多肽激素。心房钠尿肽通过抑制集合管对 NaCl 的重吸收、促进入球小动脉舒张以及抑制肾素、醛固酮和抗利尿激素的分泌，使水的重吸收减少，具有明显的促进 NaCl 和水排出的作用。循环血量增多使心房扩张和摄入钠过多时，可刺激心房钠尿肽的释放。

本节内容回顾

本节内容架构		应知应会星级
一、神经调节		★★
二、体液调节	（一）抗利尿激素	★★★★
	（二）醛固酮	★★★
	（三）心房钠尿肽	★

第四节 尿液及其排放

一、尿液

（一）尿量

正常成人每日尿量为1000~2000mL，平均约为1500mL。尿量的多少取决于水的摄入量和其他途径的排出量，当摄入的水多或出汗很少时，每日尿量可超过2000mL。反之，摄入的水少或出汗很多时，每日尿量可少于1000mL。每日的尿量如长期保持在2500mL以上，为多尿；每日尿量为100~400mL，为少尿；每日尿量少于100mL，为无尿。少尿、无尿将导致代谢产物在体内的蓄积，甚至引起尿毒症；而多尿则可能引起机体缺水，导致水、电解质、酸碱平衡的紊乱。

（二）尿液的理化性质

正常成人的尿液呈淡黄色，比重为1.015~1.025，最大变动范围为1.002~1.035。大量饮水后，尿液被稀释，颜色变浅，比重降低；而大量出汗后，尿液被浓缩，颜色变深，比重则升高。正常尿液的pH值为5.0~7.0，其酸碱度受食物性质的影响而变动。荤素杂食者，由于蛋白质分解产生的硫酸盐和磷酸盐随尿排出，故尿液呈酸性；素食者，由于植物酸在体内氧化，酸性产物少，排出的碱性物质较多，故尿液偏碱性。

二、排尿反射

尿液是连续不断生成的，肾脏生成的尿液经过输尿管流入膀胱暂时储存。当膀胱内尿液达到一定的量时，再经尿道排出体外，因而膀胱的排尿是间歇进行的。

（一）排尿反射过程

当膀胱内的尿液达到400~500mL或以上时，膀胱壁的牵张感受器受到刺激而兴奋。冲动沿盆神经传入，到达脊髓骶段的排尿反射初级中枢；同时，冲动上传至大脑皮质的高级中枢，产生尿意。

微课：
排尿反射过程

当环境条件允许时，高级中枢发出冲动加强初级中枢的兴奋，盆神经传出冲动增多，引起逼尿肌收缩、尿道内括约肌松弛，尿液进入后尿道。尿液刺激尿道壁感受器，冲动沿阴部神经传入脊髓排尿反射中枢，使其活动增强，结果引起逼尿肌收缩加强、尿道外括约肌松弛，尿液即被强大的膀胱内压驱出（图 8-9）。

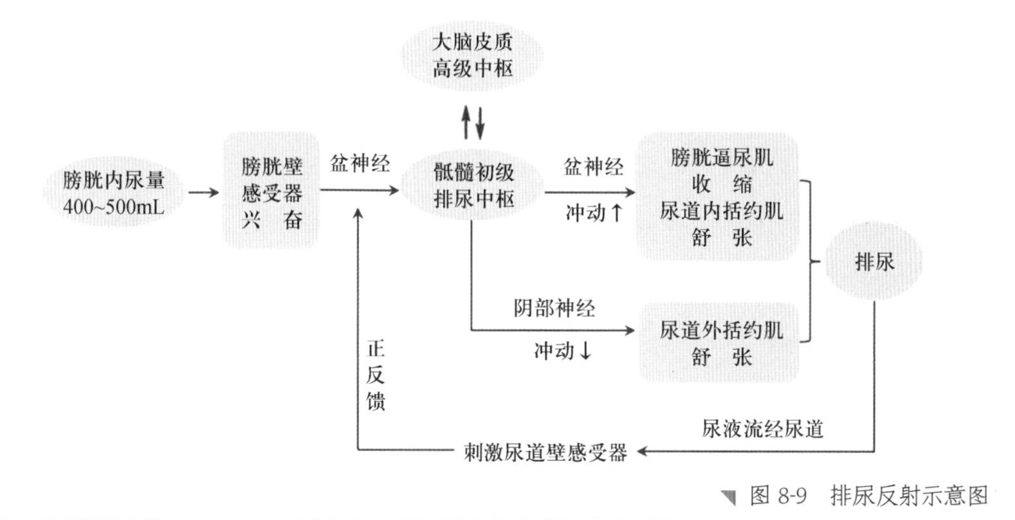

图 8-9 排尿反射示意图

如当时环境不适宜排尿，大脑皮层的高级中枢可暂时抑制脊髓排尿中枢的活动，阻止排尿。婴幼儿因大脑皮层尚未发育完善，对脊髓初级中枢的控制能力较弱，所以排尿次数多，且常有遗尿现象。

（二）排尿异常

排尿是一个反射过程，并且受高级中枢的控制。若排尿反射弧的某个部位受损，或脊髓初级中枢与高级中枢失去联系，可出现排尿异常，常见的有尿频、尿潴留和尿失禁。

尿频是指排尿次数过多，但尿量不增加，常因膀胱或尿道炎症、结石等刺激引起。尿潴留是指膀胱内尿液充盈过多而无法排出，大多因脊髓腰骶部损伤，引起初级排尿中枢的活动发生障碍所致。此外，尿流受阻、精神因素也可造成尿潴留。若发生脊髓高位横断伤时，初级排尿中枢与大脑皮层失去联系，排尿反射不受意识控制，出现尿失禁。

知识链接

婴幼儿排尿训练

自主控制排尿行为不仅是婴幼儿神经反射发育成熟的重要标志，也是文明卫生的标志。美国儿科学会推荐的儿童如厕训练指南建议，在出生 18 个月后或 2 岁甚至 3 岁进行排尿训练。但调查显示，足月分娩的新生儿在安静睡眠状态下很少发生排尿行为，如排尿前会出现觉醒行为，这提示新生儿大脑已经开始参与排尿控制，而 9 个月的婴儿的尿道括约肌已经基本发育完全，并能够对其产生一定控制。研究发现，幼儿在 2 岁以后进行如厕训练可增加患白天尿失禁的风险，且获得排尿控制的时间也会延迟。

目前关于排尿训练的认识，倾向于早期开展可以使婴幼儿更早具备排尿控制能力，降低遗尿的发生率，而且早期进行排尿训练并不影响正常膀胱功能。我国一项研究显示，出生后 9 个月内进行排尿训练的婴幼儿，具备白天排尿控制能力的时间显著早于 9 个月后开始排尿训练的婴幼儿；且出生 9 个月后进行训练，每推迟 3 个月，婴幼儿获得白天控制排尿能力的时间均会显著推迟，男女婴间无性别差异。

由于排尿控制不仅涉及复杂神经反射的建立，而且也受到不同社会文化习俗及经济因素的影响，因此建议立足“婴幼儿本位”，根据婴幼儿生理、心理发育的具体情况，在合适情境下引导婴幼儿自主进行训练。

本节内容回顾

本节内容架构		应知应会星级
一、尿液	（一）尿量	★★★★
	（二）尿液的理化性质	★★
二、排尿反射	（一）排尿反射过程	★★★★
	（二）排尿异常	★★★

第五节 婴幼儿的泌尿功能特点

一、肾功能

新生儿出生时，其肾功能基本与成人相同，但储备能力差，调节能力较弱，一般 1~2 岁时才接近成人水平。

（一）肾小球的滤过功能

新生儿的肾小球滤过率为成人的 1/4，早产儿更低；3~6 个月时为成人的 1/2，6~12 个月时为成人的 3/4，2 岁时达到成人的水平。因此，婴儿的肾小球滤过功能较弱，过量的水和溶质无法有效排出。

（二）肾小管的重吸收及分泌功能

婴幼儿的肾小管发育不完善，年龄越小肾小管越短，肾小管的重吸收能力较差。

1. **钠的重吸收** 新生儿的近端小管重吸收功能较弱，对钠的重吸收能力差，尤其是低体重儿排钠较多，如输入不足可出现血钠降低。而远端小管在醛固酮的调节下重吸收钠明显增加，以保持钠的平衡，因而新生儿的排钠能力较差，如钠摄入过多，可发生钠潴留和水肿。

2. **水的重吸收** 婴幼儿的肾小管对水重吸收的调节能力较弱，因而水摄入不足易引起脱水，摄入过多则出现水肿，尤其在疾病状态下更易发生。

3. **葡萄糖和氨基酸的重吸收** 由于新生儿的肾小管重吸收葡萄糖和氨基酸的能力不足，可能出现暂时性的糖尿、氨基酸尿。

4. **HCO_3^- 的重吸收以及 H^+ 和 NH_3 的分泌** 婴幼儿重吸收 HCO_3^-、分泌 H^+ 和 NH_3 的能力均较低，即排酸保碱功能不足，因此易发生酸中毒。

二、尿液

新生儿出生后 2~3 天尿液颜色深、稍混浊，放置后出现红褐色沉淀，为尿酸盐结晶。数日后尿液颜色变淡。正常婴幼儿尿液呈透明淡黄色，但在寒冷环境中放置后可有结晶析出而变混浊。新生儿的尿液由于含尿酸盐多，故而呈强酸性，以后逐渐接近中性或弱酸性，pH 值为 5.0~7.0。

三、排尿

（一）排尿次数

婴幼儿的膀胱容量较小，肌肉层及弹性组织不发达，储尿功能差，所以年龄越小排尿次数越多。新生儿出生后头几天，因摄入水量少，每日排尿仅 4~5 次；一周后，因新陈代谢旺盛，进水量增多，排尿突增至每日 20~25 次；1 岁时每日排尿 15~16 次；2~3 岁时每日排尿 10 次左右。

（二）每日尿量

婴幼儿的每日尿量存在较大的个体差异。新生儿出生后 2 天内正常尿量一般为每小时 1~3mL/kg，平均尿量为 30~60mL/d，3~10 天增加至 100~300mL/d，2 个月以内为 250~400mL/d，1 岁时为 400~500mL/d，2~3 岁时为 500~600mL/d。若新生儿尿量每小时少于 1.0mL/kg 为少尿，少于 0.5mL/kg 为无尿。婴幼儿每日尿量少于 200mL 时，为少尿；每日尿量少于 50mL，为无尿。

（三）排尿控制

由于婴幼儿的神经系统发育不完善，对排尿的控制能力差，当膀胱内尿液充盈到一定量时，就会发生不自觉的排尿。婴儿期的排尿由脊髓反射完成，以后逐步建立大脑皮层的控制机制，至 3 岁时已能控制排尿。在 1 岁半至 3 岁时，幼儿主要通过尿道外括约肌、会阴肌控制排尿，如 3 岁后仍以此机制控制而未能控制膀胱逼尿肌收缩，可出现偶然尿失禁或夜间遗尿现象。

本节内容回顾

本节内容架构		应知应会星级
一、肾功能	（一）肾小球的滤过功能	★★★★
	（二）肾小管的重吸收及分泌功能	★★★
二、尿液		★★★
三、排尿	（一）排尿次数	★★★★★
	（二）每日尿量	★★★★★
	（三）排尿控制	★★★★★

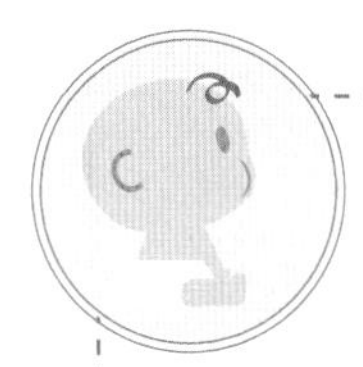

—思 考 题—

1. 婴幼儿的膀胱和尿道有什么特点？婴幼儿为什么易发生尿路感染？

2. 尿液是如何生成的？婴幼儿的肾功能有什么特点？

3. 人体的排尿反射是如何进行的？为什么婴幼儿容易尿裤子？

泌尿系统习题及答案

（本章编者：聂春莲）

第九章

生殖系统

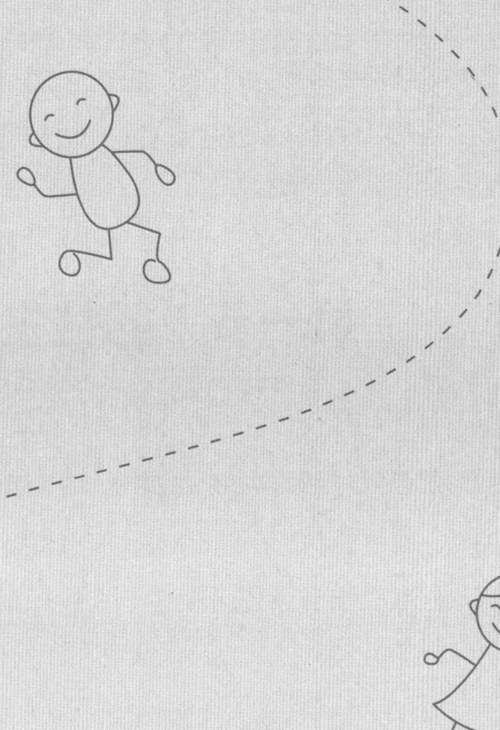

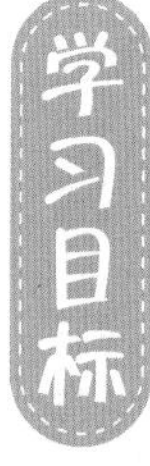

1. 通过学习生殖知识，培养提高婴幼儿自我保护意识的社会责任感。
2. 掌握睾丸、卵巢的位置和功能。
3. 熟悉男性、女性生殖系统的组成，输卵管、子宫的形态、位置及功能。
4. 了解睾酮、雌激素及孕激素的作用，卵巢周期和月经周期。
5. 能理解生殖系统相关的婴幼儿安全及生活照护。

案例导入

贝贝是顺产的健康女宝宝，出生后第 6 天爸爸给贝贝换尿片时，惊恐地发现贝贝的阴道口和尿片上有少量带血的黏性分泌物，类似月经。爸爸妈妈吓坏了，慌慌张张地带着贝贝来到医院。经过检查后，医生告诉他们这是假月经，属于正常生理现象，常发生在女宝宝出生后 3~7 日，不必惊慌失措，也不需要任何治疗。

请思考：婴幼儿为什么会出现假月经？正常月经是如何产生的？

生殖系统是延续种族诸器官的总称，分为男性生殖系统和女性生殖系统。生殖器官通过其各种活动、受精、妊娠等生理过程，起到繁衍后代的作用。

第一节　男性生殖系统

男性生殖系统包括内生殖器和外生殖器。内生殖器由生殖腺（睾丸）、输精管道（附睾、输精管、射精管和尿道）和附属腺（精囊、前列腺、尿道球腺）组成。外生殖器包括阴囊和阴茎（图 9-1）。

教学 PPT：
男性生殖系统

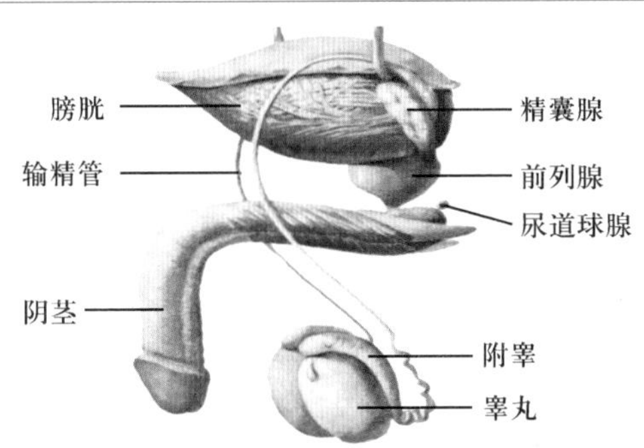

图 9-1　男性生殖系统

一、内生殖器

（一）睾丸

睾丸为一对扁椭圆形的性腺，具有生殖和内分泌功能。

1. 睾丸的位置与结构　睾丸位于体表的阴囊内，左右各一，位置可能略有高低（图 9-2）。婴幼儿的睾丸为花生米粒大小，容量不足 2mL。睾丸前缘游离，后缘与附睾相邻，并连有睾丸的血管、神经和淋巴管。睾丸除后缘外均覆有腹膜，称为睾丸鞘膜，分为脏、壁两层。脏、壁两层鞘膜在睾丸后缘相互移行，形成鞘膜腔。腔内有少量液体，起到润滑作用。婴幼儿因鞘状突未闭、淋巴系统发育迟缓等因素造成液体增多，易形成鞘膜积液。

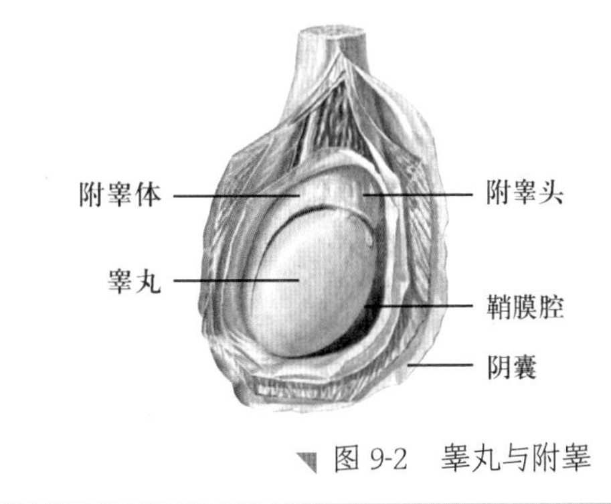

图 9-2　睾丸与附睾

2. 睾丸的生精功能　睾丸由曲细精管和间质细胞组成。曲细精管是精子生成和发育的场所，曲细精管上皮又由生精细胞和支持细胞组成。原始生精细胞为精原细胞，紧贴于曲细精管基膜上。从青春期开始，在垂体分泌的卵泡刺激素和黄体生成素作用下，原始生精细胞依次经历初级精母细胞、次级精母细胞、精细胞，最终发育为精子并脱离支持细胞进入管腔。从精原细胞发育成为精子的整个过程称为一个生精周期，约需 2 个半月。一个精原细胞经过大约 7 次分裂可产生近百个精子，成人 1g 睾丸组织每日可生成上千万个精子。

知识链接

隐 睾 症

男性胎儿期睾丸位于腹腔中，随着发育，睾丸逐渐下降至阴囊内。若出生后睾丸仍未降至阴囊，而停滞于腹腔或腹股沟管内，称隐睾症。隐睾是小儿生殖系统常见的先天性畸形之一，在足月男性新生儿中发病率为 2%~4%，在早产儿中发病率高达 1%~45%。

由于腹腔内温度高于阴囊，不适合睾丸发育和精子生成，容易造成男性不育。同时，由于生长环境改变以及发育障碍，睾丸细胞易发生恶变而形成恶性肿瘤。因此，男性新生儿出生后需检查睾丸有无降至阴囊内，尤其是早产儿需特别注意。在新生儿期发现的隐睾可以定期观察，如果 6 个月时睾丸还未降至阴囊内，则自行下降的机会已经不大，应在出生后 6~12 个月考虑手术治疗，最晚不宜超过 18 月龄。

3. **睾丸的内分泌功能** 睾丸主要分泌雄激素，由睾丸间质细胞分泌，其主要成分为睾酮。睾酮的主要生理功能是：①影响胚胎的性别分化：在胚胎期，睾酮诱导男性生殖器的分化，如含量不足可导致男性假两性畸形；②促进并维持生精：睾酮可透过基膜进入生精小管，与生精细胞的相应受体结合，促进精子生成；③刺激男性附性器官的生长发育：如刺激前列腺、阴茎、阴囊、尿道球腺等附性器官的生长发育；④刺激副性征出现，并维持其正常状态：如刺激阴毛、胡须增长，声带变宽、喉结突出等；⑤促进代谢：促进蛋白质合成，使骨中钙、磷沉积增加，刺激红细胞生成等。男性在青春期，由于睾酮及其与垂体分泌的生长激素的协同作用，可使身体出现一次显著的生长过程。

4. **睾丸功能的调节** 睾丸的生精功能和内分泌功能均受下丘脑—垂体—睾丸轴的影响。下丘脑分泌的促性腺激素释放激素（GnRH）作用于垂体，促进垂体合成和分泌促性腺激素，包括卵泡生成素（FSH）和黄体生成素（LH）。FSH 主要作用于曲细精管的生精细胞和支持细胞以促进生精功能，LH 主要作用于间质细胞促进睾酮的分泌。血液中的睾酮反过来对下丘脑和腺垂体产生负反馈作用，分别抑制 GnRH 和 LH 的分泌，从而使血液中睾酮的浓度保持相对稳定的水平。

（二）输精管道

1. **附睾** 附睾紧贴睾丸的上端和后缘，可分为头部、体部、尾部三部（图 9-2）。头部由睾丸输出小管组成，输出小管的末端连接一条附睾管。附睾管长 4~5cm，构成体部和尾部。附睾管的末端连接输精管。附睾的功能是除暂时贮存精子外，其分泌的液体还可为精子提供营养，促进精子继续发育成熟，一般精子在附睾内停留时间为 21 日左右。

2. **输精管** 输精管是附睾管的延续，呈细圆索状，管壁较厚。成年男性的输精管长约 50cm，可分为睾丸部、精索部、腹股沟管部和盆部四部分。输精管是输送精子的通道，管壁具有平滑肌细胞，可以推动精子前行。

3. **射精管** 射精管由输精管末端和精囊的排泄管汇合而成，长约 2cm，穿过前列腺实质，开口于尿道前列腺部。它也是输送精子的通道。

知识链接

精液的形成与排出

精子形如蝌蚪，全长 60μm，分为头、尾两部分。进入曲细精管管腔的精子本身不具有运动能力，需借助曲细精管外周肌样细胞的收缩和管腔液的移动而被运送至附睾。在附睾内，精子进一步发育成熟，停留 18~24 小时之后，才获得运动能力。附睾内可储存少量的精子，大量的精子则储存于输精管及其壶腹部。在性高潮时，随着输精管的蠕动，精子被输送至后尿道，与附睾、精囊腺、前列腺和尿道球腺等的分泌物混合形成精液，射出体外。

射精过程是一个复杂的反射活动，其初级中枢在脊髓骶段。正常男性每次射出精液 1~6mL，每毫升精液中含有 2000 万 ~4 亿个精子。如果精子数量少于每毫升 2000 万个，则不易使卵子受精。某些疾病、吸烟、酗酒、接触放射性物质及有毒化学物质等，可导致精子活力降低、畸形率增加，甚至少精或无精。

（三）附属腺

1. **精囊** 又称精囊腺，为扁椭圆形的囊状器官。精囊位于膀胱底之后，输精管壶腹的外侧，左右各一，其排泄管与输精管末端合成射精管。

2. **前列腺** 为一实质性器官，包绕尿道的起始部，呈栗子形，上端宽大、下端尖细。前列腺由腺组织、平滑肌和结缔组织构成。

3. **尿道球腺** 是一对豌豆大的球形腺体，埋藏在尿生殖膈内，以细长的排泄管开口于尿道球部。

二、外生殖器

（一）阴囊

阴囊是下垂的皮肤囊袋，位于阴茎后方，容纳睾丸。阴囊壁由皮肤和肉膜组成，皮肤薄而柔软、颜色深暗，深部皮下组织称为肉膜。肉膜内含平滑肌，可随外界温度变化而舒缩，以调节阴囊内温度，有利于精子的产生和生存。

（二）阴茎

阴茎悬于耻骨联合的前下方，分为阴茎头、阴茎体和阴茎根三部分。阴茎由 2 条阴茎海绵体和 1 条尿道海绵体外包筋膜和皮肤构成。海绵体为勃起组织，由许多小梁和腔隙组成，这些腔隙直接沟通血管，当腔隙充血时，阴茎则变硬勃起。尿道海绵体内穿行有尿道，开口于阴茎口。在阴茎前端的双层皮肤皱襞，为阴茎包皮，婴幼儿阴茎包皮包着整个阴茎头。

本节内容回顾

本节内容架构		应知应会星级
一、内生殖器	（一）睾丸	★★★★
	（二）输精管道	★★
	（三）附属腺	★★
二、外生殖器	（一）阴囊	★★★
	（二）阴茎	★★

第二节　女性生殖系统

女性生殖系统包括内生殖器和外生殖器。内生殖器位于真骨盆内，包括阴道、子宫、输卵管及卵巢，其中输卵管和卵巢合称为子宫附件（图 9-3）。外生殖器是指生殖器官外露的部分，包括阴阜、大阴唇、小阴唇、阴蒂及阴道前庭。

教学 PPT：
女性生殖系统

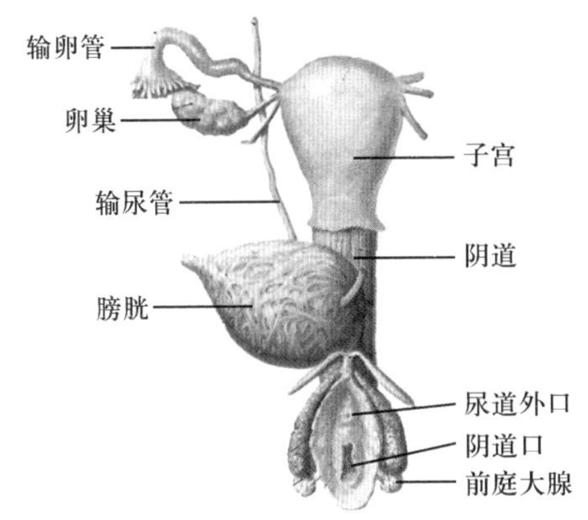

图 9-3　女性生殖系统

一、内生殖器

（一）卵巢

卵巢为一对扁椭圆形的性腺，具有产生卵细胞的功能和内分泌功能。

1. **卵巢的位置与结构**　卵巢位于子宫两侧，左右各一。婴幼儿卵巢表面光滑，约花生米粒大小，青春期排卵以后，卵巢逐渐增大，表面逐渐凹凸不平，成年后卵巢约 4cm × 3cm × 1cm 大小，呈灰白色。卵巢外侧以骨盆漏斗韧带连于骨盆壁，内侧以卵巢固有韧带与子宫相连。由卵巢系膜连接于阔韧带后叶的部位称为卵巢门，卵巢血管与神经由此出入卵巢。

2. **卵巢的排卵功能**　性成熟期女性除妊娠期和哺乳期外，卵巢内卵泡的发育、排卵、黄体形成和退化呈现周期性变化，称为卵巢周期（图 9-4）。其主要变化如下：

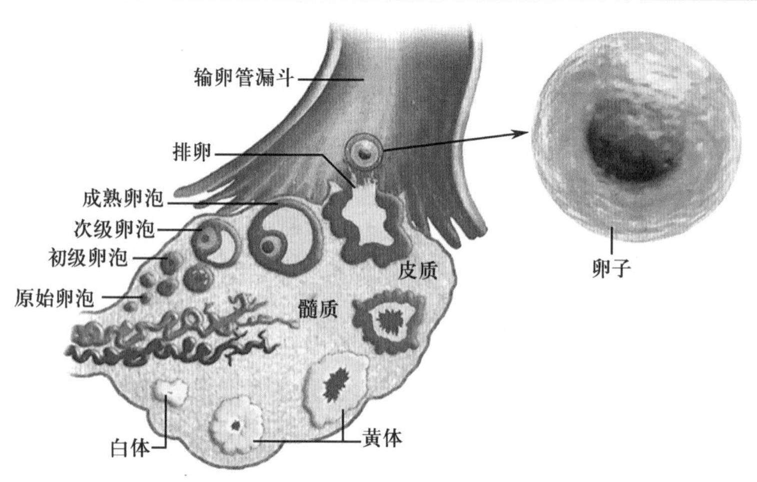

图 9-4 卵巢周期

（1）卵泡的发育与成熟：新生儿出生时，卵巢内的卵泡总数大约有 200 万个，儿童期多数卵泡退化，到青春期下降至 30 万个。女性一生当中大约只有 400~500 个卵泡发育成熟，其余卵泡在发育过程中自行退化。青春期开始时，在腺垂体分泌的卵泡刺激素作用下，卵泡开始发育，每个月经周期中一般只有 1 个卵泡可以发育为成熟卵泡。成熟卵泡结构由外向内依次为卵泡膜、颗粒细胞、卵泡腔、放射冠、透明带、卵母细胞（图 9-5）。卵泡在发育过程中分泌雌激素。

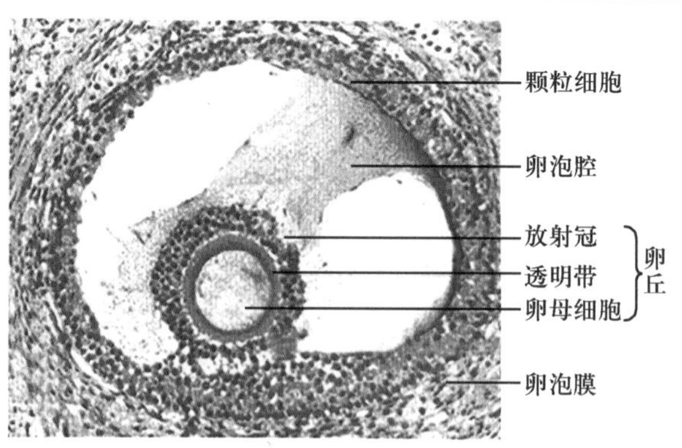

图 9-5 成熟卵泡结构

（2）排卵：随着卵泡的发育与成熟，优势卵泡逐渐向卵巢表面移动，当优势卵泡接近卵巢表面时，该处的表层细胞变薄、破裂，卵母细胞及周围的颗粒细胞一起被排出的过程称为排卵。排卵发生于下次月经前 14 日，左右两侧卵巢每次月经周期交替排卵。

（3）黄体的形成与退化：排卵后卵泡液流出，卵泡壁塌陷，血液流入卵泡腔内形成血体。在黄体生成素作用下，卵泡内残留的颗粒细胞变大，细胞质内出现黄色颗粒状的类脂质体，称为黄体。在排卵后 7~8 日，黄体的体积和功能达到高峰，分泌大量的雌激素和孕激素。若卵子受精，黄体可继续发育变成妊娠黄体，通过分泌雌激素和孕激素维持受精卵生长发育。若卵子未受精，黄体于排卵后 9~10 日开始退化，黄体细胞逐渐缩小，形成白体。正常黄体平均寿命为 14 日，黄体衰退后月经来潮，卵巢中又有新的卵泡发育，开始新的一个月经周期。

3. 卵巢的内分泌功能　卵巢分泌的激素主要有雌激素、孕激素和少量的雄性激素。

（1）雌激素：雌激素的生理功能主要包括：①促进生殖器生长发育：促进卵细胞发育，促进子宫发育，使子宫内膜呈增生期改变，使子宫颈分泌稀薄黏液而利于精子通过等。②促进副性征出现：促进乳房发育、产生乳晕，音调变高，骨盆宽大，臀部肥厚等。③影响代谢：促进骨骼生长、加速骨骺闭合，促进蛋白质合成，降低血中胆固醇水平等。

（2）孕激素：孕激素主要是孕酮，其生理功能主要包括：①对子宫的作用：使子宫内膜呈分泌期改变，降低子宫平滑肌的兴奋性而利于受精卵着床和发育，使宫颈黏液减少、变黏稠等。②对乳腺的作用：促进乳腺腺泡发育，为分娩后泌乳创造条件。③产热作用：可促进机体产热，使基础体温升高。正常女性排卵后基础体温可升高 0.3~0.5℃，这种基础体温的改变可作为排卵的重要指标。

4. 卵巢功能的调节　卵巢功能受下丘脑－垂体－卵巢轴的调节。

（1）月经周期：子宫内膜随着卵巢分泌雌、孕激素的周期性变化而发生周期性脱落出血的现象称为月经。月经血呈暗红色，碱性，黏稠而不凝固。月经周期是指受卵巢激素的影响子宫内膜功能层发生增生、分泌和脱落的变化（图 9-6）。

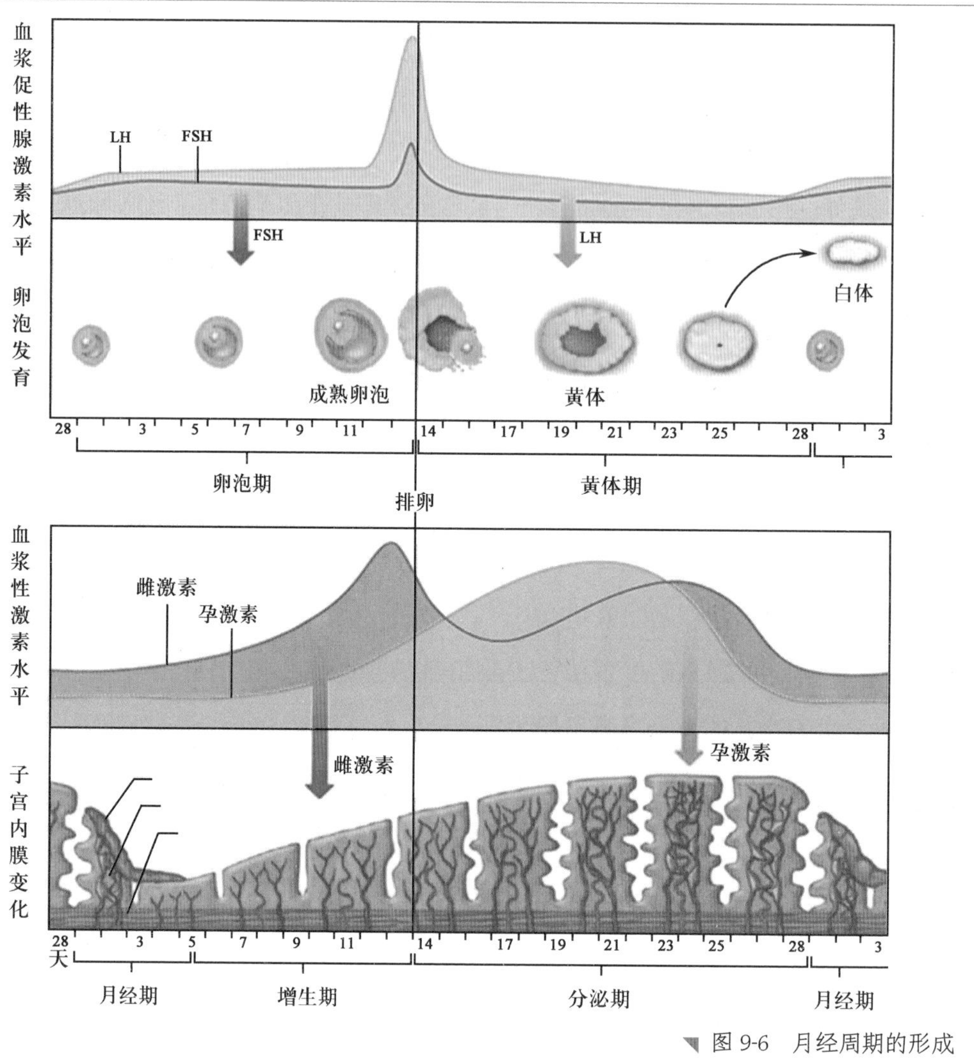

图 9-6 月经周期的形成

以正常月经周期 28 日为例，子宫内膜变化分为三期：①增生期：月经周期第 5~14 日，相当于卵泡晚期，在雌激素作用下，子宫内膜增厚，血管、腺体增生；②分泌期：月经周期第 15~28 日，与黄体期相对应，在雌激素、孕激素共同作用下，子宫内膜继续增厚，其中的血管扩张充血，腺体继续增大并出现分泌现象；③月经期：月经周期第 1~4 日，此时黄体萎缩，雌、孕激素水平迅速下降，血管收缩，子宫内膜缺血坏死而脱落出血，即月经来潮。

知识链接

新生儿乳汁分泌和假月经现象

新生儿出生后 3~5 日，乳房有圆锥样增大的小结节，甚至还会分泌少量乳汁，一般 2~3 周消失。此现象是因为胎儿在母亲体内受到母体血中高浓度的催乳素等激素影响，使乳腺增生造成。新生儿分娩后脱离母体环境，体内激素水平迅速下降，乳腺增大可自然恢复，无须特殊处理。

部分女性新生儿出生后 3~7 日可见少量血性分泌物，持续 2~3 日消失，称为假月经。假月经是由于女性新生儿在胎儿期时，母体体内性激素进入胎儿体内，而分娩后脱离母体环境，新生儿体内性激水平迅速下降所致，无须特殊处理，可自然恢复。

（2）月经周期的形成机制：女性进入青春期后，下丘脑发育成熟，分泌 GnRH 增多，使腺垂体分泌 FSH 和 LH 也增多。FSH 促使卵泡生长发育，并与 LH 配合，使卵泡分泌雌激素。在雌激素的作用下，子宫内膜发生增生期的变化。当雌激素在血中的浓度达到最高水平时，可通过正反馈作用使 GnRH 分泌进一步增加，进而使 FSH 尤其是 LH 的分泌达到高峰，在 LH 峰的作用下，使发育成熟的卵泡破裂排卵。

卵泡排卵后，其残余部分在 LH 的作用下形成黄体。黄体分泌雌激素和大量孕激素，尤其是孕激素，使子宫内膜发生分泌期的变化。当孕激素在血中的浓度达到高峰，雌激素出现第二次高峰时，可通过负反馈作用抑制下丘脑和腺垂体，使 GnRH、FSH 和 LH 分泌减少，致使黄体开始退化、萎缩，血中雌激素和孕激素浓度迅速下降。子宫内膜突然失去了这两种激素的支持，便脱落出血，进入月经周期。

（二）输卵管

输卵管是一对细长而弯曲的肌性管道，内侧与子宫腔相通，外侧游离呈伞状，与卵巢接近，具有拾卵功能。输卵管是精子与卵子受精的场所，并将受精卵输送至子宫腔进行着床。

（三）子宫

子宫是产生月经、孕育胚胎及胎儿、促使胎儿娩出的重要器官。子宫上部较宽称为子宫体，其上端隆突部分称为子宫底，子宫底两侧为子宫角，与输卵管相通。子宫下部较窄呈圆柱状称为子宫颈。子宫体与子宫颈的比例，婴幼儿为 1∶2，成年女性为 2∶1，老年女性为 1∶1。子宫体部由外向内分为 3 层：浆膜层、肌层和内膜层。子宫内膜层即为黏膜层，其表面 2/3 层为功能层，功能层在青春期后受卵巢激素影响发生周期性变化，脱落出血形成月经。

（四）阴道

阴道是性交器官、月经血排出和胎儿娩出的通道。其上端包绕子宫颈，下端开口于阴道前庭，位于尿道口和肛门之间。阴道黏膜上皮在雌激素作用下增生、角化并富含糖原，糖原在阴道乳酸杆菌作用下分解为乳酸，维持阴道内 pH 值为 3.8~4.4，呈酸性环境，可阻挡病原微生物入侵。由于婴幼儿体内雌激素水平低，阴道黏膜上皮较薄，糖原和乳酸杆菌偏少，使阴道内 pH 值接近中性，加之外阴发育差，常不能遮盖阴道口，故婴幼儿常易发生外阴阴道炎。

二、外生殖器

外生殖器又称为外阴，是指生殖器外露的部分，位于两股内侧之间，前面为耻骨联合，后面以会阴为界。包括阴阜、大阴唇、小阴唇、阴蒂及阴道前庭。婴幼儿外阴皮肤黏膜娇嫩，外阴前庭区的皮肤黏膜受到各种感染和异常刺激易发生渗出，久而久之会使两侧相贴的小阴唇粘连一起。故婴儿出生满 1 周后，就应开始局部清洗外阴。清洗部位包括大阴唇与小阴唇之间及阴唇系带部分，新生儿可使用清水或植物油清理胎脂，局部清洗后可使用少许医用凡士林防止粘连。

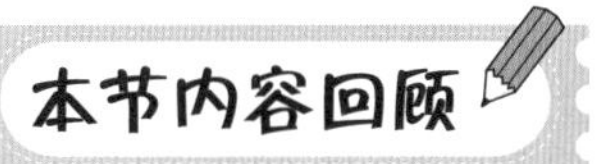

本节内容架构		应知应会星级
一、内生殖器	（一）卵巢	★★★★
	（二）输卵管	★★
	（三）子宫	★★★
	（四）阴道	★
二、外生殖器		★★

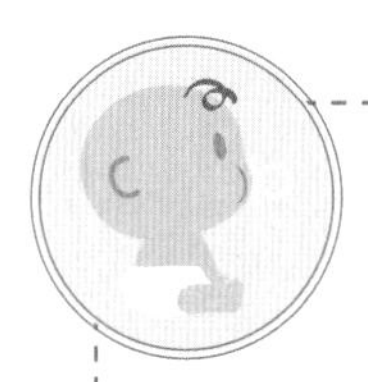

—思考题—

1. 睾丸和卵巢的功能分别是什么？
2. 婴幼儿为什么易患外阴阴道炎？
3. 月经周期子宫内膜有什么变化？

生殖系统习题及答案

（本章编者：刘 娟）

第十章

感觉器官

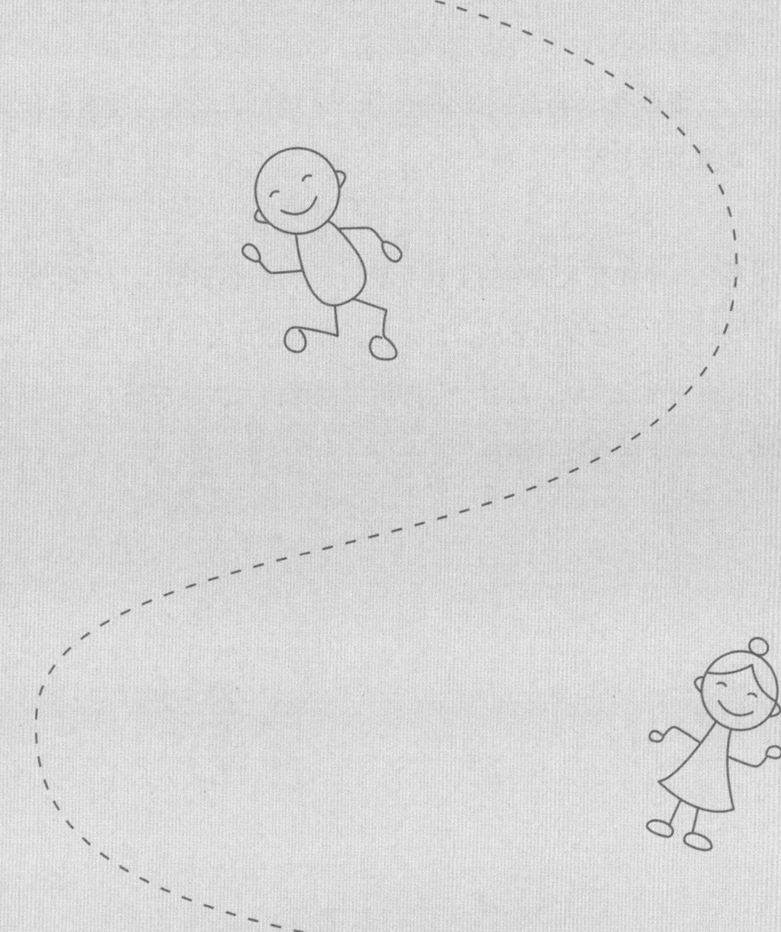

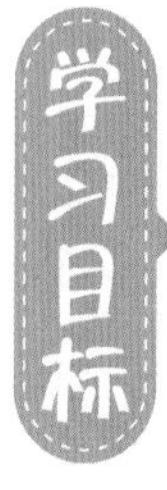

1. 联系婴幼儿感觉功能的发育特点，加强关爱儿童健康成长的意识。
2. 掌握眼折光系统的组成，眼视近物时的调节，婴幼儿的视觉、听觉、皮肤功能特点。
3. 熟悉眼的折光异常及矫正；鼓膜的位置和功能，咽鼓管的位置；皮肤的结构。
4. 能解释近视、远视、散光、老视等现象。
5. 能分析婴幼儿咽鼓管的特点及其意义。
6. 理解婴幼儿视觉、听觉、皮肤感觉功能的发育特点。

案例导入

洋洋今年1岁半，平时非常喜欢看绘本，妈妈给他买了好多有趣的绘本。近几天，洋洋从早到晚都在看，有时候一次可以看40分钟，妈妈很担心他近视。正好儿保医院体检科有检查眼睛的项目，医生检查后，给了一张单子，写着屈光不正。

请思考：洋洋的视力有问题吗？婴幼儿的视力发育有什么特点？如何保护儿童的视力？

感觉是客观事物在人脑中的主观反映。人体通过感觉认识客观世界，并使机体不断适应内外环境的变化。感觉的形成，首先是各种刺激作用于相应的感受器或感觉器官，然后刺激信号转变为神经冲动，沿着一定的神经通路传入大脑皮质，产生特定的感觉。本章主要介绍眼、耳、皮肤等感觉器官。

第一节　眼

视觉是人脑从外界获得信息的主要途径，至少有 70% 的外界信息来自视觉。视觉系统由眼、视神经和视觉中枢三部分共同构成。眼是产生视觉的外周器官。

教学 PPT：
眼

一、眼的结构

眼由眼球和眼副器构成。

（一）眼球

眼球（图 10-1）是眼的主要部分，位于眶内，略呈球形，其后部借视神经与脑相连。眼球的功能是将外界物体的光刺激转变成神经冲动，并向中枢传递。眼球由眼球壁和眼球内容物构成。

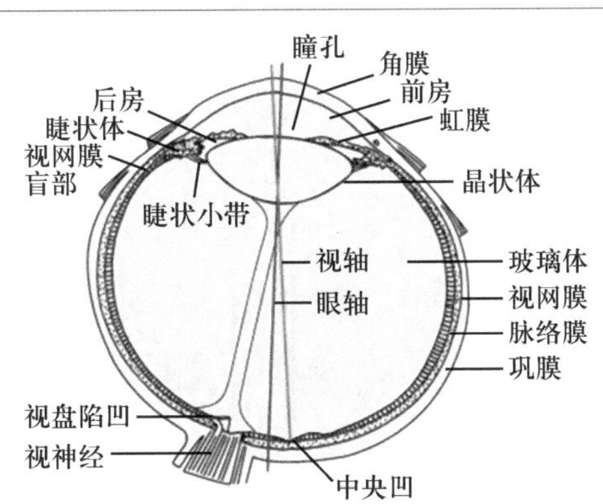

图 10-1　右侧眼球水平切面

1. **眼球壁**　眼球壁由外向内共 3 层：依次为纤维膜、血管膜和视网膜。

（1）纤维膜：为眼球壁的外层，厚而坚韧，具有维持眼球形态和保护眼球内容物的作用。眼球壁前 1/6 称为角膜，无色透明，无血管，但有丰富的感觉神经末梢，具有折光作用；后 5/6 称为巩膜，呈乳白色。

（2）血管膜：为眼球壁的中层，含有丰富的血管和色素细胞，由前向后分为虹膜、睫状体和脉络膜 3 部分。虹膜位于角膜的后方，呈圆盘状，中央的圆孔称瞳孔。虹膜内含有两种排列方向不同的平滑肌：环状排列的称为瞳孔括约肌，收缩时，可使瞳孔缩小；放射状排列的称为瞳孔开大肌，收缩时，可使瞳孔扩大。睫状体是位于虹膜后方的增厚部分，内含有的平滑肌，称为睫状肌，可调节晶状体的曲度。脉络膜占血管膜的后 2/3，薄而柔软，具有营养眼球壁和吸收眼内散射光线的作用。

（3）视网膜：位于眼球最内面，有感光和辨色功能，视网膜后部中央稍偏鼻侧有一白色圆盘状隆起称为视神经盘，无感光作用，称为生理性盲点。在视神经盘的颞侧稍下方约 3.5mm 处有一淡黄色小区，称为黄斑，其中央的凹陷处称为中央凹，是感光和辨色最敏锐的部位。

2. 眼球内容物 眼球内容物包括房水、晶状体和玻璃体（图 10-1）。这些结构都具有折光作用。

（1）房水：为无色透明的液体，充满于眼球的前房和后房。前房是角膜与虹膜之间的间隙，后房是虹膜与晶状体之间的间隙，两者经瞳孔相通。房水有折光、营养角膜和晶状体以及维持眼内压的功能。

（2）晶状体：位于虹膜与玻璃体之间，呈双凸透镜状，无色透明，具有弹性。晶状体的周缘部借睫状小带（悬韧带）与睫状体相连（图 10-2）。晶状体的曲度可随睫状肌的收缩和舒张而改变。睫状肌收缩时，睫状小带放松，晶状体变凸；睫状肌舒张时，睫状小带收紧，晶状体变扁平。若晶状体混浊，影响视力，甚至失明，称为白内障。

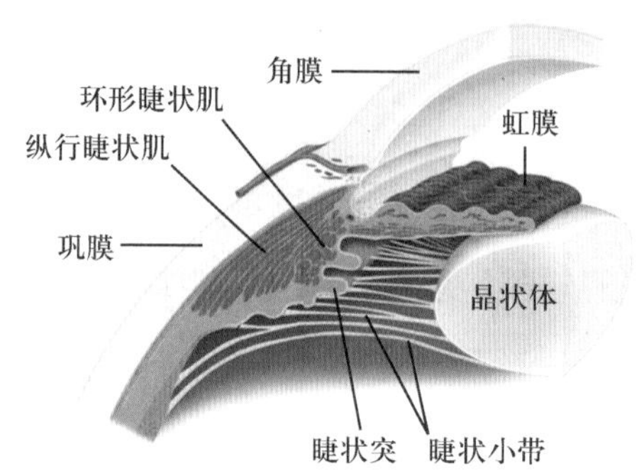

图 10-2 晶状体与睫状体

（3）玻璃体：是一种无色透明的胶状物质，位于晶状体与视网膜之间。玻璃体具有折光和支持视网膜的作用。

婴幼儿眼球的前后径较短，随着眼球发育，眼球的前后径逐步变长。

（二）眼副器

眼副器包括眼睑、结膜、泪器和眼球外肌等结构。

1. **眼睑** 眼睑分为上睑和下睑。上、下睑之间的裂隙称为睑裂。睑裂的内、外侧角分别称为内眦、外眦。眼睑的游离缘称为睑缘，长有睫毛。睑缘内侧上下各有一小孔称为泪点，是泪小管的入口。

2. **结膜** 结膜是一层很薄的透明黏膜，衬贴在眼睑内面和巩膜前部。

3. **泪器** 泪器包括泪腺和泪道。泪腺位于眼眶外上方的泪腺窝内，可分泌泪液，其排泄管开口于结膜上穹的外上部。泪道包括泪点、泪小管、泪囊和鼻泪管。鼻泪管的下端开口于下鼻道。

4. **眼球外肌** 眼球外肌共有 7 块，分布于眼球的周围。其中 1 块是提上睑的上睑提肌，其他 6 块是运动眼球的肌，分别称为上直肌、下直肌、内直肌、外直肌、上斜肌和下斜肌（图 10-3）。

内直肌和外直肌分别使眼球转向内侧和外侧；上直肌使眼球转向上内；下直肌使眼球转向下内；上斜肌使眼球转向下外；下斜肌使眼球转向上外。两眼球的正常转动，是两侧眼肌共同协同运动的结果（图 10-3）。当某一肌力减退或瘫痪时，可出现斜视和复视。

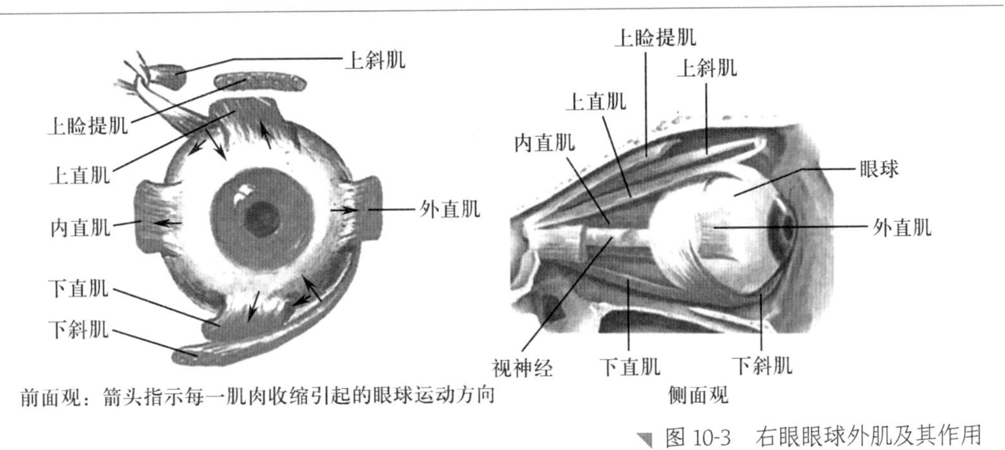

图 10-3 右眼眼球外肌及其作用

二、眼的视觉功能

眼在视觉形成中的主要作用是折光成像和感光换能。折光系统的作用是将外界物体的光射到视网膜上并形成清晰的物像；感光系统的作用是将物像的光信号转变为电信号，经视神经传入中枢。

（一）眼的折光功能

1. 眼的折光系统 由角膜、房水、晶状体和玻璃体构成。其主要作用是对入射光线进行折射，使物体在视网膜上形成清晰的物像。

微课：
眼的折光功能

眼的折光系统是一个复杂的光学系统。每个折光结构的折光率和曲率半径都不相同，光线要经过这些折光结构的多次折射才能到达视网膜。这个复杂的折光系统在光学效果上近似于一个凸透镜。人们根据眼的光学特性设计了一个模型，其各种光学参数以及折光成像效果与人眼相近，这个模型称为简约眼（图 10-4）。

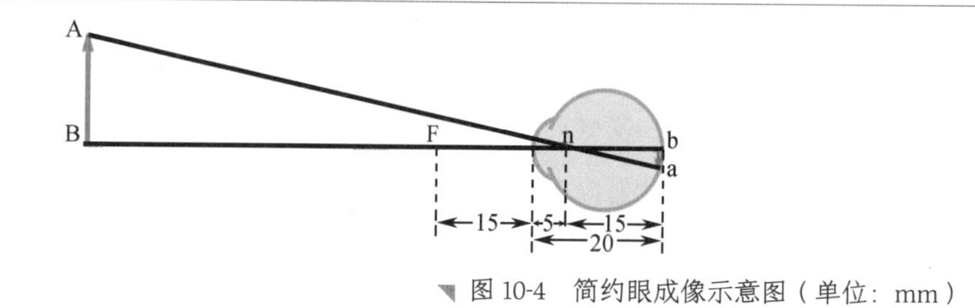

图 10-4 简约眼成像示意图（单位：mm）

简约眼设定眼球的前后径为 20mm，节点（n）距前表面 5mm，后主焦点在节点后方 15mm 处，正好处在视网膜的位置。

2. 眼的调节 正常人眼视远物（6m 以外）时，根据光学成像的原理，此时眼无须做任何调节，物体的光就正好能够成像于视网膜。当眼视近物（6m 以内）时，物距变小，物体的像将成在视网膜之后。此时，眼就要做必需的调节，包括晶状体变凸、瞳孔缩小和眼球会聚。

（1）晶状体的调节：视远物时，睫状肌松弛，晶状体受悬韧带的牵拉处于扁平状态，远物的平行光线正好成像在视网膜上。视近物时，模糊的视像信息到达大脑皮层后，反射性地引起动眼神经中副交感神经纤维的兴奋，使睫状肌收缩，睫状体前移，悬韧带松弛，晶状体由于自身的弹性而凸起，眼的总折光能力增大，从而可使原本成在视网膜后的像前移到视网膜上（图 10-5）。

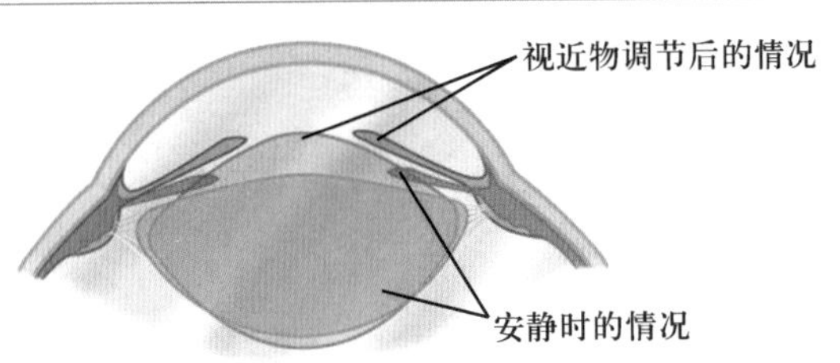

图 10-5　调节前后晶状体和睫状体的改变

晶状体的调节能力有一定的限度，其最大调节能力可用近点来表示。近点是指眼做最大能力调节时所能看清物体的最近距离。近点越近，表明晶状体的弹性越好，调节能力越强。随着年龄的增长晶状体的弹性逐渐变差，因此近点也越来越远。如 8 岁左右的儿童近点平均为 8.6cm，20 岁左右时平均为 10.4cm，而 60 岁时可增大至 83cm。由于年龄的增长，近点远移而难以看清近处物体，称为老视（即老花眼），看近物时可戴适宜的凸透镜（老花镜）增加折光能力来矫正。

（2）瞳孔的调节：看近物时，双侧瞳孔反射性缩小，称为瞳孔近反射或瞳孔调节反射。其意义在于视近物时，减少由折光结构造成的球面像差和色像差，使成像清晰。在光照增强时，瞳孔也可反射性缩小，称为瞳孔对光反射，其意义在于调节进光量，以保护视网膜。

（3）眼球会聚：视近物时，两眼球内直肌同时内收，视轴向鼻侧聚拢，称为眼球会聚。其意义在于使物像对称成于两侧视网膜感光最敏锐的部位，从而产生清晰的视觉，避免复视。

3. 眼的折光异常　由于眼球的形态异常或折光能力异常，致使平行光线不能在视网膜上聚集成像，称为眼的折光异常或称屈光不正，包括近视、远视和散光。

（1）近视：近视是由于眼球的前后径过长（轴性近视），或者折光力过强（屈光性近视），致使平行光线聚焦在视网膜之前，故视远物模糊不清。近视眼的形成有先天遗传因素，但许多患者是由于后天用眼不当造成的，如阅读姿势不正确、照明不足、阅读持续时间过长、字迹过小或字迹不清等。佩戴合适的凹透镜可以矫正近视（图 10-6）。

（2）远视：远视是由于眼球前后轴过短（轴性远视），或折光能力过弱引起。远视眼在未做调节时，远物所形成的物像落在视网膜之后，若要看清物体，也需调节晶状体。由于近点远移，远视眼看近物时，即使晶状体尽力调节，也难以看清，可佩戴合适的凸透镜矫正（图 10-6）。

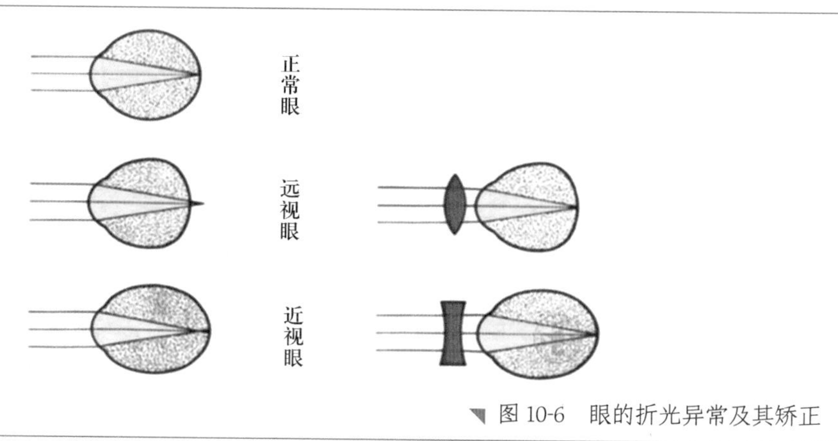

图 10-6　眼的折光异常及其矫正

（3）散光：散光是由于眼的折光结构在不同方位的曲率半径不相等、折光能力不一致，经折射后的光线不能在视网膜聚集成单一的焦点，导致视像模糊、歪斜。矫正的办法是可佩戴合适的柱面镜。

（二）眼的感光功能

眼感受光刺激的细胞是视网膜上的感光细胞，它们的适宜刺激是波长 370~740nm 的电磁波（可见光）。外界物体在视网膜上的像（本质是光）刺激感光细胞产生生物电信号并传入中枢，经视觉中枢分析处理后形成主观视觉。

1. 眼的感光系统　眼的感光系统包括视杆系统和视锥系统，细胞内含感光色素，能感受光刺激。

（1）视杆系统：视杆系统又称暗视觉系统，其感光细胞为视杆细胞，分布在视网膜的周边部位。视杆细胞对光的敏感度较高，可在弱光刺激时引起视觉；但无辨色能力，视物精确度较差。

（2）视锥系统：视锥系统又称明视觉系统，其感光细胞为视锥细胞，主要分布在视网膜的中心部位。视锥细胞对光的敏感度较低，只在强光时起作用；能分辨颜色，视物精确度高。

2. 视网膜的感光机制

（1）视杆细胞的感光机制：视杆细胞内的感光色素是视紫红质，由视蛋白和视黄醛组成。在暗处，视紫红质的合成大于分解，能感受弱光；在光照下，视紫红质分解大于合成，视杆细胞几乎丧失感光能力，此时人的视觉主要依靠视锥系统完成。

视黄醛由维生素 A 在酶的催化下氧化而生成，若长期维生素 A 摄入不足，使视紫红质合成减少，可导致视杆细胞功能障碍，而影响暗视觉功能，引起夜盲症。

（2）视锥细胞的感光机制：视锥细胞有三种，含不同的视色素，能分别感受红、绿、蓝三种基本颜色。不同颜色的光刺激视网膜时，三种视锥细胞以一定的比例兴奋，信息传入中枢就形成了不同色觉。如红、绿、蓝三种视锥细胞兴奋程度的比例为 4∶1∶0 时，产生红色的感觉；比例为 2∶8∶1 时产生绿色的感觉；而三种视锥细胞兴奋程度相同时，则产生白色视觉。

（三）视力和视野

1. 视力 视力也称视敏度，是指眼分辨两点间最小距离的能力，通常以视角的大小作为衡量标准。所谓视角，是指物体上两点发出的光线射入眼球后，在节点交叉时所形成的夹角。眼能辨别的视角越小，表示视力越好。国际标准视力表的 1.0 相当于视角为 1 分角时的分辨力。

2. 视野 单眼固定注视前方一点时，所能看到的最大空间范围，称为视野。不同颜色的视野大小不同，白色视野最大，其次为黄色、蓝色，再次为红色，绿色视野最小。

三、婴幼儿的视觉功能特点

（一）婴幼儿视觉的发育

在婴儿出生后6个月，视觉发展非常迅速，是视力发育的最敏感期，以后发育速度降低。3岁前为视觉发育的关键期，6岁前为视觉发育的敏感期。

新生儿出生时已有视觉感应功能，瞳孔有对光反射，在安静清醒状态下可短暂注视，但只能看清15~20cm以内的物体。2个月的婴儿可协调注视物体，开始有手眼协调。3~4个月时头眼协调好，喜看自己的小手；6~7个月时，目光可随上下移动的物体垂直方向转动；8~9个月时，开始出现视深度感觉，能看到小物体；18个月时，能区别各种形状；2岁时，可区别垂直线与横线；5岁时，可区别各种颜色；6岁时，视深度已充分发育。

（二）婴幼儿的视力

视力在出生后逐步发育，1岁时仅为0.2~0.25，2岁时为0.5，3岁时约为0.6，5~6岁达1.0，并建立完好的立体视觉功能。刚出生的婴儿眼球尚未发育完善，前后轴较短，呈生理性远视状态。随着发育的完善，远视程度减轻，逐渐正视化。如发育过早停止，表现为发育不良，则为远视状态；如过度发育，则为近视眼。人眼屈光的演变遵循远视－正视－近视的发育，此过程不可逆。婴幼儿要多注视远距离的物体、分辨亲人和陌生人，感知各类玩具，多玩照镜子等游戏，训练其视觉能力。

此外，儿童的晶状体弹性比成人大，调节范围广，近点距离小，即使把书移到距眼球只有5~6cm的距离，儿童也能看清楚，故儿童往往书本离眼睛很近，时间久了，会使睫状体长时间处于紧张的调节状态，晶状体凸度增大，这种近视屈光状态叫作假性近视。如仍不重视保护视力，会造成晶体曲度过大，眼球前后径（轴长）加长，形成近视眼。

0~6岁儿童的视觉发育具体情况见表10-1。

表 10-1　0~6 岁儿童的视觉发育

年龄	视觉发育
出生时	视野窄小，只能看见 20cm 以内的东西，属于远视眼
2 个月	视野明显增大，左右眼可同时追视家长动作，可以辨认较大物体的形状和颜色。开始出现瞬目反射，视力为 0.01
3 个月	出现注视功能，对缓慢移动的物体，能不稳定追随 180° 范围，头也能随之转动，视力为 0.01~0.02
4 个月	头可抬起，能看自己的手，有时候能用手触及物体，视力为 0.02~0.05
6 个月	注视、辐辏持续时间延长，眼外肌能持续协调运动，不再出现眼球偏斜；孩子眨眼次数增多，可以准确看清眼前物体，视力为 0.06~0.08
7~9 个月	可以辨别物体的远近，能伸手抓住想要的物体；稳定固视，视力大概为 0.1
1 岁	在外界光线刺激下，视力逐渐发展，能够辨别物体大小、形状，能拣出细的棉线，视力约为 0.2~0.25
2~3 岁	视力大约为 0.6，3 岁左右时，有精细的视觉反射运动
4 岁	视力为 0.8~1.0
5~6 岁	视力发育趋向完善，单眼裸眼远视力达 1.0 或以上

知识链接

弱　视

在视觉发育期，由于单眼斜视、未矫正的屈光参差、高度屈光不正以及形觉剥夺等，引起单眼或双眼最佳矫正视力低于相应年龄正常儿童，称为弱视。弱视是儿童发育过程中的常见病，发病率为 2%~5%。对于 6 个月以上的婴幼儿，可通过眼位检查、屈光筛查和视觉行为评估等方法，早期发现可能导致弱视的病因。弱视的诊断主要依据矫正视力低于同龄正常儿童，因此应对不同年龄的儿童采用不同的视力标准。3~5 岁儿童视力的正常值下限为 0.5，6 岁及以上儿童视力的正常值下限为 0.7。弱视的治疗应尽早进行，疗效与发病年龄、治疗开始年龄有关，6 岁前开始治疗疗效最好。

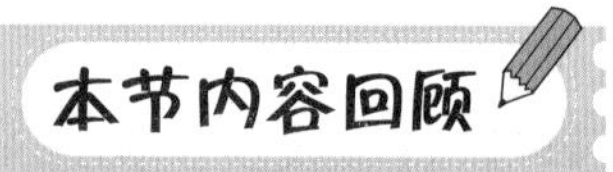

本节内容架构		应知应会星级
一、眼的结构	（一）眼球	★★★★
	（二）眼副器	★★
二、眼的视觉功能	（一）眼的折光功能	★★★★★
	（二）眼的感光功能	★★★
	（三）视力和视野	★★★
三、婴幼儿的视觉功能特点	（一）婴幼儿视觉的发育	★★★★★
	（二）婴幼儿的视力	★★★★★

第二节　耳

耳又称前庭蜗器，包括感受声波刺激的听觉器、感受头部位置变化和运动的位觉器。两者虽然在功能上不同，但在结构上紧密相连。

教学 PPT：耳

一、耳的结构

耳可分为外耳、中耳和内耳三部分（图 10-7）。

（一）外耳

外耳包括耳郭、外耳道和鼓膜。

1. 耳郭　耳郭主要由皮肤和弹性软骨构成，血管神经丰富。耳郭下方小部无软骨的部分称为耳垂，耳郭外侧面有外耳门。外耳门前方的突起，称为耳屏。耳郭有利于收集声波，确定声源方向。

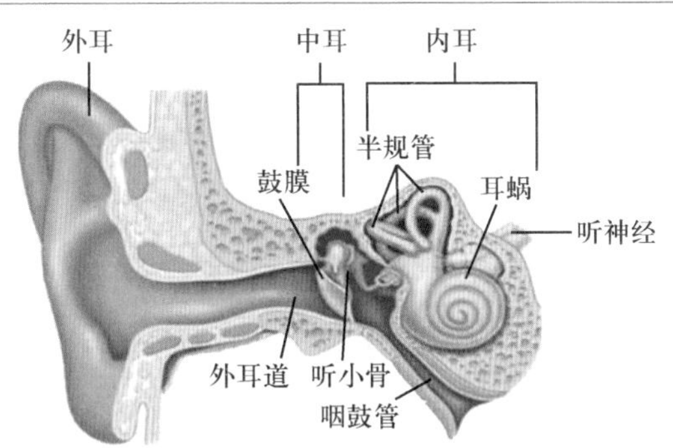

图 10-7 耳的结构模式图

2. **外耳道** 外耳道为外耳门至鼓膜间的弯曲管道，其一端开口于耳郭，另一端终止于鼓膜，长 2~2.5cm。外耳道略呈“S”形，检查鼓膜时，将耳郭拉向后上方，使外耳道变直，方能观察到鼓膜。婴儿的外耳道较短且平直，观察鼓膜时，须将耳郭拉向后下方。

3. **鼓膜** 鼓膜位于外耳道与中耳鼓室之间，为椭圆形半透明薄膜。鼓膜具有优良的频率响应，可与声波同步振动，有利于把声波振动如实地传给听骨链。

（二）中耳

中耳包括鼓室、咽鼓管、乳突窦和乳突小房。

1. **鼓室** 位于鼓膜与内耳之间，是不规则的含气小腔，室壁内面衬有黏膜。鼓室内有听小骨、肌、血管和神经等。鼓室上壁与颅中窝相邻；下壁与颈内静脉相邻；前壁有咽鼓管开口，与鼻咽相通；后壁有乳突窦的开口，通乳突小房；外侧壁为鼓膜；内侧壁为内耳前庭部的外侧壁。

每侧鼓室内有3块听小骨，即锤骨、砧骨和镫骨（图 10-8），每块小骨仅有米粒大。三骨依次借关节与韧带相连，构成链状的杠杆系统，在将声波的振动传向内耳的过程中起到“增压减幅”的作用，既提高了声波传递的效率，又使振幅减小有利于保护内耳。

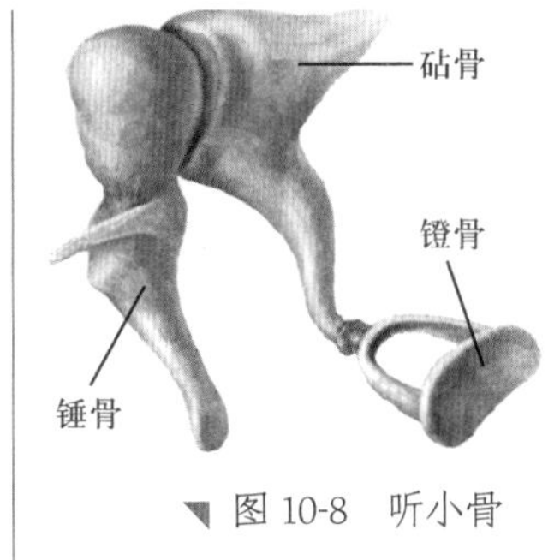

图 10-8 听小骨

2. **咽鼓管** 咽鼓管是连通鼓室和鼻咽的通道，鼓室借此与大气相通，使鼓室与外界气压平衡，以保持鼓膜正常的位置、形状和振动性能。咽鼓管的鼻咽部开口平时处于闭合状态，在做吞咽、张口或打哈欠等动作时开放。当外界气压剧烈变动时，张口或吞咽动作使咽鼓管口开放，可减少中耳气压伤的发生。

婴幼儿的咽鼓管较软且短，管腔较宽，位置较为水平，鼻咽部开口与鼓室开口几乎在同一水平面上。如果躺着喂奶，乳汁就很容易通过咽鼓管流到中耳，造成感染，引起中耳炎。

3. **乳突窦和乳突小房** 乳突窦是鼓室后壁与乳突小房的通道。乳突小房为颞骨乳突内的许多含气小腔，它们互相连通。

（三）内耳

内耳位于颞骨岩部内，由骨性隧道（骨迷路）及其内的膜性小管和小囊（膜性迷路）构成（图 10-9）。骨迷路与膜迷路之间的腔隙内充满外淋巴，膜迷路内为内淋巴，内、外淋巴互不相通。由后向前，骨迷路可分为骨半规管、前庭、耳蜗；膜迷路可分为膜半规管、椭圆囊与球囊、蜗管。

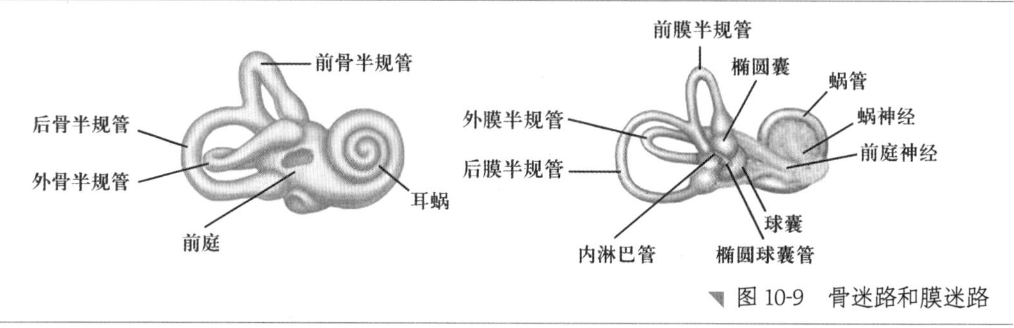

图 10-9 骨迷路和膜迷路

1. **骨半规管和膜半规管** 骨半规管是 3 个互相垂直的半环形骨性小管，分别称前骨半规管、后骨半规管和外骨半规管。膜半规管是骨半规管内的膜性小管，与骨半规管的形态相似，每个膜半规管有膨大的膜壶腹。每个膜壶腹的壁上有隆起的壶腹嵴，壶腹嵴是位觉感受器。

2. **前庭和椭圆囊、球囊** 前庭是骨迷路中部略膨大的骨性小腔。椭圆囊和球囊是两个相连通的膜性小囊。两囊壁内面上分别有椭圆囊斑和球囊斑，均为位觉感受器。

3. **耳蜗和蜗管**　耳蜗外形似蜗牛壳。耳蜗内有蜗管、前庭阶、鼓阶三条并列的管道系统。蜗管上壁称为前庭膜，下壁为基底膜。基底膜上有螺旋器（图 10-10），螺旋器是听觉感受器。

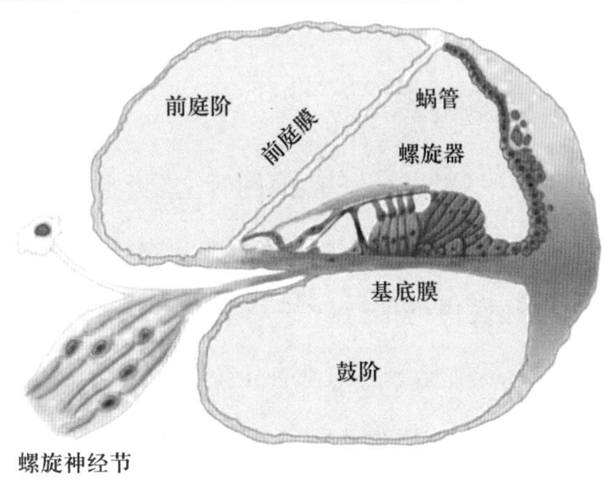

图 10-10　耳蜗横断面示意图

二、听觉生理

人耳的适宜刺激是频率范围为 16~20000 赫兹（Hz）的声波，正常人在声音频率为 1000~3000Hz 时听觉最敏感。

微课：
听觉生理

（一）外耳和中耳的传音功能

声波传入内耳主要通过气传导与骨传导两种途径，以气传导为主。

1. **气传导**　声波经外耳道振动鼓膜，再经过听小骨、前庭窗膜，传入耳蜗。此途径称为气传导，是声波传入内耳振动基底膜的主要途径。当鼓膜大穿孔或听骨链严重损坏时，声波也可通过外耳道和鼓室内的空气传至蜗窗膜，传入耳蜗，使听觉功能得到部分代偿。但这个声波传导途径效率较低，导致听力大为减弱。

2. **骨传导**　外界声波还可通过头颅骨的振动，引起蜗管内淋巴的振动，这种传导途径称为骨传导。骨传导的效率比气传导低得多，平时接触到的一般声音不足以引起颅骨的振动。只有较强的声波，或者是自己的说话声，才能引起颅骨较明显的振动。

（二）内耳的感音功能

声波传入内耳振动基底膜和蜗管内淋巴，由于基底膜螺旋器上的毛细胞与盖膜的振动不一致，毛细胞顶端的听毛位移、变形，导致毛细胞产生微音器电位，最终引起耳蜗听神经纤维产生动作电位。听觉冲动到达大脑皮质颞叶听觉中枢产生听觉。

三、婴幼儿的听觉功能特点

胎儿在宫内即有听力。足月新生儿已有良好的听觉灵敏度，50~90 分贝的声响可引起呼吸的改变、惊跳反射、眨眼或啼哭。出生时由于鼓室里没有空气，新生儿听力比较差；在出生后 3~7 天时，听觉已经发展得相当良好；在 3~4 个月时，有声源刺激，头部可转向声源，听到悦耳的声音会出现微笑等反应；7~9 个月时能够确定声源，并且区别语言的意义；13~16 个月时，可寻找不同响度的声源；4 岁时听力发育已经完善。

正常听力是产生语言的必要条件。听力障碍的幼儿，由于听不清楚，往往学话少而慢、口齿不清。此外，听力障碍儿童还往往伴有心理问题，如脾气暴躁、暴力倾向、孤独症等。因此，听力对于儿童的语言发育、智力发育和心理发育均极其重要。婴儿出生后第一年是其感受语言和培养与他人交流兴趣的关键时期。婴幼儿多接触外界环境的声音、优美的音乐和人的话语，分辨不同物体发出的声音以及声音的强弱、高低、来源，对听觉系统发育很有好处。此外，婴幼儿应适时进行听力筛查，以进行早期发现、诊断及干预。

知识链接

不同年龄语言理解和表达行为对比

由于听觉是儿童语言发展的必要条件之一，故儿童的语言发育情况可协助判断听觉发育水平，不同年龄婴幼儿的语言理解和表达行为见表 10-2。

表 10-2 不同年龄婴幼儿的语言理解和表达行为

月龄	语言理解行为	语言表达行为
1 个月	声音可使婴儿的不规则活动停止	会发出不规则的音节，主要是元音
2 个月	看上去似在倾听说话者的谈话	会用声音表示高兴，有社交性微笑
3 个月	朝说话者的方向看	会发出“咕咕”声和“咯咯”声，对说话者报以微笑
4 个月	能对愤怒声和高兴声做出不同的反应	对社交性刺激有发声反应
5 个月	对自己的名字有反应	开始模仿声音
6 个月	能听懂“再见、妈妈、爸爸”等词	用声音表示拒绝，高兴时尖叫
7 个月	可用手势表达“在上面、过来、再见”等词	开始发出连续的音节，会发出“la–la”声
8 个月	听到叫自己的名字时，停止活动	可连续地模仿声音
9 个月	听到“不”时，可终止活动	模仿说话的声调
10 个月	可正确地模仿音调的变化	开始发出一些单词的音
11 个月	对简单的问题能够用眼睛“看”，用手指的方式做出反应（如：“狗在哪里？”）	已能很好地说出一些难懂的话
12 个月	可用手势对各种口头上的要求做出表示，知道身体的各部分	能叫出一些熟悉物品的名字
18 个月	当听到自己所熟悉的物品名字时，可认出其图片	能用单词而不是用手势来表达要求
24 个月	明白更复杂的句子（如“我们坐车要去商店”），能听懂 120~275 个字	能用名字指出自己
36 个月	认识常用的标志、符号，能指出三种颜色，听懂 800~1000 个字	可重复大人所讲的话

本节内容回顾

本节内容架构		应知应会星级
一、耳的结构	（一）外耳	★★
	（二）中耳	★★★★
	（三）内耳	★★
二、听觉生理	（一）外耳和中耳的传音功能	★★
	（二）内耳的感音功能	★
三、婴幼儿的听觉功能特点		★★★★★

第三节　皮　肤

皮肤由表皮和真皮组成，覆盖在身体表面，借皮下组织与深部组织相连，平均面积约 1.7m^2。皮肤内有多种感受器，可看成一个巨大的感觉器官。同时，皮肤具有保护深部组织、调节体温、排泄和吸收等作用。

教学 PPT：皮肤

一、皮肤的结构

皮肤分为浅层的表皮和深层的真皮（图 10–11）。

（一）表皮

表皮为角化的复层扁平上皮，一般可分为五层：基底层、棘层、颗粒层、透明层和角质层。基底层具有较强的分裂增殖能力，新生的细胞逐渐向表层推移，分化为其余各层细胞。基底层细胞之间有黑色素细胞，能生成黑色素。角质层位于表皮的浅层，由多层扁平的角质细胞构成，细胞已完全角化，无细胞核和细胞质，具有抗摩擦、阻挡有害物质侵入及防止体内物质丢失等作用。

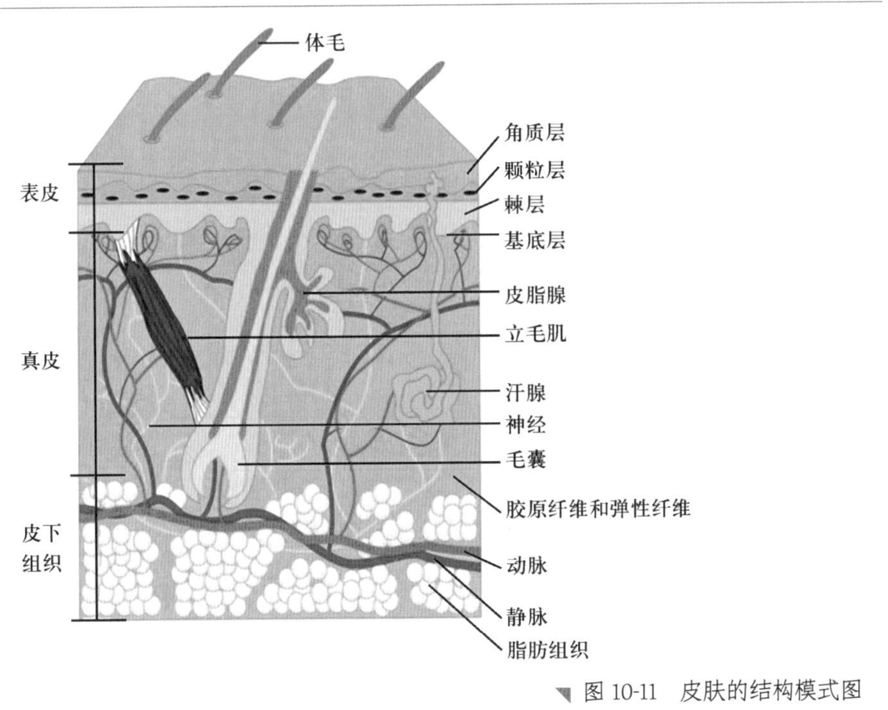

图 10-11　皮肤的结构模式图

（二）真皮

真皮位于表皮深层，由致密结缔组织构成，富有韧性和弹性。真皮内含有许多小血管、淋巴管和多种感受器以及皮脂腺、外泌汗腺等。

二、皮肤的附属器

皮肤的附属器包括体毛、皮脂腺、汗腺和指（趾）甲。

（一）体毛

人体皮肤除手掌和足底等处外，均有体毛分布。体毛露在皮肤外面的部分称为毛干，埋入皮肤内的部分称为毛根，毛根周围包有毛囊。毛囊的一侧附有立毛肌，收缩时，可使体毛竖立。

（二）皮脂腺

皮脂腺位于体毛与立毛肌之间，其导管开口于毛囊。皮脂腺的分泌物称为皮脂，有润滑皮肤和保护体毛的作用。

（三）汗腺

全身的皮肤，除乳头和阴茎头等处外，都分布有汗腺。汗腺由分泌部和导管两部分组成，其分泌的汗液，经导管排到皮肤表面，具有调节体温、湿润皮肤等作用。

（四）指（趾）甲

指甲的前部露出于体表称为甲体，甲体下面的皮肤为甲床，甲体后部埋入皮内称为甲根。甲体两侧和甲根浅面的皮肤皱襞称为甲襞，甲襞与甲体之间的沟称为甲沟。给婴幼儿修剪指（趾）甲时，手指甲宜剪成圆弧状、足趾甲宜剪平，但不可修剪过短，以防止甲沟炎的发生。

三、婴幼儿的皮肤功能特点

（一）屏障功能

婴幼儿皮肤薄嫩，渗透作用强，皮下脂肪较少，保护功能较差，外界的化学性物质易经皮肤吸收而引起中毒，物理性刺激如摩擦、挤压、冲击及紫外线辐射等易致皮肤损伤。因此，婴幼儿宜经常洗澡、洗发，保持干净、整洁；给婴幼儿洗澡、洗脸时动作宜轻柔，以免损伤皮肤。

（二）吸收功能

皮肤具有吸收外界物质的能力，主要通过角质层、毛囊和皮脂腺、汗管口进行吸收。婴幼儿皮肤面积与体重之比是成人的 2.5~3 倍，故其皮肤表面积相对较大，且皮肤薄嫩、渗透性强，有机农药、酒精等易通过皮肤被吸收到体内，引起中毒反应。因此，凡是盛过有毒物品的容器一定要妥善处理和安放，绝对不能让婴幼儿触碰，以免中毒。

（三）感觉功能

感觉功能是皮肤的重要功能之一。新生儿最早出现的感觉是皮肤感觉。皮肤感觉可分为两类：一类是单一感觉，如触觉、痛觉、压觉、痒觉、冷觉和温觉；一类是复合感觉，如湿、糙、硬、软、光滑等。一般认为，触觉和痛觉、痒觉密切相关，若触觉不发达，往往对痛觉的定位也不灵敏。因此，要注重发展婴幼儿的触觉，让其多玩玩具，触摸日用品及各种自然物质。

（四）分泌和排泄功能

皮肤主要通过汗腺和皮脂腺完成分泌和排泄功能。婴幼儿由于体格发育快，代谢旺盛，交感神经兴奋性高，所以年龄越小越容易出汗。入睡时，婴幼儿的交感神经兴奋性较高，引起汗液分泌较多，尤其是上半身和头部为多汗部位；但熟睡后，交感神经兴奋性下降，汗液会逐渐减少。因此，在婴幼儿刚入睡时不必盖太厚，而熟睡后则须防止踢被子而着凉。

（五）体温调节功能

婴幼儿皮肤的散热面积相对较大。当环境温度过低时，婴幼儿散热较成人多，易受凉或致皮肤冻伤。此外，由于体温调节中枢发育不完善，当环境温度过高时，婴幼儿易受热中暑。在日常生活中，应注意季节和气候变化，及时为婴幼儿增减衣物，注意保温和散热。

知识链接

婴儿抚触

婴儿抚触，是一种通过触摸婴儿的皮肤和机体，刺激皮肤感受器上传到中枢神经系统，促进婴儿身心健康发育的科学育婴方法。它在婴儿认识世界的过程中发挥着重要作用，也是增进婴儿与家人亲密关系的重要途径。抚触一般选择在两次喂奶之间或洗澡后，按头部、胸部、腹部、四肢、手足、背部的顺序进行，由轻到重，以婴儿舒服合作为宜。根据研究显示，通过对婴儿的抚触，有助于改善其睡眠质量，使婴儿的头围、体质量、身长以及血红蛋白含量增加，增强免疫功能，从而促进婴儿的生长发育。

本节内容回顾

本节内容架构		应知应会星级
一、皮肤的结构	（一）表皮	★★★★
	（二）真皮	★★★
二、皮肤的附属器	（一）体毛	★★
	（二）皮脂腺	★★★
	（三）汗腺	★★★
	（四）指（趾）甲	★★
三、婴幼儿的皮肤功能特点	（一）屏障功能	★★★★★
	（二）吸收功能	★★★★★
	（三）感觉功能	★★★★★
	（四）分泌和排泄功能	★★★★★
	（五）体温调节功能	★★★★★

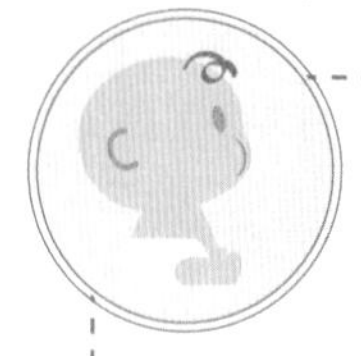

—思考题—

1. 婴幼儿的视觉有什么特点？如何保护婴幼儿的视力？

2. 听觉是如何形成的？如何保护和发展婴幼儿的听力？

3. 婴幼儿的皮肤功能有什么特点？如何促进婴幼儿的触觉发育？

感觉器官习题及答案

（本章编者：刘立祯　方敏）

第十一章

神经系统

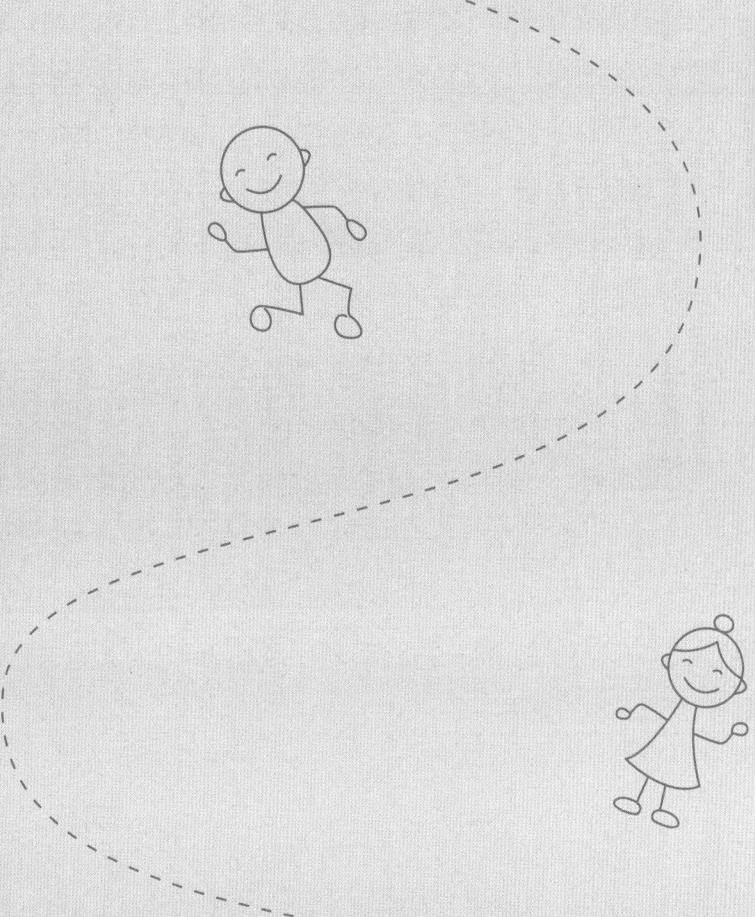

学习目标

1. 从交感神经与副交感神经的作用分析，培养对立统一的辩证思维。
2. 掌握牵涉痛的概念、意义及常见牵涉痛部位，骨骼肌牵张反射的概念、类型及意义，婴幼儿的神经系统功能特点。
3. 熟悉婴幼儿的神经系统结构特点；大脑皮质对躯体感觉和运动的调节，自主神经系统的主要功能和生理意义；睡眠时相及意义；条件反射的建立和消退。
4. 了解脊髓和脑干、丘脑的感觉功能，脑干网状结构、小脑对躯体运动的调节，各级中枢对内脏活动的调节，学习和记忆，大脑皮质的语言中枢及一侧优势。
5. 能根据婴幼儿神经系统的特点，理解相关的生活照护及教育发展措施。

案例导入

小美是长得很可爱的女宝宝，笑容灿烂，但她的妈妈却满面愁容。因为小美是个早产儿，产检发现脐带绕颈较为严重。最近半年，小美妈妈发现周围与小美同龄的小朋友都会跑、会跳了，但小美到现在还不会正常走路，走路的时候双腿呈剪刀状，并且稍微多走或多站一会儿就容易摔倒。小美快上幼儿园了，还不会正常走路，所以妈妈带小美去进行检查。体格检查发现小美有上肢呈肘部内收，下肢股部内收的状况；通过肌张力检测，发现肌张力轻度增高；并且经头颅 MRI 测试，没有发现肿瘤性质的病变，但脑白质发育不良。综合以上情况，初步诊断小美患有脑瘫。

请思考：小美为什么还不会正常走路？人体的运动是如何实现的？

神经系统在人体功能调节中起主导作用。人体是一个复杂的有机体，不同组织和器官各有不同分工，在以神经系统为主的调节下，它们的活动才能协调有序、互相配合，使人体能够适应内外环境的变化。

第一节　婴幼儿的神经系统结构特点

神经系统由脑、脊髓、脑神经和脊神经及其遍布全身的分支组成。神经系统通常分为中枢神经系统和周围神经系统。中枢神经系统包括脑、脊髓；周围神经系统包括脑神经、脊神经及其分支。

教学 PPT：婴幼儿的神经系统结构特点

一、概述

（一）神经元

1. 神经元的结构　神经元是神经系统的基本结构与功能单位，由胞体和突起两部分组成，突起又分为树突和轴突（图 11-1）。神经元的树突一般较短、分支较多，一个神经元可有一个或多个树突；而轴突一般较长，一个神经元只有一个轴突。树突是神经元接受信息的部位，胞体是接收信息、处理信息的部位，轴突则是传出信息的部位。

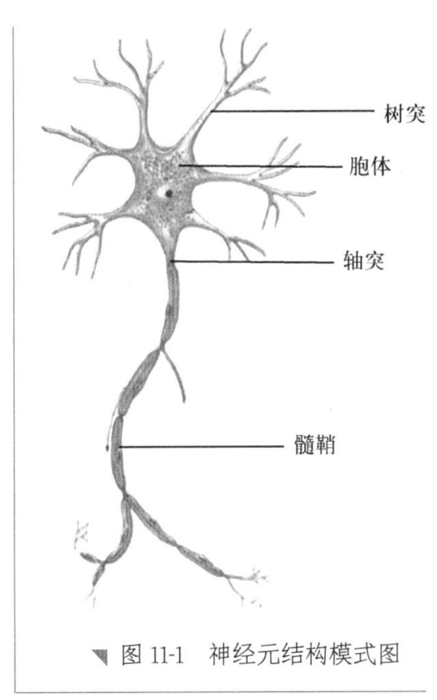

图 11-1　神经元结构模式图

2. 神经纤维　神经元的长突起加上外面包裹的神经胶质细胞，构成神经纤维。若所包裹的神经胶质细胞形成节段状的髓鞘，称为有髓神经纤维。由于髓鞘有绝缘作用，因此有髓神经纤维的兴奋传导是以跳跃的方式在相邻髓鞘之间传导，信息传递的速度较快。

在婴幼儿期，由于神经纤维的髓鞘形成不完善，外界刺激引起的兴奋传导速度较慢，且可传入邻近的神经纤维，因而婴幼儿对刺激的反应较慢、且易引起全身的泛化反应，不能持久、容易疲劳。

（二）突触

神经元之间相互接触、传递信息的结构称为突触（图 11-2）。化学突触是最常见的突触形式，由突触前部、突触后部和突触间隙三部分构成，以神经递质作为信息传递的媒介。突触前部由神经元的轴突末梢膨大构成，存在许多含神经递质的囊泡。

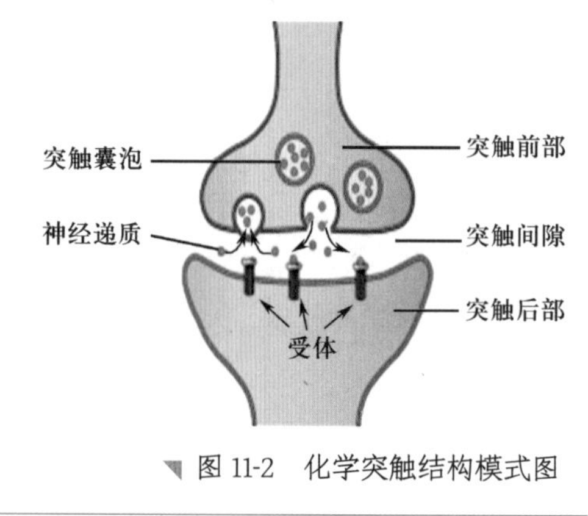

图 11-2　化学突触结构模式图

当兴奋沿着轴突传到突触前部时，囊泡向突触前膜移动并与之融合，神经递质被释放入突触间隙。神经递质与突触后膜上的特异性受体相结合，引起突触后神经元或效应细胞的活动变化，从而完成信息传递。

0~3 岁是突触发展最快的阶段，此后突触数量逐步减少，到 14 岁时趋于稳定。

（三）神经系统常用术语

1. **灰质**　在中枢神经系统中，神经元胞体和树突的聚集部位，富有血管，在新鲜标本中色泽灰暗，称为灰质。大脑和小脑的灰质集中于表层，称为皮质。

2. **白质**　神经纤维在中枢神经系统内聚集的部位，因神经纤维外面包有髓鞘，色泽亮白，称为白质。大脑和小脑的白质位于皮质深部，称为髓质。

3. **网状结构**　是指灰质、白质混杂交织的区域。

二、脊髓

新生儿出生时，脊髓的形态结构已经比较完善，2 岁时接近成人。

（一）脊髓的位置和外形

脊髓位于椎管内，上端在枕骨大孔处与延髓相连；下端在成人约平对第 1 腰椎体下缘。婴幼儿的脊髓与成人比相对较长，新生儿在平对第 3 腰椎，4 岁时上移至第 1 腰椎。所以在为婴幼儿进行腰椎穿刺时，应注意上述特点，以避免造成脊髓损伤。

脊髓呈前后略扁圆柱状，全长粗细不等，可见两处膨大，为颈膨大和腰骶膨大（图 11-3）。从两膨大处发出的神经分别支配上肢和下肢。脊神经共有 31 对，故而脊髓可分为 31 个节段，即颈髓 8 个、胸髓 12 个、腰髓 5 个、骶髓 5 个和尾髓 1 个。

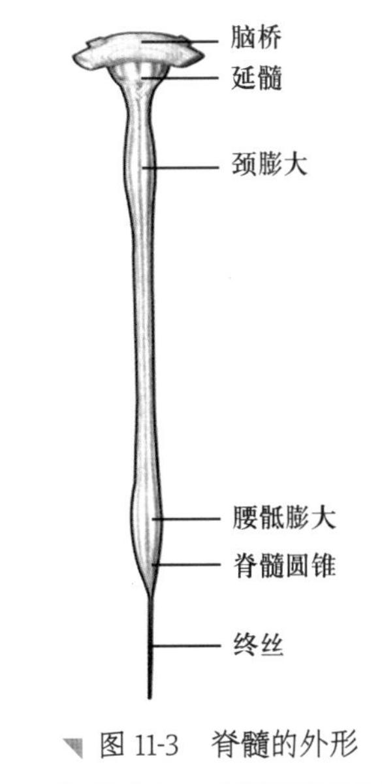

图 11-3　脊髓的外形

（二）脊髓的内部结构

脊髓由灰质、白质构成（图 11-4）。在脊髓横切面上，灰质位于中央，呈“H”形；白质位于灰质的周围。灰质的中央有中央管，纵向贯穿脊髓的全长。

1. **灰质**　是神经元胞体集中的部位。脊髓灰质的两侧分别向前、后方向突出，分别称为前角、后角。此外，在第 1 胸髓至第 3 腰髓节段，还可见向外伸出的侧角。

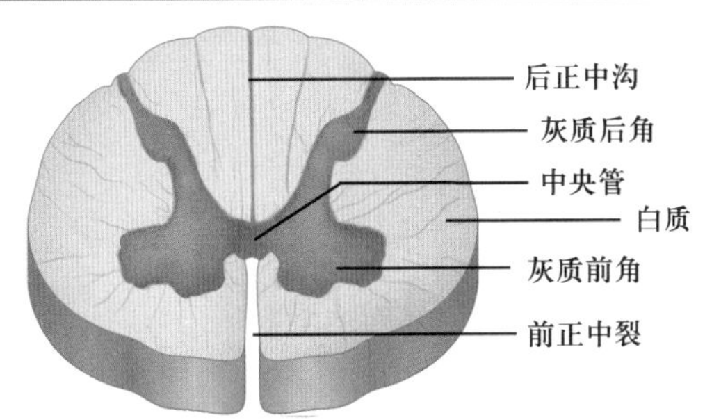

图 11-4　脊髓的灰质和白质

（1）前角：是运动神经元胞体所在部位。前角神经元的轴突参与组成脊神经的前根，支配骨骼肌的运动。如脊髓前角发生病变，如脊髓灰质炎（小儿麻痹症），可引起相关的肌肉瘫痪。

（2）后角：主要有联络神经元的胞体，接受脊神经后根的传入纤维。

（3）侧角：是交感神经的低级中枢，内有交感节前神经元的胞体。

2. **白质**　位于灰质周围，由神经纤维所构成的传导束组成。主要由上行（感觉）纤维束和下行（运动）纤维束组成。

知识链接

脊髓灰质炎

脊髓灰质炎，俗称小儿麻痹症，由脊髓灰质炎病毒引起，具有很强的传染性，主要通过粪-口途径传播。患者多为5岁以下儿童，90%~95%的患者为隐性感染，没有任何症状；部分患者有发热、咽痛、全身不适等症状，由于脊髓灰质炎病毒可侵犯脊髓的前角运动神经元，严重者可发生弛缓性瘫痪。

该病仍缺乏有效的治疗方法，因此接种疫苗、预防感染十分关键。口服脊髓灰质炎减毒活疫苗普及之后，该病的发病率显著下降。2000年，我国已经实现了消灭脊髓灰质炎的目标。目前，我国实施2剂次脊髓灰质炎灭活疫苗和2剂次脊髓灰质炎减毒活疫苗的免疫程序。具体来说，适龄儿童将在2月龄和3月龄各接种1剂次脊髓灰质炎灭活疫苗，4月龄和4周岁各接种1剂次2价脊髓灰质炎减毒活疫苗。

三、脑

微课：
脑的结构

脑位于颅腔内，可分端脑、间脑、小脑、中脑、脑桥和延髓六部分（图11-5），通常将中脑、脑桥和延髓合称为脑干。

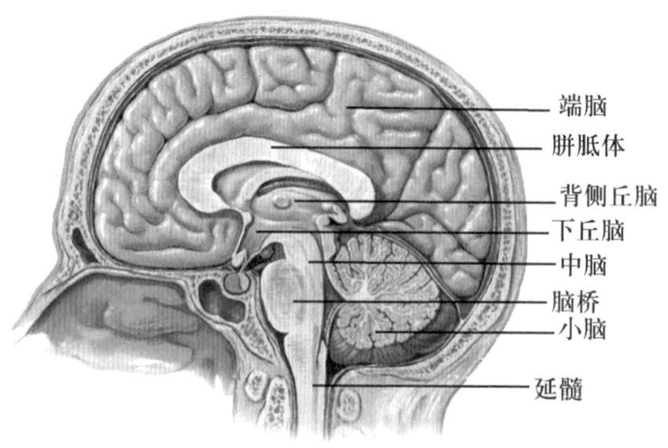

图11-5　脑的正中矢状切面

新生儿出生时脑重约 370g（约为成人脑重的 25%），占体重的 1/9 左右；6 个月时，达 600~700g；1 岁时，达 900g（约为成人脑重的 60%）；4~6 岁时，脑重达 1200g 以上（为成人脑重的 85%~90%）；7~8 岁时，大脑的重量增加到 1300g 左右；12 岁时脑的重量约达 1400g，已接近成人的脑重（1450g 左右）。

（一）脑干

脑干自下而上由延髓、脑桥和中脑三部分组成（图 11-5）。延髓在枕骨大孔处下接脊髓，中脑上连间脑。脑干的神经核包括直接与脑神经相连的脑神经核（感觉核及运动核）、非脑神经核（脑干的低级中枢或上、下行传导通路的中继核）等。脑干的白质主要是上行、下行的神经传导束，是与大脑、小脑和脊髓相互联系的重要通路。在脑干中央部，神经纤维纵横交织成网，形成灰质、白质交织的网状结构。

（二）小脑

小脑位于颅后窝，延髓和脑桥的后方，通过小脑上脚、中脚和下脚与脑干相连。小脑两侧的膨大部分，称为小脑半球（图 11-6）。靠近延髓背面的小脑半球，向下膨隆，称为小脑扁桃体（图 11-7）。当颅内高压时，小脑扁桃体向下嵌入枕骨大孔，形成小脑扁桃体疝，从而压迫延髓，危及生命。

婴幼儿小脑发育相对较晚，脑沟不深，半球小，到 1 岁左右才迅速发育，5 岁左右发育成熟。小脑发育较晚是婴儿肌肉活动不协调的主要原因。故 1 岁左右学走路时步履蹒跚，3 岁时已经能稳稳地走路、跑步，但摆臂与迈步还不协调。到 5~6 岁时，就能准确协调地进行各种动作，如走、跑、跳、上下台阶，而且能很好地维持身体的平衡。

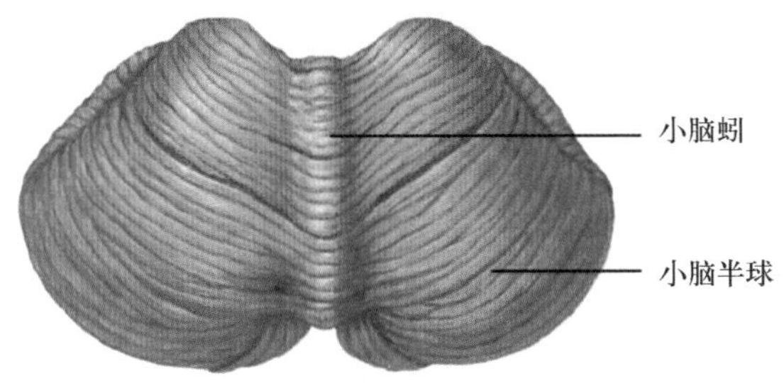

图 11-6 小脑的外形（上面）

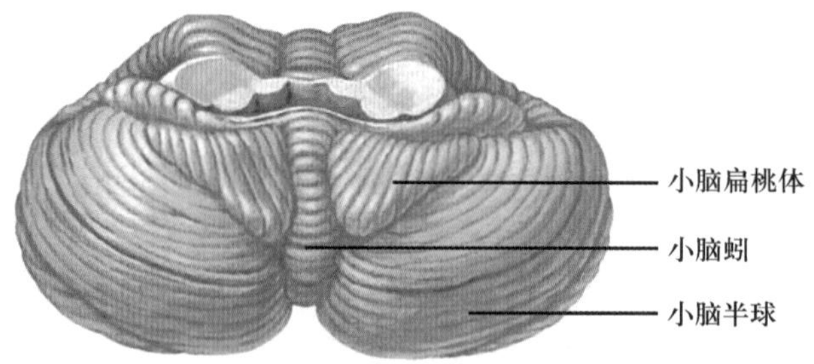

图 11-7　小脑的外形（下面）

（三）间脑

间脑位于中脑与端脑之间，大部分被大脑半球掩盖，仅有部分露于脑底。间脑主要由背侧丘脑和下丘脑组成（图 11-5）。其中背侧丘脑简称丘脑，由 1 对卵圆形灰质团块组成。下丘脑位于背侧丘脑的下方，下丘脑的下面，是间脑唯一露于脑底的部分。

（四）端脑

端脑由两侧大脑半球借胼胝体连接而成。婴儿一出生其脑细胞的数量已定，以后不再增多，大脑的发育主要是脑细胞体积的增大、突触的增多以及功能的加强。

1. 大脑半球的外形　大脑半球表面凹凸不平，凹处称为脑沟，凸处称为脑回。新生儿已具有成人所具备的沟回，但比成人浅。大脑半球借中央沟、外侧沟和顶枕沟分为 5 叶：额叶、顶叶、颞叶、枕叶和岛叶（图 11-8）。

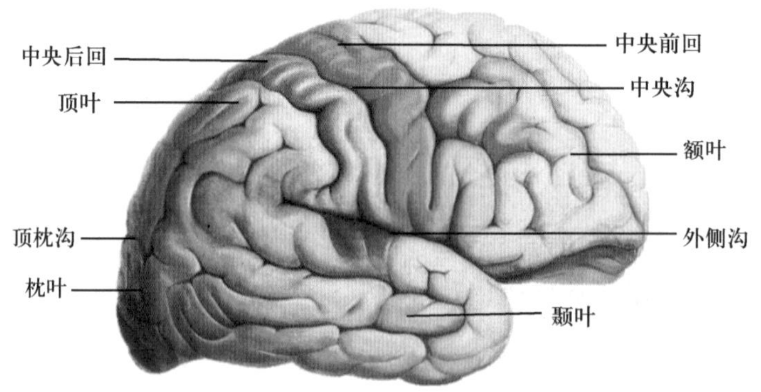

图 11-8　大脑半球的外形和分叶

（1）额叶：位于中央沟前方、外侧沟之上的部分，为额叶。在中央沟前方有与之平行的中央前沟，两沟间的部分称为中央前回。

（2）顶叶：位于中央沟后方、外侧沟上方的部分，为顶叶。在中央沟后方有与之平行的中央后沟，两沟间的部分称为中央后回。

（3）颞叶：位于外侧沟下方的部分，为颞叶。紧靠外侧沟的是颞上回，颞上回后部有几条短的颞横回。

（4）枕叶：枕叶位于顶枕沟后方，在外侧面上有些恒定的沟和回。

（5）岛叶：岛叶位于外侧沟的深部，周围有环状的沟围绕，其表面有长短不等的脑回。

2. 大脑半球的内部结构

（1）大脑皮质：大脑皮质位于大脑半球的表层，是高级神经活动的物质基础，含有约 140 亿个神经元。大脑半球表面存在的沟、回，使总面积大大增加，大脑半球的表面积约为 $2200cm^2$。机体各种功能的最高级中枢在大脑皮质上都有特定的功能区。婴幼儿大脑皮层发育极为迅速，但功能尚不成熟，到 8 岁左右，大脑皮层各中枢才接近成人水平，为儿童智力的迅速发展提供了可能性。0~6 岁是大脑发育的关键时期，这个阶段的孩子只有接触丰富的环境刺激，脑的发育才能完善，控制视觉、听觉、动觉、语言等皮层区域才能变得更加敏锐。在 0~6 岁年龄段对婴幼儿实施教育会为其一生的智力发育奠定基础。

（2）基底核：又称基底神经节，是位于大脑半球白质内的灰质团块，位置在背侧丘脑的外上方，靠近脑底，包括尾状核、豆状核、杏仁体结构（图 11-9）。

（3）大脑髓质：大脑皮质以内是髓质（白质），由大量的神经纤维组成，可分为三类：①连合纤维：是联系左、右大脑半球的纤维，如胼胝体；②联络纤维：联系同侧大脑半球内各部分皮质的纤维；③投射纤维：联系大脑皮质与皮质下中枢之间的上行、下行纤维，这些纤维大部分经过内囊。

内囊位于背侧丘脑、尾状核和豆状核之间（图 11-10）。在内囊水平面上，左右略呈“><”，分为三部分：①内囊前肢：位于尾状核与豆状核之间；②内囊后肢：位于背侧丘

脑与豆状核之间；③内囊膝：位于前肢和后肢的相交处。内囊是上行、下行纤维束聚集的区域，因此当营养内囊的小动脉破裂或栓塞时，可导致内囊膝和后肢损伤，引起偏身感觉丧失，对侧偏瘫和双眼对侧视野偏盲，即“三偏”症状。

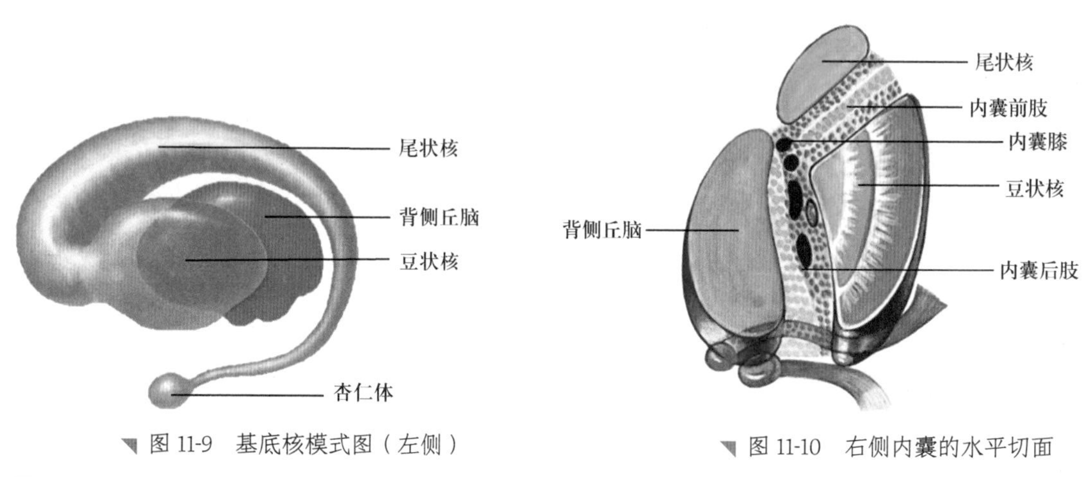

图 11-9 基底核模式图（左侧）

图 11-10 右侧内囊的水平切面

四、脑和脊髓的被膜、脑脊液及脑屏障

（一）脑和脊髓的被膜

脑和脊髓的被膜，由外向内分为硬膜、蛛网膜和软膜三层，对脑和脊髓起保护、支持和营养的功能。

1. **硬膜** 由厚而坚韧的致密结缔组织构成。包裹脊髓的为硬脊膜，包裹脑表面的是硬脑膜。硬脑膜为双层膜，其外层与颅顶骨结合较颅底疏松，故颅顶骨骨折易形成硬膜外血肿。

2. **蛛网膜** 位于硬膜与软膜之间，无血管、神经，薄而透明，与其外面的硬膜相贴。蛛网膜与软膜之间的窄隙，称为蛛网膜下隙，隙内充满脑脊液。

3. **软膜** 为一层富含血管的透明结缔组织膜。紧贴脊髓表面的称为软脊膜；脑表面的称为软脑膜。脑膜炎主要发生在蛛网膜和软脑膜。

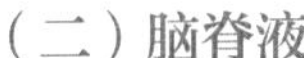

（二）脑脊液

脑脊液为无色透明的液体，充满于脑室、蛛网膜下隙和脊髓中央管。脑脊液具有运输营养物质、缓冲震荡、保护脑和脊髓等作用。脑脊液不断由脑室的脉络丛产生，又不断被重吸收回血液，保持着动态平衡。

（三）脑屏障

在中枢神经系统内，存在对毛细血管和脑脊液或组织液之间物质交换进行一定限制或选择的结构，称为脑屏障。脑屏障对于维持脑内稳定的微环境以及神经元的正常活动具有重要的意义，包括三部分：血－脑屏障、血－脑脊液屏障、脑脊液－脑屏障。

知识链接

急性细菌性脑膜炎

急性细菌性脑膜炎，也称化脓性脑膜炎，是小儿、尤其是婴幼儿常见的中枢神经系统感染性疾病，90% 患儿为 5 岁以下儿童，2 岁以内发病者约占 75%。临床上以发热、惊厥、意识障碍、颅内压增高（头痛、呕吐、婴儿前囟饱满等）和脑膜刺激征（颈项强直常见）改变等为特征。

很多化脓性细菌均可引起本病，但 2/3 以上的患儿由脑膜炎球菌、流感嗜血杆菌和肺炎链球菌三种细菌引起。致病菌大多由上呼吸道入侵血流，通过血脑屏障到达脑膜。新生儿的也常由皮肤、胃肠道或脐部感染引起。随着脑膜炎球菌及流感嗜血杆菌疫苗的接种和诊断、治疗的水平不断提高，本病的发病率和病死率明显下降。但在经济落后的发展中国家，其病死率可高达 50%。

本节内容回顾

本节内容架构		应知应会星级
一、概述	(一)神经元	★★★★
	(二)突触	★★★★
	(三)神经系统常用术语	★★★
二、脊髓	(一)脊髓的位置和外形	★★★
	(二)脊髓的内部结构	★★★★
三、脑	(一)脑干	★★★★
	(二)小脑	★★★
	(三)间脑	★★
	(四)端脑	★★★★
四、脑和脊髓的被膜、脑脊液及脑屏障	(一)脑和脊髓的被膜	★★★
	(二)脑脊液	★★
	(三)脑屏障	★★

第二节　神经系统的感觉分析功能

内外环境中的各种刺激作用于机体的感受器，感受器将信息转变为神经冲动，通过一定的传入途径传至中枢，经中枢整合和处理，产生感觉。

教学 PPT：神经系统的感觉分析功能

一、中枢对躯体感觉的分析

（一）脊髓与脑干的感觉传导功能

躯体感觉信息一般通过三级神经元的接替，传入大脑皮质的相应区域（图 11-11）。传导躯体感觉信息的第一级神经元位于脊神经节内，第二级神经元位于脊髓后角或脑干感觉核。在脊髓和脑干内，第一级、第二级神经纤维形成纤维束向上投射，并在投射过程中交叉到对侧。脊髓和脑干是重要的感觉传导通路，如果其中某一传导束被破坏，人体相应部位的感觉则丧失。

（二）丘脑及感觉投射系统

丘脑是躯体各种感觉（除嗅觉外）传入通路的中继站或接替站，同时也能对感觉传入信息进行初步的分析与综合。根据丘脑各部分的不同特征，丘脑的感觉投射系统可分为两类：特异投射系统和非特异投射系统（图 11-12）。

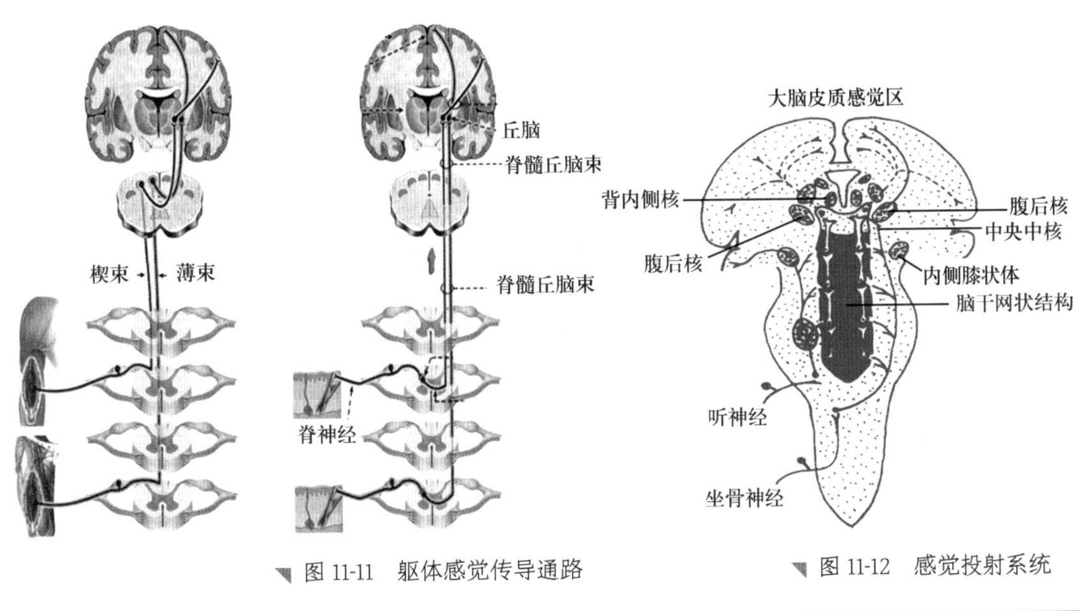

图 11-11　躯体感觉传导通路

图 11-12　感觉投射系统

1. **特异性感觉投射系统**　各种不同的感觉信息经丘脑接替核的不同神经元投射到大脑皮质的特定区域。这种投射在感受器和大脑皮质的特定区域之间具有点对点的对应关系，故称为特异性感觉投射系统。其主要功能是引起特定感觉，并激发大脑皮质发出神经冲动。

2. **非特异性感觉投射系统**　传导躯体感觉的第二级纤维经过脑干时，发出侧支与脑干网状结构的神经元发生联系，多次换元后到达丘脑的非特异性投射核，然后投射到大脑皮质的广泛区域，称为非特异性感觉投射系统。这一投射系统不具有点对点的投射特征，其功能是维持和改变大脑皮质的兴奋状态。

（三）**大脑皮质的感觉分析功能**

大脑皮质是感觉分析的最高级中枢。各种感觉信息投射到大脑皮质，通过分析和综合，产生主观感觉。不同性质、不同部位的感觉信息，投射到大脑皮质的不同部位。

1. **体表感觉代表区** 人体主要的体表感觉区是第一感觉区，位于中央后回及中央旁小叶的后部（图 11-8）。第一感觉区的感觉投射特点为：①左右交叉：一侧躯干和四肢的感觉投射到对侧皮质感觉区，但头面部的感觉投射是双侧性的；②代表区大小与感觉分辨程度有关：分辨越精细的部位，代表区越大；③倒置安排：身体下部的感觉投射到顶部，而身体上部的感觉投射到中部，头面部感觉投射到底部。但在头面部代表区的内部，其安排是正立的（图 11-13）。

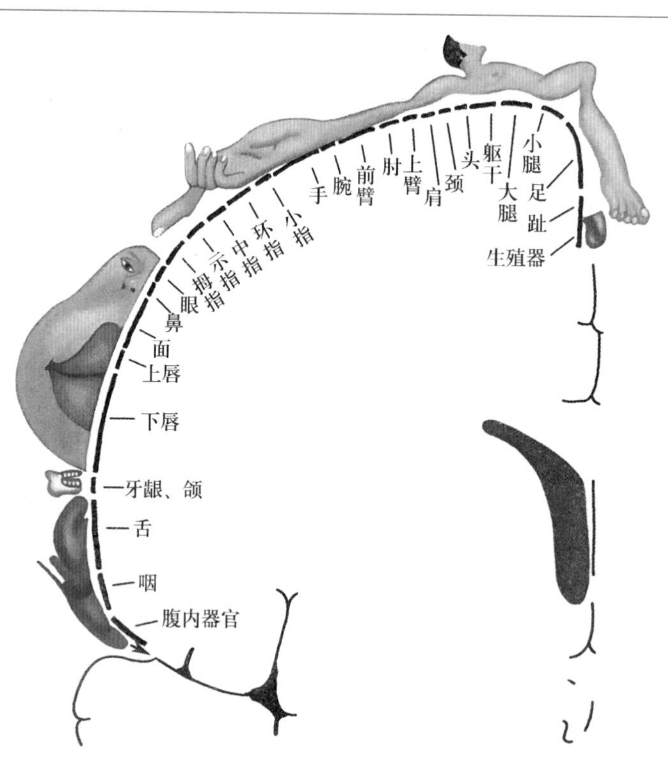

图 11-13 大脑皮质体表感觉区示意图

2. **本体感觉代表区** 本体感觉又称深感觉，指肌肉、肌腱、骨膜和关节等的位置觉、运动觉和振动觉。本体感觉代表区位于中央前回，与躯体运动区基本重合。

3. **内脏感觉代表区** 接受内脏感觉的皮质区域主要混杂在体表感觉区之中。

4. **视觉代表区** 视觉代表区位于枕叶距状沟周围的皮质。

5. **听觉代表区** 听觉代表区位于颞横回和颞上回，听觉信息的投射是双侧性的。

二、痛觉

痛觉是机体受到伤害性刺激而产生的不愉快感觉，通常伴有防卫反应和情绪变化。痛觉是一种保护性感觉，引起的反射具有防御性作用，可使机体免受进一步伤害。

（一）痛觉感受器

痛觉感受器是游离的神经末梢，致痛物质为一些化学物质。各种类型的刺激强度达到伤害性程度，可引起组织释放致痛物质，兴奋痛觉感受器。

（二）皮肤痛觉

皮肤受到伤害性刺激时，可先后出现两种不同性质的痛觉，即快痛和慢痛。快痛在受刺激时即刻产生，尖锐而定位明确。慢痛一般在受刺激后 0.5~1.0 秒才产生，是一种定位不明确的“烧灼痛”。撤除刺激后慢痛还可持续几秒钟，常可引起心血管和呼吸等方面的变化及情绪反应。

新生儿痛觉不敏感，尤其在躯干、腋下、眼等部位的痛刺激可出现泛化现象，出生 2 个月以后逐步改善。

（三）内脏痛和牵涉痛

1. **内脏痛** 与皮肤痛相比，内脏痛具有如下特点：①缓慢、持续、定位模糊；②内脏对切割、烧灼等刺激不敏感，而对缺血、缺氧、牵拉、痉挛和炎症等十分敏感；③有些内脏器官病变可引起牵涉痛。

2. **牵涉痛** 某些内脏器官疾病，可引起体表特定部位产生痛觉或痛觉过敏，这种现象称为牵涉痛。例如心肌缺血时，心前区、左肩和左上臂可出现疼痛；阑尾炎早期，常感到上腹部或脐区疼痛（表 11-1）。

表 11-1 常见内脏疾病牵涉痛的部位和压痛区

患病器官	心	胃、胰	肝、胆囊	肾	阑尾
牵涉痛部位	心前区	左上腹	右上腹	腹股沟区	上腹部
	左臂尺侧	肩胛间	右肩胛		脐区

本节内容回顾

本节内容架构		应知应会星级
一、中枢对躯体感觉的分析	（一）脊髓与脑干的感觉传导功能	★★
	（二）丘脑及感觉投射系统	★★★
	（三）大脑皮质的感觉分析功能	★★★★
二、痛觉	（一）痛觉感受器	★
	（二）皮肤痛觉	★★
	（三）内脏痛和牵涉痛	★★★★★

第三节 神经系统对躯体运动的调节

人体的躯体运动是在神经系统的控制下，引起骨骼肌兴奋和收缩，从而牵动骨围绕关节运动而产生的。婴幼儿神经系统对肌肉的调节与支配还不完善。随着年龄的增长，神经对肌肉活动的调节逐渐集中于大脑皮层，因而动作逐渐准确，各部肌肉紧张的分配比较均匀。但是，由于脑发育不成熟，神经髓鞘化不完善，婴幼儿动作的协调性、准确性，对身体的控制能力、平衡能力和对肌肉运动的感觉能力明显比成人差。

教学 PPT：神经系统对躯体运动的调节

一、脊髓对躯体运动的调节

脊髓是调节躯体运动的最基本中枢。

（一）脊髓前角运动神经元

支配躯干和四肢大多数骨骼肌的运动神经元胞体位于脊髓灰质前角，运动神经纤维末梢通过神经－肌接头的结构支配骨骼肌纤维。神经－肌接头的结构与本章第一节所述的神经突触相似，由神经末梢细胞膜形成的接头前膜、肌细胞膜增厚形成的接头后膜和接头间隙构成。

当兴奋传导至神经末梢时，接头前膜释放乙酰胆碱作为神经递质，与接头后膜上的乙酰胆碱受体结合，从而引起肌细胞兴奋和收缩。

（二）骨骼肌牵张反射

脊髓内还存在一些躯体运动反射的低级中枢。当骨骼肌受到外力牵拉而伸长时，可反射性地引起受牵拉的同一肌肉收缩，这种反射称为骨骼肌牵张反射，分为腱反射和肌紧张。

微课：
骨骼肌牵张反射

1. 腱反射 当肌腱受到快速牵拉时，牵张反射表现为受牵拉肌肉迅速明显地缩短。例如，叩击股四头肌肌腱，引起股四头肌快速的反射性收缩，称为膝反射。生理情况下牵张反射受高级中枢调节。

新生儿的腱反射作用较弱，到 1 岁时稳定。如腱反射减弱或消失，常提示脊髓中枢或反射弧的传入、传出通路损伤；而腱反射亢进，常提示高级中枢病变。常用的腱反射见表 11-2。

表 11-2 常用的腱反射

名称	检查方法	中枢部位	效应
肱二头肌反射	叩击肱二头肌肌腱	颈 5–7	肘部屈曲
膝反射	叩击股四头肌肌腱	腰 2–4	小腿伸直
跟腱反射	叩击跟腱	腰 5– 骶 2	踝关节跖屈

2. 肌紧张 当肌肉受到持久缓慢牵拉时，牵张反射表现为受牵拉肌肉张力增加但无明显缩短。肌紧张是维持姿势的最基本反射。例如，在重力作用下支持体重的关节趋向弯曲，关节的伸肌受到持续牵拉而张力增加，可对抗关节的屈曲，维持站立。

二、脑干网状结构对肌紧张的调节

脑干网状结构中存在加强肌紧张的区域，称为易化区；也有抑制肌紧张的区域，称为抑制区。其中，易化区范围较广，抑制区较小。但大脑皮质、纹状体、小脑前叶蚓部等部位也有抑制肌紧张的作用，可能与加强抑制区活动有关。因而，总体来说，易化区与抑制区的作用保持着相对平衡。

中脑上、下丘之间离断的动物，会表现出四肢伸直、头尾昂起、脊柱挺硬等，称为去大脑僵直（图 11-14）。发生去大脑僵直的主要原因是：切断了脑干网状结构抑制区与大脑皮质、纹状体等部位的联系，使抑制区活动减弱，而易化区的活动相对变强，导致伸肌的肌紧张过度，出现僵直现象。人类在中脑具有疾患时，也可出现类似现象。

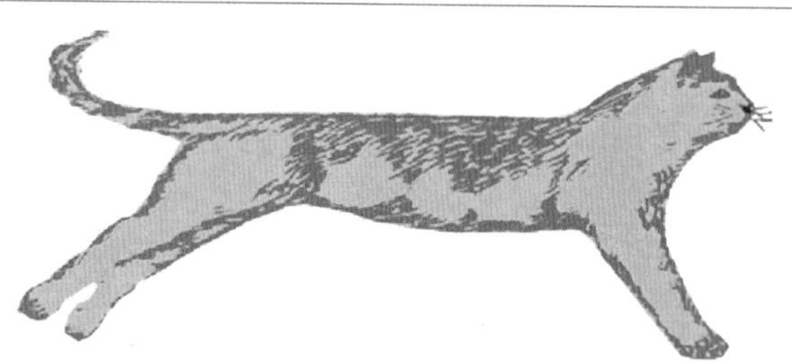

图 11-14 去大脑僵直

三、小脑对躯体运动的调节

小脑的主要功能是维持身体平衡、调节肌紧张、协调随意运动等。新生儿的小脑发育较差，至 1 岁左右小脑迅速发育，以后逐渐减慢，6 岁时小脑发育基本达成人水平。因此，婴儿早期的随意运动不准确，协调能力、平衡能力均较差，运动时容易摔倒。

四、大脑皮质对躯体运动的调节

大脑皮质是调节躯体运动的最高级中枢，是随意运动的发起地。人类大脑皮质的主要运动区在中央前回和中央旁小叶前部，对躯体运动的支配具有以下特征：

（一）交叉支配

一侧大脑皮质运动区支配对侧躯体的骨骼肌运动。但在头面部，除眼裂以下表情肌和舌肌接受对侧支配外，其余均为双侧支配。

（二）倒置分布

运动区对骨骼肌的支配在空间上分工安排明确，总体呈倒置，但头面部代表区内部的安排仍是正立的（图 11-15）。

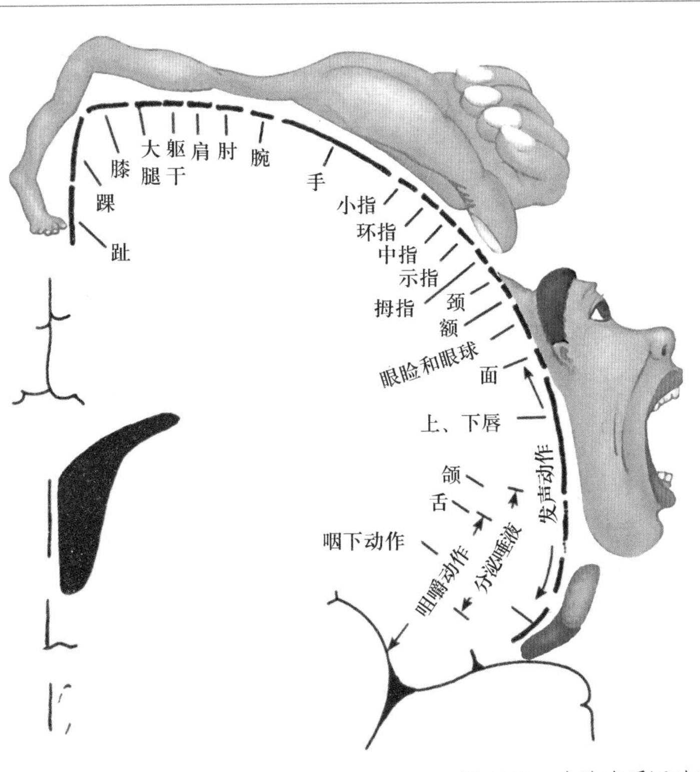

图 11-15 大脑皮质运动区的代表区分布

（三）代表区大小与运动精细程度成正比

手、头面部、舌等运动灵活精巧的部位，在皮质运动区的代表区较大，而躯干等在皮质运动区中的代表区却小得多（图 11-15）。

在大脑半球内侧面还有运动辅助区，刺激该区可引起双侧肢体运动和发声等，额叶和枕叶皮质的某些部位也与躯体运动有关。

知识链接

脑　瘫

脑瘫全称为脑性瘫痪。是指婴儿出生前到出生后一个月内脑发育早期，由于多种原因导致的非进行性脑损伤综合征。主要表现为中枢性运动障碍以及姿势异常，还可伴有智力低下、癫痫、感知觉障碍、语言障碍及精神行为异常等，是引起小儿机体运动残疾的主要疾病之一。《中国脑性瘫痪康复指南（2022）》根据脑瘫的不同表现，将脑瘫分为以下类型：①痉挛型四肢瘫：以锥体系受损为主，皮质运动区损伤，肌张力高、牵张反射亢进是本型的特征。上肢可表现为肘关节屈曲内收和握拳，下肢可表现为大腿外展困难，双下肢呈交叉状。②痉挛型双瘫：总体症状与四肢瘫相似，但双下肢症状较双上肢重。③痉挛型偏瘫：总体症状与四肢瘫相似，但表现为单侧肢体。④不随意运动型：以锥体外系受损为主，主要包括舞蹈性手足徐动和肌张力障碍。最明显的特征是非对称性姿势，头部和四肢出现不随意运动，且难以自我控制。⑤共济失调型：以小脑受损为主，伴锥体系、锥体外系损伤。主要特点是由于运动感觉和平衡感觉障碍造成不协调运动，表现有眼球震颤、指鼻不准、步态不稳等。⑥混合型：以上两种或两种以上类型同时存在。

本节内容回顾

本节内容架构		应知应会星级
一、脊髓对躯体运动的调节	（一）脊髓前角运动神经元	★★★
	（二）骨骼肌牵张反射	★★★★★
二、脑干网状结构对肌紧张的调节		★★
三、小脑对躯体运动的调节		★★
四、大脑皮质对躯体运动的调节		★★★★

第四节　神经系统对内脏活动的调节

神经系统通过调节心肌、平滑肌和腺体的活动，实现对内脏运动的支配。内脏运动一般不受意识控制，主要受自主神经系统的调控。婴幼儿自主神经的特点是交感神经兴奋性强，副交感神经兴奋性较弱，表现为心率及呼吸频率较快，节律不稳定；胃肠消化能力和食欲极易受情绪影响等。

教学 PPT：神经系统对内脏活动的调节

一、自主神经系统

自主神经系统包括交感神经系统和副交感神经系统，均受中枢神经系统的控制。

（一）自主神经系统的功能

自主神经系统对人体的循环、呼吸、消化、泌尿、生殖和代谢等活动起着重要的调节作用（表 11-3），其主要的神经递质是乙酰胆碱和去甲肾上腺素，这些递质均通过与相应的受体结合而发挥作用。

表 11-3 自主神经系统的主要功能

	交感神经	副交感神经
循环系统	心率加快、心肌收缩力加强，腹腔内脏、皮肤血管显著收缩、骨骼肌血管收缩（肾上腺素能）或舒张（胆碱能）	心率减慢、心肌收缩力减弱，外生殖器血管等少数血管舒张
呼吸系统	支气管平滑肌舒张	促使支气管平滑肌收缩，促进呼吸道黏膜腺体分泌
消化系统	促使胃、肠、胆囊平滑肌舒张，括约肌收缩，促使唾液腺分泌黏稠的唾液	促进胃、肠、胆囊平滑肌收缩，促使括约肌舒张，促进稀薄唾液分泌，促使胃液、胰液、胆汁分泌
泌尿生殖系统	促进膀胱逼尿肌舒张，尿道内括约肌收缩，抑制排尿 引起未孕子宫平滑肌舒张，已孕子宫平滑肌收缩	促进膀胱逼尿肌收缩，尿道内括约肌舒张，促进排尿
眼	促进虹膜辐射状肌收缩，瞳孔开大	促使虹膜环状肌收缩，瞳孔缩小，促进泪腺分泌
皮肤	汗腺分泌，竖毛肌收缩	
内分泌腺新陈代谢	促进肾上腺髓质分泌激素 促进肝糖原等分解	促进胰岛素分泌 促进糖原、脂肪、蛋白质合成

（二）自主神经系统的功能活动特点

1. **对同一效应器双重支配** 许多组织器官均受交感神经和副交感神经的双重支配，二者的作用往往相互拮抗。如：交感神经兴奋心肌，副交感神经抑制心肌；交感神经抑制消化活动，而副交感神经促进消化活动。

微课：自主神经系统的功能

2. **紧张性活动** 自主神经纤维经常持续发放低频的神经冲动，使其所支配的效应器官维持一定程度的活动状态。如切断支配心脏的迷走神经，心率增加；切断心交感神经，则心率变慢。自主神经的紧张性活动源于中枢的紧张性活动。

3. **受效应器所处功能状态影响** 自主神经的作用与效应器本身的功能状态有关。如：刺激交感神经可使无孕子宫的运动抑制，而使有孕子宫的运动加强；胃幽门处于收缩状态

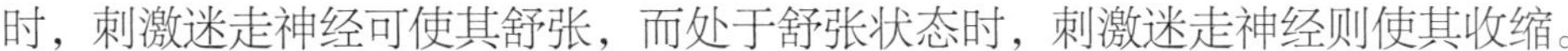

时，刺激迷走神经可使其舒张，而处于舒张状态时，刺激迷走神经则使其收缩。

（三）自主神经系统对整体生理功能调节的意义

交感神经系统和副交感神经系统两个系统之间，既互相联系又互相制约，共同调节内脏活动，从而适应人体的整体活动需要。

1. **交感神经系统**　交感神经在体内的分布比较广泛，当人体的内外环境发生急剧变化时，可动员各器官的潜在能力，以适应环境的急剧变化。比如，在剧烈运动、紧张、恐惧、窒息、失血或寒冷等情况下，交感神经系统的活动增强，心率加快、皮肤和腹腔内脏血管收缩、支气管扩张等，同时伴有肾上腺素分泌增多。

2. **副交感神经系统**　副交感神经的活动相对较为局限，当人体处于安静状态时，副交感神经系统的紧张性相对较高，其意义主要是促进机体休整恢复、促进消化吸收、积蓄能量、加强排泄和生殖功能等。

二、各级中枢对内脏活动的调节

（一）脊髓

脊髓是调节内脏活动的初级中枢。一方面，交感神经和部分副交感神经的低级中枢位于脊髓；另一方面，脊髓可完成一些简单的内脏运动反射，如发汗反射、血管张力反射、排尿反射、排便反射及勃起反射等。但正常情况下，这些反射受高级中枢的调节。

（二）低位脑干

部分副交感神经的低级中枢位于脑干。脑干网状结构内存在许多与内脏活动有关的中枢，如心血管活动基本中枢、自主呼吸运动节律基本中枢、吞咽反射中枢等。若延髓受到压迫或损伤，可导致心跳、呼吸停止。因此，延髓被称为“生命中枢”。

（三）下丘脑

下丘脑是调节内脏活动比较高级的中枢，尤其是对体温、水平衡、内分泌、摄食行为、情绪生理反应等具有重要的调节作用。此外，下丘脑的视交叉上核可能是控制生物节律的关键部位。

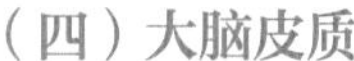

（四）大脑皮质

与内脏活动关系密切的大脑皮质主要在边缘叶。此外，新皮层的一些区域也参与对内脏活动的调节。

本节内容回顾

本节内容架构		应知应会星级
一、自主神经系统	（一）自主神经系统的功能	★★★★
	（二）自主神经系统的功能活动特点	★★★
	（三）自主神经系统对整体生理功能调节的意义	★★★★
二、各级中枢对内脏活动的调节	（一）脊髓	★★
	（二）低位脑干	★★★★
	（三）下丘脑	★★
	（四）大脑皮质	★★

第五节　脑的高级功能

教学 PPT：
脑的高级功能

人类的大脑除了产生感觉、支配躯体运动以及调节内脏活动之外，还具有建立条件反射、学习和记忆、语言、思维和睡眠等更复杂的高级功能。

一、条件反射

微课：
条件反射

（一）条件反射的建立和消退

条件反射是在大脑皮质参与下建立的高级反射活动，它以非条件反射为基础，通过出生后的反复学习和训练而形成。

1. **条件反射的建立**　条件反射学说由俄国生理学家巴甫洛夫在研究狗的进食行为时发现：狗进食时唾液分泌增加，这是一个非条件反射，食物是非条件刺激；而铃声不会引起狗唾液分泌，称为无关刺激。如果喂食前先给予铃声刺激，经过一段时间，即使只有铃声而不喂食，狗的唾液分泌也会增加。此时的铃声刺激称为条件刺激，由条件刺激引起的反射则称为条件反射。条件反射的形成，是无关刺激和非条件刺激在时间上反复结合的结果，此过程称为强化。

2. **条件反射的消退**　条件反射建立以后，如果仅反复使用条件刺激，而未得到非条件刺激的强化，条件反射将逐步减弱，直至完全消失。巴甫洛夫认为，条件反射的消退并非是条件刺激和相应的反应之间的联系中断，而是大脑皮质主动抑制的结果。如果以后重新强化条件刺激，条件反射很快就会恢复。

条件反射的形成，大大增强了机体活动的预见性、精确性和灵活性，从而提高人类对环境的适应能力。新生儿出生后 2 周左右形成第一个条件反射，即抱起喂奶时出现吸吮动作。这是由每次母亲抱起婴儿时所产生的皮肤触觉、关节内感觉，三个半规管平衡等一系列复杂的刺激组合与随之而来的食物性强化相结合而产生的。

（二）人类条件反射的特点

条件反射是由刺激信号引起的。信号通常分为两类：①第一信号：指光、声等具体信号，以信号本身的理化性质作为刺激，建立条件反射；②第二信号：指语言、文字等抽象信号，以信号所代表的含义发挥刺激作用。

能对第二信号产生功能活动的大脑皮质功能系统，称为第二信号系统，为人类所特有。以第二信号建立条件反射，可以进一步提高人类的适应能力。

二、学习和记忆

巴甫洛夫认为，学习是条件反射的建立，记忆则是条件反射的巩固。学习和记忆是互相联系、密不可分的两个神经活动过程，是一切认知活动的基础。

（一）学习的形式

学习是指人和动物获取外界环境信息的神经过程。学习的形式有非联合型学习和联合型学习两类。

1. **非联合型学习** 是一种简单的学习形式，只要单一的刺激重复进行即可产生，不需要在刺激和反应之间建立某种明确的联系。比如，对于环境中单调声音的持续存在，人体会逐步减弱反应，出现习惯化，即学会了忽视环境中的非伤害性刺激；但在较强的伤害性刺激之后，对于弱刺激的反应会加强，即出现敏感化，有利于避开伤害性刺激。

2. **联合型学习** 是指两种不同的刺激在时间上很接近地重复发生，逐步在脑内形成某种联系。条件反射即属于联合型学习。人类的学习方式大多数是联合型学习，主要通过语言、文字和符号进行学习和思维。即使没有具体事物的刺激，也能建立各种联系，从而简化了学习过程，有利于知识的传承。

（二）记忆的过程

记忆是指大脑将获取的信息进行编码、储存和提取的过程。人类的记忆过程可分为四个阶段：感觉性记忆、第一级记忆、第二级记忆和第三级记忆。

1. **感觉性记忆** 是指外界信息传入大脑后，短暂储存在大脑感觉区，时间一般不超过 1 秒。这种记忆多数是视觉和听觉的记忆。

2. **第一级记忆** 将感觉性记忆的传入信息进行加工处理，整合成连贯的信息，即进入第一级记忆。但此阶段记忆保留的时间仍很短暂，为几秒到几分钟。

3. **第二级记忆** 第一级记忆的小部分信息经过反复运用、强化，可延长记忆保留的时间，转入第二级记忆阶段。此阶段记忆的持续时间可由几分钟到几年。

4. **第三级记忆** 有些特殊的记忆，经过多年的反复运用，不易遗忘，此类记忆贮存在第三级记忆，成为永久记忆。

儿童神经系统正处于发育阶段，大脑的兴奋与抑制过程不平衡，往往兴奋占优势，由于神经髓鞘化不完善，兴奋很容易扩散，表现为儿童进行某项学习活动开始时兴奋性非常高，但兴奋保持的时间不够长，大脑皮层中枢之间的兴奋与抑制转化很快，很短时间内儿童的兴趣就开始迁移，表现为活泼好动，注意力集中时间短，易于建立条件反射，特别是对第一信号系统的条件反射建立较快，形象思维能力强，对学习的内容掌握快，但条件反射保持的时间短，需要经常强化，否则容易遗忘。

三、大脑皮质的语言中枢和大脑皮质的一侧优势

（一）大脑皮质的语言中枢

语言功能通常分为听、说、读、写四种，大脑皮质分别有不同的代表区与这些功能相关。临床发现，大脑皮质不同区域的损伤，可引起不同的语言功能障碍。中央前回底部前方的运动语言区受损时，患者可看懂文字、听懂别人的谈话，却说话费力、不流利，但可表达基本意思，称为运动性失语症；额中回后部接近中央前回手部代表区的部位损伤时，患者可听懂别人说话，看懂文字，也会说话，手的功能正常却不会写字，称为失写症；颞上回后部损伤，患者能讲话、书写、看懂文字，听力正常却听不懂别人说话，称为感觉性失语症；角回受损，患者视觉正常，但看不懂文字的含义，称为失读症（图 11-16）。完整的语言功能与大脑皮质多个区域的活动有关。

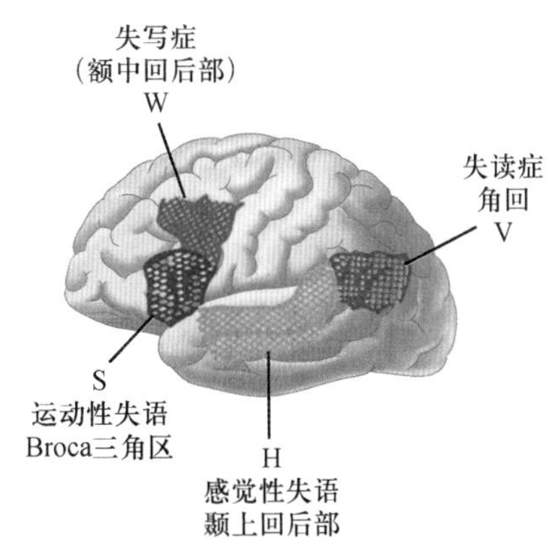

图 11-16　人类大脑皮质语言功能的区

（二）大脑皮质功能的一侧优势

与语言功能有关的中枢主要集中在一侧大脑皮质，称为优势半球。惯用右手者，其优势半球在左侧。大脑左半球相关区域受损时，可出现语言功能障碍，而右半球的损伤对语言功能影响较小。大脑皮质语言功能的一侧优势的形成有遗传因素，但与习惯使用右手关系十分密切。这种一侧优势一般在 10~12 岁时逐步建立，因而婴幼儿时期如发生左侧大脑半球损伤，尚可在

右侧半球建立语言中枢；如果成年以后左侧半球受损，将很难在右侧半球再建语言中枢。

大脑皮质语言中枢的一侧优势现象提示，人类两侧大脑半球的功能是不对称的。左侧半球在语言功能上占优势，而右侧半球则在非语言性的认识功能上占优势，如空间辨认、深度知觉和触觉认识、音乐欣赏等。但这种优势也是相对的，左半球也有一定的非语言性认识功能，而右半球也简单的语言性认识功能。

四、脑电活动与觉醒睡眠

（一）人的脑电活动

将电极置于头皮的一定部位，用仪器可记录到一些有规律的电位变化图形，称为脑电图。在没有特殊外界刺激的情况下，大脑皮质自发产生的节律性电位变化，称为自发脑电活动，记录出的脑电图称为自发脑电图。人类正常的自发脑电图可分为 α 波、β 波、θ 波、δ 波四种基本波形（图 11-17）。

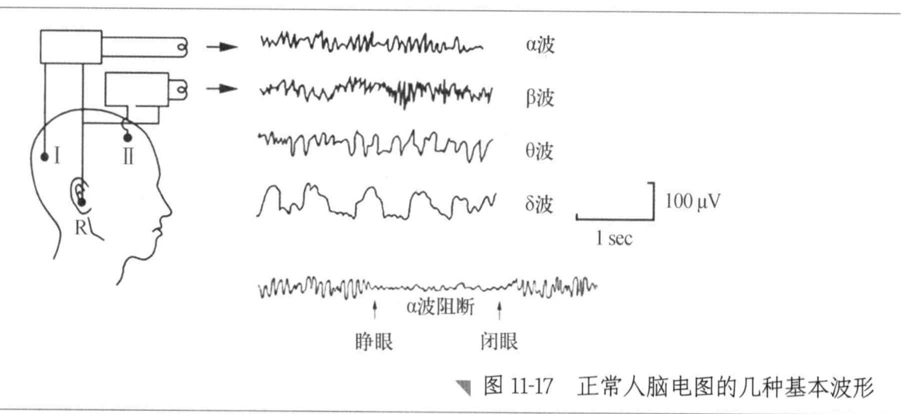

图 11-17 正常人脑电图的几种基本波形

1. **α 波** 频率为每秒 8~13 次，波幅为 20~100 μV。α 波主要在成人安静、清醒且闭眼时出现。睁开眼睛或受到其他刺激时，α 波立即消失而出现 β 波，这一现象称为 α 波阻断。

2. **β 波** 频率最快，为每秒 14~30 次；波幅最小，为 5~20 μV。当受试者睁眼视物或受到其他刺激时，出现 β 波。一般认为 β 波反映大脑皮质处于紧张活动的状态。

3. **θ 波** 频率为每秒 4~7 次，波幅为 100~150 μV，成人一般在困倦时出现此波。

4. δ 波　频率最慢，为每秒 0.5~3 次；波幅最大，为 20~200μV。成人在极度疲劳、睡眠和大脑器质性病变等时可记录到此波。在婴儿常可见到此波。

低频率高振幅的脑电波称为同步化脑电波，表示大脑皮质处于抑制状态；当脑电波转化为低振幅高频率时，称为去同步化，表示大脑皮质兴奋的增强。

（二）觉醒与睡眠

人的觉醒和睡眠两种生理状态交替出现。在觉醒状态下，人能进行学习、工作、劳动和其他活动；而在睡眠状态时，人体的精力和体力可以得到恢复。

1. 觉醒　觉醒可分为脑电觉醒和行为觉醒两种状态。在行为觉醒状态时，表现出觉醒时的各种行为；在脑电觉醒状态时，脑电图呈去同步化快波，但不表现出觉醒行为。

2. 睡眠　睡眠可分为慢波睡眠、快波睡眠两种不同的时相。

微课：睡眠

（1）慢波睡眠：脑电图主要为同步化的慢波。其主要生理表现是：嗅、视、听、触等感觉功能暂时减退；骨骼肌反射活动和肌紧张减退；血压下降、心率减慢、呼吸变弱、体温下降、代谢率降低、瞳孔缩小、尿量减少、唾液分泌减少和发汗功能增强等。此时相中生长素分泌明显增多，促进生长和体力恢复。

（2）快波睡眠：脑电图呈现去同步化的快波。在此时相内，人的感觉功能进一步减退，较难唤醒；骨骼肌反射活动和肌紧张进一步减弱，肌肉几乎完全松弛。此外，还可有阵发性表现，如肢体抽动、血压升高、心率加快、呼吸加深而不规则等，这可能成为某些疾病发作的诱因，如心绞痛、哮喘、脑出血的发作常在快波睡眠时相出现。在快波睡眠期间，可观察到眼球快速运动，故此时相又称为快速眼球运动睡眠。快波睡眠与婴幼儿神经系统的成熟密切相关，有利于神经元之间建立新的突触联系、促进学习记忆活动。

婴幼儿的快波睡眠比例相对较大，随着年龄增加，脑发育速度逐步减慢，快波睡眠也逐步减少。

（3）两种睡眠时相的交替：在完整的睡眠过程中，以上两种睡眠时相交替出现。通常，成人睡眠开始于慢波睡眠，持续 80~120 分钟，转入快波睡眠，20~30 分钟后又转入慢波睡眠。如此交替反复 4~5 次即完成睡眠过程。两种时相的睡眠均可直接转为觉醒状态。

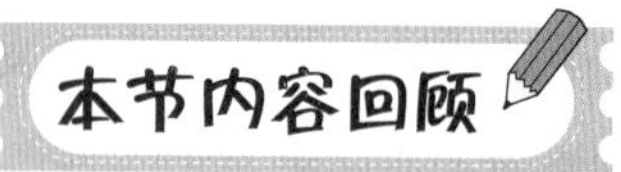

本节内容架构		应知应会星级
一、条件反射	（一）条件反射的建立和消退	★★★★
	（二）人类条件反射的特点	★★★
二、学习和记忆	（一）学习的形式	★★
	（二）记忆的过程	★★
三、大脑皮质的语言中枢和大脑皮质的一侧优势	（一）大脑皮质的语言中枢	★
	（二）大脑皮质功能的一侧优势	★★★
四、脑电活动与觉醒睡眠	（一）人的脑电活动	★★
	（二）觉醒与睡眠	★★★★

第六节　婴幼儿的神经系统功能特点

一、中枢神经系统的发育

教学 PPT：婴幼儿的神经系统功能特点

婴幼儿时期，中枢神经系统的发育十分迅速，但各部分的发育并不均衡，存在较大差异。脊髓和脑干在新生儿出生时已基本发育成熟，保证了新生儿最基本的呼吸、血液循环、消化和泌尿等器官系统的正常活动。小脑的发育相对较晚，3~6 岁逐步发育成熟，故而婴儿在早期活动的协调性较差。新生儿大脑的沟回较浅，神经元细胞体积小、树突少，神经纤维外的髓鞘还未完善，3 岁时神经细胞分化基本成熟，8 岁时接近成人，故婴幼儿对外界刺激的反应速度较慢、易于泛化。

二、神经反射

原始反射是婴儿早期所特有的非条件反射，其中枢位于脊髓和脑干，包括拥抱反射、觅食反射、吸吮反射、握持反射等。

1. **拥抱反射**　用手托住婴儿的头和背部，使躯干上部离开床面，当突然将其躯干和头向后、向下倾斜 15° 左右时，婴儿出现两臂先外展、后内收的拥抱姿势。

2. **觅食反射**　乳头或手指触及婴儿一侧面颊时，新生儿头转向同侧。

3. **吸吮反射**　与觅食反射同时出现，乳头或手指触及婴儿面颊或口唇时，新生儿出现吸吮动作。

4. **握持反射**　手指或其他物体触及婴儿手心时，立即被新生儿握紧，并随轻拉而越握越紧，甚至使整个身体悬挂。

5. **踏步反射**　双手托住婴儿腋下使其直立，并稍向前倾，当足触及桌面时，婴儿可出现交替性伸腿迈步动作。

6. **颈紧张反射**　婴儿仰卧时，将头转向一侧，可出现同侧上肢伸直而对侧上肢屈曲。

原始反射在婴儿出生后 3 个月内出现，随着大脑的发育，在 3~6 个月时逐步消退。如新生儿未能引出原始反射，或在正常消失的年龄仍存在，则提示婴儿的神经发育异常。

三、学习和记忆

学习是条件反射的建立，记忆则是条件反射的巩固。

（一）条件反射

新生儿在出生后 2 周左右，建立的第一个条件反射与进食有关，只要妈妈以哺乳姿势抱新生儿，新生儿即出现吸吮动作。2 个月时，可形成与视觉、听觉、味觉、嗅觉、触觉等相关的条件反射。3~4 个月时，出现兴奋性和抑制性条件反射，如安全味觉的学习和不良味觉记忆的消退等；2 岁以后，已经可以利用第二信号系统，即以词语作为条件刺激建立条件反射。条件反射可帮助婴幼儿建立较好的生活习惯，如进食、睡眠及如厕训练等。随着条件反射的建立和积累，婴幼儿的智力发展也逐渐趋于完善。

（二）记忆发展

条件反射的建立标志着婴儿记忆能力的开始。婴儿在 2 个月时就有姿势记忆和运动记忆，如横抱怀中即知道吃奶。但 1 岁以前，婴儿的记忆能力较弱，记忆保持时间很短暂，

5~6 个月时可认识并记住妈妈，7~9 个月时能想起不在眼前的事物。1 岁以后，随着语言的习得，活动范围的扩大，能记住的事物越来越多。1 岁多能记住常用物品的名称；2 岁时，能记住简单的儿歌；2 岁以后可出现再现的回忆。

四、语言发展

1 岁以前，处于语言发展的准备期。此阶段由于婴儿的大脑发育不完善，无法协调地支配喉、舌、牙齿、上下唇等，语言表达能力很差，主要是倾听和理解。0~6 个月，语言学习的重点是辨别语音；7~12 个月左右，通过牙牙学语练习对声带的控制。1~3 岁，是语言发展的关键时期。1~1.5 岁，幼儿的语言表达从单字到单词，处于单词句阶段；1.5~3 岁，幼儿词汇量的增长速度很快，从多词句阶段进入简单句阶段，幼儿语言发展进入快速的发展期。

五、睡眠

新生儿大脑皮质的兴奋性较低，处于睡眠状态的时间较长，每天睡眠的平均时间为 14~17 小时，睡眠节律尚未建立，夜间睡眠 8~9 小时，白天 5~6 小时，日夜睡眠时间分布相近。随着神经系统的发育，婴儿与外界的互动增多，清醒时间也相应增多，婴儿平均睡眠时间为 12~15 小时，通常夜间睡眠 9~10 小时，日间 3~5 小时。幼儿平均睡眠时间为 11~14 小时，一般 1 岁以后白天睡 2 次，1.5 岁以后白天小睡 1 次。值得注意的是，婴幼儿睡眠时间存在个体差异，不宜仅根据平均睡眠时间来衡量。

本节内容回顾

本节内容架构		应知应会星级
一、中枢神经系统的发育		★★★★★
二、神经反射		★★★★★
三、学习和记忆	（一）条件反射	★★★★★
	（二）记忆发展	★★★★★
四、语言发展		★★★★★
五、睡眠		★★★★★

知识链接

夜惊和梦游

夜惊和梦游均属于儿童睡眠障碍。其中，夜惊常见于幼儿期，幼儿在睡眠时会猛然坐起，两眼发直、呼吸急促，常伴有大声喊叫、哭闹或手脚乱动，几分钟后又平静入睡。梦游是指，儿童在夜间睡眠时突然起床，在房间里走一圈或做一些奇怪动作，然后又回到床上安然睡觉。这两种睡眠障碍具有一些共同特征，即对外界刺激无反应，常发生于慢波睡眠期等。其主要原因是儿童的神经系统发育不完善，白天过度疲劳、兴奋、紧张或受惊吓，以致大脑皮质的兴奋抑制过程失调，导致暂时的睡眠障碍，一般不需治疗。如果这种现象经常发生，则需就诊，找出原因。

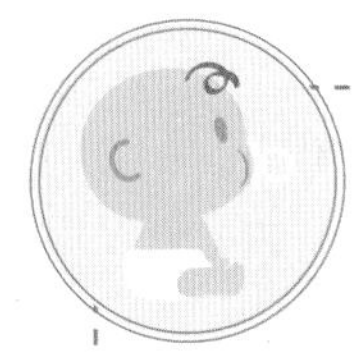

一 思 考 题 一

1. 神经系统的组成是什么？婴幼儿的神经系统发育有什么特点？

2. 什么是骨骼肌的牵张反射？检查牵张反射有什么意义？

3. 交感神经兴奋增强时，婴幼儿的各系统活动有什么变化？

4. 条件反射和非条件反射有什么区别？婴幼儿的条件反射有什么特点？

5. 慢波睡眠和快波睡眠分别有什么意义？婴幼儿的睡眠有什么特点？

神经系统习题及答案

（本章编者：张玉琳）

第十二章

内分泌系统

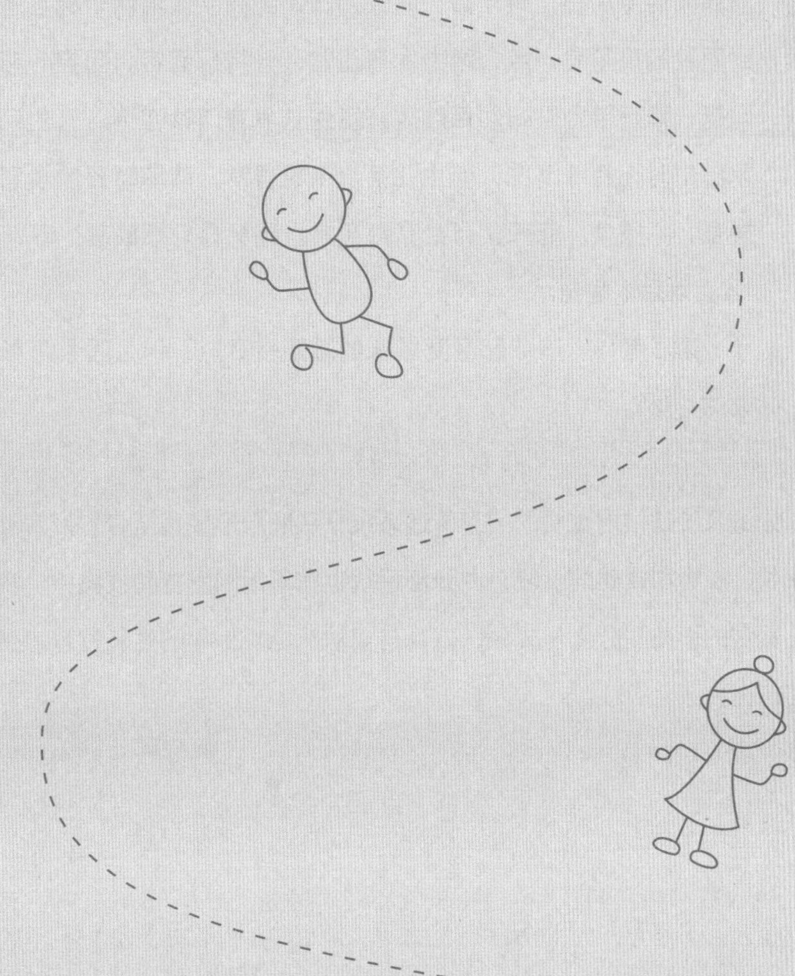

学习目标

1. 结合婴幼儿生长发育说明生长激素分泌的调节，培养健康宣教的社会责任意识。
2. 掌握激素的概念，生长激素、甲状腺激素、胰岛素的作用及分泌调节，维生素 D_3 的作用。
3. 熟悉缩宫素、催乳素的作用及分泌调节，糖皮质激素、肾上腺髓质激素的作用及分泌调节，胰高血糖素的作用及分泌调节。
4. 能解释巨人症、侏儒症、肢端肥大症、呆小症、地方性甲状腺肿大、甲亢、糖尿病发生的基本原因。

案例导入

妈妈发现 3 岁的女儿菲菲比同龄的孩子矮一截。每次定期体检时，医生评估菲菲的身高都在同年龄、同性别孩子身高平均值两个标准差以下，运动能力比同龄的孩子差一点，智力发育正常，无特殊面容。因担心菲菲的生长发育有问题，妈妈带她去妇幼保健院儿童生长发育门诊咨询。医生问诊后了解到，菲菲出生时无特殊情况，新生儿筛查未见异常。菲菲每日饮食营养搭配均衡，不挑食、不厌食。菲菲父母身高都正常。因父母习惯晚睡，菲菲也总是玩到夜晚 12 点以后才睡觉。

请思考：影响菲菲身高增长的激素有哪些？什么因素可影响促生长发育激素的分泌？

内分泌系统是体内重要的信息传递系统，从胚胎形成直至青春发育期，整个机体处于不断生长、发育和成熟的阶段，内分泌系统也在不断的发育和成熟中。内分泌系统的功能与胎儿器官的形成、分化与成熟，以及与婴幼儿、青少年的生长发育、生理功能及免疫机制等密切相关。

第一节　概　述

内分泌系统包括内分泌腺和散在机体各组织器官中的内分泌细胞。人体主要的内分泌腺有垂体、甲状腺、甲状旁腺、肾上腺、胰岛、性腺、胸腺和松果体等（图 12-1）。散在组织器官中的内分泌细胞分布广泛，如下丘脑、心脏、肺、胃肠道黏膜、肾脏、胎盘及皮肤等处均有内分泌细胞。

教学 PPT：
概述

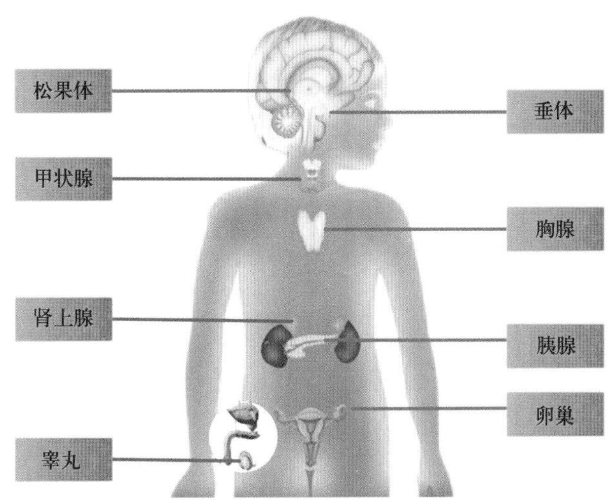

图 12-1　人体主要的内分泌腺

由内分泌腺或散在的内分泌细胞所分泌的，能传递信息的高效能生物活性物质称为激素。激素的作用是作为“信使”对组织细胞发挥调节作用，从而影响机体的生理功能。被激素作用的器官、组织和细胞，分别称为靶器官、靶组织和靶细胞。

一、激素的分类

（一）含氮类激素

1. **蛋白质激素**　主要有胰岛素、甲状旁腺激素和腺垂体分泌的激素。

2. **肽类激素**　主要有下丘脑调节肽、神经垂体释放的激素、降钙素和胃肠激素等。

3. **胺类激素** 主要有肾上腺素、去甲肾上腺素、甲状腺激素等。

（二）类固醇激素

由肾上腺皮质和性腺分泌的激素，如皮质醇、醛固酮、雌激素、孕激素以及雄激素等。

二、激素作用的一般特性

（一）特异性

激素的作用有较高的组织特异性和效应特异性，即有选择性地作用于靶器官、靶组织和靶细胞的特性，称为激素作用的特异性。

（二）信使性

激素携带着调节其靶细胞的信息，并将此信息传递给靶细胞，在此过程中既不增添成分，也不提供能量，仅仅起着“信使”作用，从而调节靶细胞固有的生理生化反应。

（三）高效性

激素在血液中的含量极微，但却具有显著的作用。

（四）激素间的相互作用

激素在发挥作用时，相互联系，相互影响，主要有竞争作用、协同作用、拮抗作用、允许作用。

本节内容回顾

本节内容架构	应知应会星级
一、激素的分类	★★★
二、激素作用的一般特性	★★★

第二节　下丘脑和垂体

下丘脑与垂体在形态和功能上有着密切的联系，形成下丘脑－垂体功能单位。这个功能单位包括下丘脑－腺垂体系统和下丘脑－神经垂体系统。婴幼儿时期和青春期是脑垂体发育最迅速的两个时期。

教学 PPT：
下丘脑和垂体

一、下丘脑－神经垂体系统

在适宜的刺激作用下，神经垂体会释放缩宫素和抗利尿激素入血。

（一）缩宫素（催产素）

缩宫素具有促进乳汁排出和刺激子宫收缩的作用，以前者为主。

1. 生理作用

（1）对乳腺的作用：缩宫素可使乳腺周围肌上皮细胞收缩，使具有泌乳功能的乳腺排乳。此外，还有维持哺乳期乳腺不致萎缩的作用。

（2）对子宫的作用：对妊娠子宫有较强的收缩作用，当缩宫素进入身体血液后，能够快速促进产妇子宫平滑肌兴奋，从而使产妇子宫出现节律性收缩现象，对产妇自然分娩有良好的促进作用。对非孕子宫作用较弱。

2. 分泌调节

（1）吸吮乳头可反射性引起下丘脑－神经垂体系统缩宫素的分泌与释放，导致乳汁排出，称为射乳反射。产后采用母乳喂养，能有助于产妇建立射乳反射，促进缩宫素的分泌，有利于产妇的子宫恢复，减少产后出血，预防产后大出血及贫血。焦虑、烦恼、恐惧、不安可抑制泌乳。

（2）在临产或分娩时，子宫和阴道受到压迫和牵拉，可反射性引起缩宫素的分泌与释放。临床上应用缩宫素，主要是诱导分娩（催产）以及防治产后出血。

（二）抗利尿激素（血管升压素）

生理剂量的抗利尿激素只有抗利尿作用，但在大失血的情况下，血中抗利尿激素浓度明显升高时，才表现出缩血管作用，对维持血压有一定的意义。

二、下丘脑－腺垂体系统

下丘脑合成分泌下丘脑调节肽并通过垂体门脉系统运输，调节腺垂体分泌七种激素，分别是生长激素、催乳素、促黑激素、促甲状腺激素、促肾上腺皮质激素、促卵泡素和黄体生成素。

微课：
生长激素生理作用

（一）生长激素

生长激素是腺垂体含量较多的激素，对婴幼儿生长发育尤为重要。

1. 生理作用

（1）促进个体生长发育：生长激素是对机体生长发育起关键作用的激素，主要是促进组织的生长，特别是骨骼和肌肉的生长。人在幼年期若生长激素分泌不足，将出现生长停滞，身材矮小，称为侏儒症，其智力正常；若幼年期生长激素分泌过多则生长发育过度，身材高大，引起巨人症。若在成年期生长激素分泌过多，此时由于骨骺已闭合，只能使肢端短骨、颌面扁骨等生长异常，以致形成手足粗大，鼻大唇厚，下颌突出，且内脏器官也产生肥大，称为肢端肥大症。

（2）对代谢的作用：生长激素能促进蛋白质合成，升高血糖，促进脂肪分解。

知识链接

生长激素缺乏症

有生长激素缺乏症的患儿出生时身长和体重均正常，1 岁后生长减慢，身高低于同年龄、同性别正常健康婴幼儿生长曲线第 3 百分位数以下或低于平均数减两个标准差，年生长速率 <7cm/ 年（3 岁以内）、<5cm/ 年（3 岁至青春期前）；<6cm/ 年（青春期），智力发育正常。患儿表现面容幼稚、脸圆胖、头发细、皮肤细腻、下颌和颏部发育不良、牙齿萌出延迟且排列不整齐；身体各部比例匀称，骨龄落后于实际年龄。

2. 分泌调节

（1）生长激素的分泌受下丘脑生长激素释放激素与生长激素释放抑制激素的双重调节，生长激素释放激素对其自身分泌也有负反馈调节作用。

（2）睡眠因素：生长激素的自然分泌呈脉冲式，每 2~3 小时出现 1 个峰值，夜间入睡后分泌量增高，且与睡眠深度有关，在中等深度睡眠期或深度睡眠期达高峰，白天空腹时和运动后偶见高峰。儿童期每日生长激素分泌量超过成人，在青春发育期更明显。

（3）代谢因素：饥饿、运动等使血糖降低，刺激生长激素分泌。

（二）催乳素

女性在妊娠期和哺乳期催乳素显著增高，非孕产期催乳素分泌水平较低。

1. 生理作用

（1）对乳腺的作用：女性青春期催乳素与多种激素协调作用促进乳腺生长发育，分娩后催乳素启动并维持泌乳。

（2）对性腺的作用：催乳素对卵巢黄体功能与性激素合成有一定作用，产后催乳素升高可通过机体的调节抑制卵巢排卵。

（3）在应激反应中的作用：在应激状态下，血中催乳素浓度升高，是应激反应中腺垂体分泌的激素之一。

2. 分泌调节　催乳素分泌受下丘脑的双重调节。催乳素释放因子促进其分泌，催乳素释放抑制因子则抑制其分泌。妊娠期催乳素分泌显著增加。授乳时，婴儿吸吮乳头时反射性地引起催乳素大量分泌，这是一种典型的神经内分泌反射。人的精神活动对泌乳的影响十分明显，当乳母受到各种意外刺激引发剧烈情绪反应时，泌乳量明显减少。

（三）促黑激素

人类的促黑激素属多肽类激素，主要作用是促进黑色素细胞中的酪氨酸酶的合成和激活，从而促进酪氨酸转变为黑色素，使皮肤与毛发等的颜色加深，当缺乏酪氨酸酶时会导致白化病发生。

（四）促激素

促激素包括促甲状腺激素、促肾上腺皮质激素、促卵泡素和黄体生成素。它们分别作用于各自的靶腺，主要功能是刺激靶腺组织增生、发育，并促进其激素的合成分泌。

本节内容回顾

本节内容架构		应知应会星级
一、下丘脑－神经垂体系统	（一）缩宫素	★★★★
	（二）抗利尿激素	★★
二、下丘脑－腺垂体系统	（一）生长激素	★★★★★
	（二）催乳素	★★★★
	（三）促黑激素	★★★
	（四）促激素	★★★★

第三节　甲 状 腺

甲状腺是人体内最大的内分泌腺，其主要结构是腺泡（也称滤泡），腺泡上皮细胞是甲状腺激素合成与释放的部位（图 12-2）。腺泡腔是激素的贮存库。

教学 PPT：甲状腺

一、甲状腺激素的代谢

甲状腺激素主要有两种，一种是甲状腺素，又称四碘甲腺原氨酸（T_4），另一种是三碘甲腺原氨酸（T_3），在腺体或血液中 T_4 含量较 T_3 多，约占总量的 90%，但 T_3 的生物学活性较 T_4 强约 5 倍，是甲状腺激素发挥生理作用的主要形式。

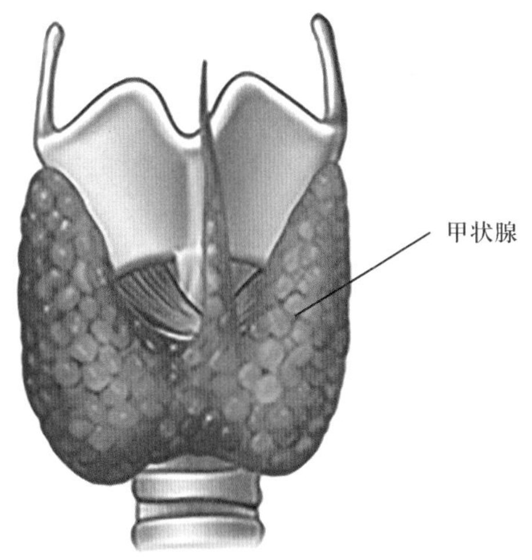

图 12-2　甲状腺

（一）甲状腺激素的合成

甲状腺激素合成的主要原料是酪氨酸和碘。碘主要来源于食物，人每天从食物中摄取的无机碘为 100~200μg，其中 1/3 被甲状腺摄取。因此，甲状腺与碘的代谢关系极为密切。甲状腺激素的合成过程包括三个步骤：一是甲状腺腺泡聚碘；二是碘的活化；三是酪氨酸碘化与甲状腺激素的合成。

（二）甲状腺激素的运输

合成的 T_4 和 T_3 是以甲状腺球蛋白的形式贮存于腺泡腔的胶质中，其储存量很大，可供人体利用 2~3 个月。在适宜刺激下甲状腺激素释放入血，只有游离型的甲状腺激素才能进入组织，发挥其生理效应。

二、甲状腺激素的生理作用

甲状腺激素作用广泛，几乎对各组织细胞均有影响，其主要作用是促进机体生长发育和代谢。

微课：
甲状腺激素的生理作用

（一）对生长发育的影响

甲状腺激素是促进机体生长、发育的重要激素，尤其是对婴儿脑和长骨的生长发育影响极大。甲状腺激素对生长发育的影响，在出生后最初的4个月内最为明显。先天性甲状腺功能不足的患者，不仅身材矮小，而且脑不能充分发育，智力低下，称呆小症（克汀病）。故治疗呆小症应在出生后4个月以前补给甲状腺激素。此外，甲状腺激素还对垂体生长素有允许作用；缺乏甲状腺激素，生长素就不能很好地发挥作用。

（二）对代谢的影响

1. **产热效应** 甲状腺激素能增加体内绝大多数组织细胞的耗氧量，增加产热量，使基础代谢率增高，对维持体温的恒定具有重要意义。

2. **对蛋白质、糖、脂肪代谢的影响** 生理浓度的甲状腺激素可以促进蛋白质合成，因此，甲状腺激素与婴幼儿的生长发育密切相关。甲状腺激素通过促进糖的吸收，增加糖原分解和糖异生作用，升高血糖。对脂肪的影响，分解作用大于合成作用。

（三）对其他系统的影响

T_3、T_4可提高中枢神经系统兴奋性，可使心跳加快、加强，心输出量增大，外周血管扩张。

三、甲状腺激素的分泌调节

甲状腺功能活动主要受下丘脑－腺垂体－甲状腺轴的调节。下丘脑分泌的促甲状腺激素释放激素经垂体门脉系统到达腺垂体，促进腺垂体合成和释放促甲状腺激素。促甲状腺激素促进甲状腺激素合成、释放。血液中T_3、T_4浓度升高时，通过负反馈调节使促甲状腺激素的合成与分泌减少，T_3、T_4的释放也随之减少；反之，则增多。例如，当饮食中缺碘造成甲状腺激素合成减少时，甲状腺激素对腺垂体的负反馈作用减弱，促甲状腺激素的分泌量增多，从而刺激甲状腺细胞增生，甲状腺肿大，临床上称为单纯性甲状腺肿。甲状腺还能通过自身调节根据碘供应的情况，调整自身对碘的摄取和利用以及甲状腺激素的合成与释放。交感神经兴奋可使甲状腺激素合成、分泌增加；副交感神经兴奋则使甲状腺激素合成、分泌减少。

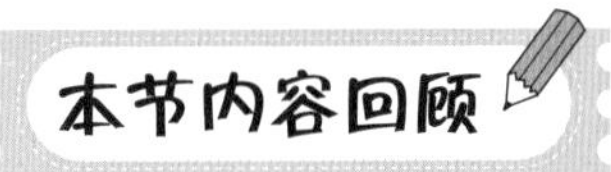

本节内容架构	应知应会星级
一、甲状腺激素的代谢	★★★
二、甲状腺激素的生理作用	★★★★★
三、甲状腺激素的分泌调节	★★★★

第四节　肾 上 腺

肾上腺由浅层的皮质和深部的髓质构成，皮质分泌肾上腺皮质激素，髓质分泌肾上腺髓质激素。

教学 PPT：
肾上腺激素

一、肾上腺皮质激素

肾上腺皮质球状带分泌盐皮质激素，如醛固酮；肾上腺束状带分泌糖皮质激素，主要是皮质醇；肾上腺网状带主要分泌雄激素、少量的雌激素和糖皮质激素。

（一）糖皮质激素的生理作用

糖皮质激素的作用广泛而复杂，是维持生命活动所必需的。

1. 对物质代谢的作用

（1）糖代谢：促进糖异生，升高血糖。如果糖皮质激素分泌过多（或服用此类激素药物过多），可使血糖升高，甚至出现糖尿。因此，糖尿病患者要慎用或禁用糖皮质激素。

（2）蛋白质代谢：促进蛋白质分解，抑制蛋白质合成。

（3）脂肪代谢：促进脂肪分解，但不同部位的脂肪组织对糖皮质激素的敏感性不同，其中四肢敏感性较高，面部、肩、颈、躯干部位敏感性较低。

2. 水盐代谢的作用 皮质醇有较弱的贮钠排钾及促进水的排出作用。肾上腺皮质功能低下的患者，水代谢可发生明显障碍，出现“水中毒”。

3. 参与应激反应 当机体遇到感染、缺氧、饥饿、创伤、疼痛、手术、寒冷及精神紧张等刺激时，促肾上腺皮质激素分泌增加，导致血中糖皮质激素浓度升高，引起机体心跳加快、血压升高等，称为应激反应。在应激反应中，下丘脑 - 腺垂体 - 肾上腺皮质系统功能增强，提高机体对应激刺激的耐受能力和生存能力。

4. 对其他组织器官的作用

（1）血细胞：糖皮质激素使血液中红细胞、血小板和中性粒细胞的数量增多，淋巴细胞、嗜酸性粒细胞的数量减少。

（2）循环系统：糖皮质激素能增强血管平滑肌对儿茶酚胺的敏感性（允许作用），有利于提高血管的张力和维持血压。

（3）消化系统：糖皮质激素能增加胃酸分泌和胃蛋白酶原的生成，使用糖皮质激素类药物有可能会诱发和加剧溃疡病。因此，溃疡病患者应慎用糖皮质激素。

（4）神经系统：糖皮质激素有提高中枢神经系统兴奋性的作用。使用小剂量糖皮质激素可引起欣快感，使用大剂量糖皮质激素则引起思维不能集中、烦躁不安和失眠等。

药理剂量的糖皮质激素有抗炎、抗过敏、抗中毒、抗休克的作用。

（二）糖皮质激素分泌的调节

糖皮质激素主要受下丘脑 - 腺垂体 - 肾上腺皮质轴的负反馈调节，维持血中糖皮质激素的相对稳定和在不同状态下的生理需要。在临床长期大量使用糖皮质激素时，可抑制腺垂体，使促肾上腺皮质激素的分泌长期减少，因而使患者的肾上腺皮质功能减退，甚至萎缩。如果突然停用糖皮质激素药物，则可因患者本身肾上腺皮质功能不足，导致体内糖皮质激素突然减少而引起严重后果。因此，在疾病治疗中，最好是糖皮质激素与促肾上腺皮质激素交替使用；在停用皮质激素药物时，要逐渐减量。

二、肾上腺髓质激素

肾上腺髓质分泌的肾上腺素和去甲肾上腺素均属于儿茶酚胺类化合物。肾上腺素与去甲肾上腺素的生理作用广泛而多样，其对心血管的主要生理作用已在相关章节中介绍。这里主要讨论其在应急反应中的作用和对代谢的影响。

（一）肾上腺髓质激素的生理作用

1. 在应激反应中的作用　当机体处于剧烈运动、失血、创伤、剧痛、寒冷、恐惧等紧急情况时，交感神经兴奋，肾上腺髓质分泌的肾上腺素和去甲肾上腺素急剧增加，有利于随时调整机体各种机能、以应付环境急变，使机体度过紧急时刻而“脱险”。在这种紧急情况下，交感－肾上腺髓质系统活动加强的适应性反应称为应急反应，表现为神经系统兴奋性提高、机体处于警觉状态、反应灵敏，心率加快、心肌收缩力加强、心输出量增加、血压升高，呼吸频率增加、肺通气量增加，肝糖原与脂肪分解加强、血糖升高等。

2. 对代谢的作用　加强肝糖原、肌糖原分解；加速脂肪分解，促使乳酸合成糖原，抑制胰岛素的分泌，使血糖升高。此外，还增加组织耗氧量和机体产热量。

（二）肾上腺髓质激素分泌的调节

支配肾上腺髓质的神经属交感神经节前纤维，其末梢释放乙酰胆碱，通过 N_1 型胆碱受体引起肾上腺髓质释放肾上腺素和去甲肾上腺素。促肾上腺皮质激素与糖皮质激素也可增强某些合成酶的活性，促进肾上腺素和去甲肾上腺素的合成与分泌。肾上腺髓质激素的分泌也存在负反馈调节。当血中儿茶酚胺的浓度增加到一定程度时，可反馈抑制儿茶酚胺的某些合成酶类的活性，使儿茶酚胺合成减少，浓度下降。

本节内容回顾

本节内容架构		应知应会星级
一、肾上腺皮质激素	（一）糖皮质激素的生理作用	★★★★
	（二）糖皮质激素分泌的调节	★★★
二、肾上腺髓质激素		★★★

第五节 调节钙、磷代谢的激素

血浆钙离子水平与机体的许多重要生理功能有密切关系，而调节血浆钙离子水平的因素主要是体液因素，其中甲状旁腺激素、降钙素和维生素 D_3 是重要的体液因素，它们通过对骨、肾和肠三种靶组织的作用，维持血中钙和磷水平的相对稳定。

一、甲状旁腺激素

甲状旁腺激素是由甲状旁腺合成分泌的。正常人血清甲状旁腺激素浓度为 0.56 ± 0.17ng/mL。

（一）甲状旁腺激素生理作用

甲状旁腺激素的生理作用主要是升高血钙。动物甲状旁腺摘除后，血钙水平逐渐下降，出现低钙抽搐、死亡。而血磷水平则往往呈相反变化，逐渐升高。在临床做甲状腺手术时，误将甲状旁腺摘除，可造成严重的低血钙。

1. **对骨的作用** 甲状旁腺激素动员骨钙入血，使血钙浓度升高。具有快速效应、延缓效应两种调节方式，使机体既能对血钙的急切需要做出迅速反应，又能保证有较长时间的持续效应。

2. **对肾脏的作用** 甲状旁腺激素抑制肾脏近端小管对磷酸盐的重吸收，增加尿磷排出，使血磷下降。同时，甲状旁腺激素促进远球小管对钙的重吸收，减少尿钙排出，使血钙升高。

3. **对肠道的作用** 甲状旁腺激素能增加肾内 β－羟化酶的活性，从而促进 1,25- 双羟维生素 D_3 的生成，促进肠道对钙的吸收。所以，甲状旁腺激素是通过间接影响钙在肠内的吸收而升高血钙的。

（二）甲状旁腺激素分泌的调节

血浆钙浓度是调节甲状旁腺激素分泌的最重要因素。血中钙浓度是以负反馈形式调节甲状旁腺激素分泌的，血钙浓度降低可直接刺激甲状旁腺细胞分泌甲状旁腺激素。反之，血钙升高，甲状旁腺激素分泌减少。此外，血磷升高也可引起甲状旁腺激素的分泌，这是由于血磷升高使血钙降低，间接地引起了甲状旁腺激素的释放。降钙素也能促进甲状旁腺激素的分泌。

二、降钙素

降钙素主要是甲状腺腺泡旁细胞合成和分泌的肽类激素，正常血清降钙素浓度为10~20ng/L，其主要作用是降低血钙和血磷。

（一）降钙素生理作用

1. 对骨的作用 降钙素抑制破骨细胞活动，使成骨细胞活动增强。由于溶骨过程减弱和成骨过程加速，骨盐沉积，使血钙、血磷浓度下降。

2. 对肾脏的作用 抑制肾小管对钙、磷、钠、氯等的重吸收，增加它们在尿中的排出量。

此外，降钙素还可抑制小肠吸收钙和磷。

（二）降钙素分泌的调节

降钙素的分泌主要受血钙浓度的调节，血钙浓度增加时分泌增加；反之，分泌减少。此外，胰高血糖素和某些胃肠道激素，如促胃液素、缩胆囊素也可促进降钙素分泌。

三、维生素 D_3

维生素 D 族中，维生素 D_3（VitD_3）最重要。它可从食物中摄取，肝、乳、鱼肝油等食物中 VitD_3 含量丰富。而体内产生的 VitD_3 主要是在紫外线照射下，皮肤 7- 脱氢胆固醇转化为无生物活性的 VitD_3，VitD_3 在肝脏和肾脏进一步活化为 1,25- 双羟维生素 D_3，这是 VitD_3 发挥作用的主要形式。

1. 对肠道的作用 维生素 D_3 促进小肠黏膜上皮细胞对钙的吸收。

2. 对骨的作用 维生素 D_3 对骨钙动员和骨盐沉积均有作用。如 VitD_3 缺乏，正常成骨作用不能进行，在婴幼儿可导致佝偻病。

3. 对肾脏的作用 维生素 D_3 促进近端小管对钙、磷的重吸收，升高血钙。

知识链接

维生素D缺乏性佝偻病

维生素D缺乏性佝偻病，是由于维生素D缺乏而导致钙、磷代谢紊乱产生的一种以骨骼病变为主要特征的全身慢性营养缺乏性疾病。主要发病群体是3个月至2岁左右的婴幼儿。该病发病比较缓慢，初期只是表现为睡眠不安、好哭、易出汗等，因此不容易引起家长的重视。但是随着病情的发展，会出现骨骼改变，如方颅，佝偻病串珠，手、脚镯，郝氏沟，鸡胸，漏斗胸以及“O”“X”畸形腿等。维生素D缺乏性佝偻病会导致婴幼儿的抵抗力下降，容易并发肺炎、腹泻等疾病，严重影响婴幼儿的身体健康。佝偻病的预防须从胎儿期开始，孕妇应多晒太阳，适当补充维生素D。婴幼儿是重点预防对象，尤其是1岁以内的婴儿。应确保婴幼儿每日补充维生素D400IU，服至2岁；坚持母乳喂养，按时添加辅食，多晒太阳；注意不要隔着玻璃晒太阳，用玻璃会阻挡紫外线，皮肤没有照射到紫外线，达不到促进机体生成维生素D的效果。

本节内容回顾

本节内容架构	应知应会星级
一、甲状旁腺激素	★★★
二、降钙素	★★★
三、维生素 D_3	★★★★★

第六节　胰　岛

胰岛是存在于胰腺中的内分泌组织，介于胰腺腺泡组织之间，胰岛 A 细胞占 20%，分泌胰高血糖素；B 细胞占 70%，分泌胰岛素；D 细胞占 10%，分泌生长抑素。本节主要介绍胰岛素和胰高血糖素。

教学 PPT：
胰岛素

一、胰岛素

胰岛素为含 51 个氨基酸的蛋白质类激素，分子量为 5800。正常成人空腹血清胰岛素浓度为 14.0 ± 0.87μIU/mL。

（一）胰岛素的生理作用

胰岛素是促进合成代谢、维持血糖水平的主要激素。

1. 对糖代谢的作用　胰岛素加强组织细胞利用葡萄糖，促进肝脏、肌肉糖原合成，抑制糖异生，降低血糖。胰岛素缺乏时，血糖浓度升高，如超过肾糖阈，尿中将出现葡萄糖，引起糖尿病。

2. 对脂肪代谢的作用　胰岛素可促进脂肪的合成与储存，减少脂肪的分解。

3. 对蛋白质代谢的作用　促进蛋白质的合成，抑制蛋白质的分解。

（二）胰岛素的分泌调节

血糖浓度是调节胰岛素分泌的最重要因素。当血糖浓度升高时，胰岛素分泌明显增加，从而促进血糖降低；血糖浓度降低至正常水平时，胰岛素的分泌回到基础水平，从而维持血糖浓度相对稳定。此外，血中脂肪酸、酮体和氨基酸浓度升高均可促进胰岛素分泌。

胰高血糖素、胃肠激素、生长激素、糖皮质激素、甲状腺激素也对胰岛素的分泌有一定调节作用。迷走神经兴奋时，促进胰岛素分泌。交感神经兴奋，抑制胰岛素的分泌。

知识链接

我国合成胰岛素的重大成就

1965 年 9 月 17 日，我国科学家历经 7 年多的艰苦探索，终于在世界上首次用人工方法成功地合成了具有生物活性的蛋白质——结晶牛胰岛素。人工合成胰岛素的重大科学成果一经公布，立即震惊了全世界。这是人类首次通过人工方法获得的第一种蛋白质，也是人类首次合成的生物活性物质。这是新中国在自然科学基础理论研究方面取得的第一项世界级水平的成果，也是自然科学领域中一项突破性进展。在完成这个重大的科研项目过程中，我国科学家所体现的敢为人先、勇攀高峰、顾全大局、团结协作、艰苦奋斗、不计名利、精益求精、严谨求实的精神必将发扬光大，代代相传。

二、胰高血糖素

胰高血糖素是由 29 个氨基酸组成的多肽，是促进分解代谢的重要激素。

（一）胰高血糖素的生理作用

与胰岛素的促进合成代谢作用相反，胰高血糖素是体内促进分解代谢、促进能量动员的激素。胰高血糖素最重要的作用是升高血糖，还能促进脂肪分解，增加酮体生成。

（二）胰高血糖素的分泌调节

血糖浓度是调节胰高血糖素分泌的主要因素。血糖浓度降低可促进胰高血糖素分泌；反之，则减少。迷走神经兴奋抑制其分泌，交感神经兴奋促进其分泌。此外，因胰岛素能降低血糖，所以能间接促进胰高血糖素的分泌。

血糖浓度主要受胰岛素和胰高血糖素调节，而血糖浓度对它们的分泌有调节作用。这就构成一个闭合的自动反馈调节系统，使血糖浓度稳定在正常水平，维持内环境的稳态。

本节内容回顾

本节内容架构		应知应会星级
一、胰岛素	（一）胰岛素的生理作用	★★★★★
	（二）胰岛素的分泌调节	★★★★
二、胰高血糖素		★★★

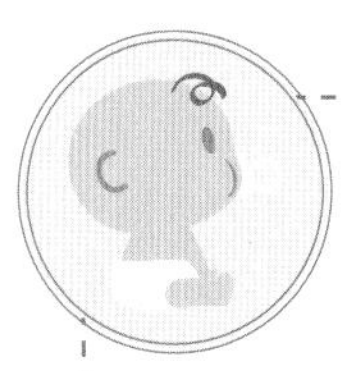

—思 考 题—

1. 生长激素有什么生理作用？婴幼儿生长激素分泌不足会导致什么疾病？

2. 甲状腺激素有什么生理作用？婴幼儿甲状腺激素分泌不足会导致什么疾病？

3. 维生素 D_3 有什么作用？婴幼儿缺乏维生素 D_3 会导致什么疾病？

内分泌系统习题及答案

（本章编者：苏傲蕾）

第十三章

实 验 课

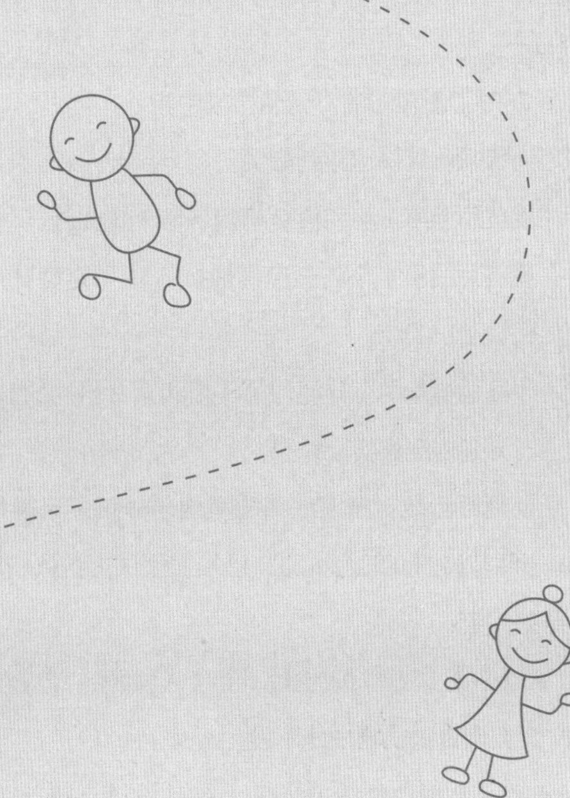

实验一　ABO 血型鉴定

【目的】 学会 ABO 血型的鉴定方法，能准确判断 ABO 血型鉴定结果，培养认真严谨的工作作风。

【原理】 颗粒性抗原悬液与其相应抗体，在有适量电解质的环境中，两者可发生特异性结合，进一步凝集成肉眼可见的凝集块，称为凝集反应。

ABO 血型鉴定（正定型法）原理：用已知的 IgM 类特异抗体（标准血清），与被检红细胞在室温条件下的盐水介质中反应，根据红细胞是否出现凝集现象来测定被检红细胞膜上有无与血型抗体相对应的抗原，从而判断和鉴定被检者的血型。

【实验对象和用品】 人；抗 A、抗 B 血型定型试剂，一次性采血针、牙签、载玻片、无菌棉签、75% 乙醇棉球等。

【方法】

1. 用 75% 乙醇棉球消毒无名指或中指。

2. 用无菌采血针快速穿刺指尖。

3. 在载玻片上第 1 格和第 2 格内各滴 1 滴血液。

4. 在载玻片的第 1 格内悬空滴加抗 A 血型定型试剂，第 2 格内悬空滴加抗 B 血型定型试剂（图实验 1-1）。

5. 用牙签两端分别充分混匀第 1 格和第 2 格内的血液与试剂。

6. 于 5 分钟内观察实验结果。

7. 凝集判断标准：出现红细胞呈均匀分布，无凝集颗粒，为阴性；红细胞出现凝集为阳性，表明待测的红细胞抗原与已知血型试剂抗体相对应。

8. 结果判定：

（1）A 型：A 型血红细胞上只含有 A 抗原，即只在加抗 A 血型定型试剂一侧发生凝集，加抗 B 血型定型试剂一侧不发生凝集。

（2）B 型：B 型血红细胞上只含有 B 抗原，即只在加抗 B 血型定型试剂一侧发生凝集，加抗 A 血型定型试剂一侧不发生凝集。

（3）AB 型：AB 型血红细胞上既含有 A 抗原，也含有 B 抗原，即在加抗 A、抗 B 血型定型试剂两侧均发生凝集。

（4）O 型：O 型血红细胞膜无 A 抗原和 B 抗原，即在加抗 A 血型定型试剂和抗 B 血型定型试剂的血液两侧均不发生凝集。

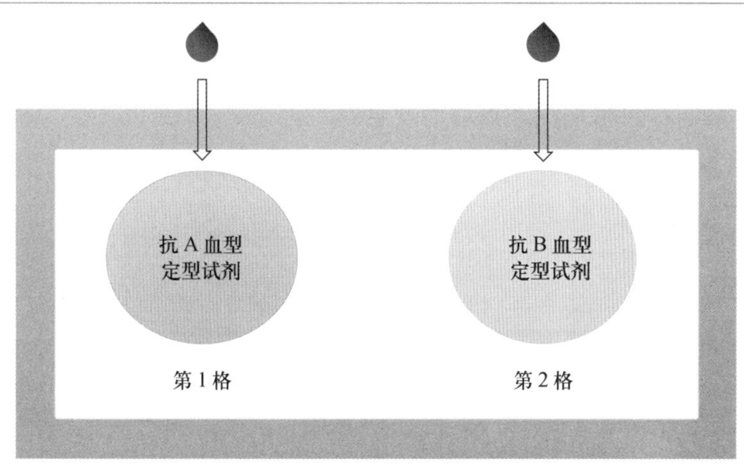

图实验 1-1 ABO 血型鉴定（正定型法）

【结果记录】

被检者血型（正定型法 ABO）：________型

【讨论】

讨论血型分型的依据、凝集反应的原理，并分析可能影响测量结果的因素。

【注意事项】

1. 本实验可作为 ABO 血型的初筛和复检，不适合作为 ABO 亚型的检测。

2. 实验操作过程中，应防止血液、用品之间的交叉污染。

3. 使用后的一次性采血针要按医疗废物处置。

【思考】

不同血型的人能不能互相输血？

（本节编者：覃 朗）

实验二　心音听诊

【目的】 学会心音听诊的方法，了解正常心音的特点，关心检测对象，注意隐私保护。

【原理】 心音是由于心肌收缩、瓣膜开闭、血流撞击心血管壁等因素引起振动而产生的，用听诊器在胸壁上听诊，在一个心动周期中可听到第一心音和第二心音。第一心音是由房室瓣关闭和心室肌收缩引起振动而产生的，音调较低、历时较长，是心肌收缩的标志，其响度和性质变化可反映心室肌收缩强弱和房室瓣的功能状态。第二心音是动脉瓣关闭时振动而产生的，音调较高、历时较短，是心室舒张的标志。

在某些健康儿童和青少年可听到第三心音，是由于心室充盈后期血流突然减速引起的振动而产生的，是一种低频、低幅的心音。

【实验对象和用品】 人；酒精、听诊器、计时器。

【方法】

1. 受试者安静端坐或取卧位，解开上衣。

2. 检查者坐在对面，位于被检者右侧，戴好听诊器。听诊器的耳件方向应与外耳道方向一致，以右手拇指、示指和中指轻持听诊器胸件。

3. 确定各听诊部位（图实验 2-1），听诊顺序为：二尖瓣听诊区→肺动脉瓣听诊区→主动脉瓣听诊区→主动脉瓣第二听诊区→三尖瓣听诊区。

4. 仔细听取心音，根据两个心音的特点辨别第一心音、第二心音。如难以区分两个心音，可在听诊时用手指触摸心尖搏动或颈动脉搏动，与之同步的即为第一心音。

5. 判断心音的节律是否整齐，有无早搏，心音强弱，有无杂音、额外心音。

6. 在二尖瓣听诊区听取心音，数 15 秒的心跳次数，其 4 倍即为心率。

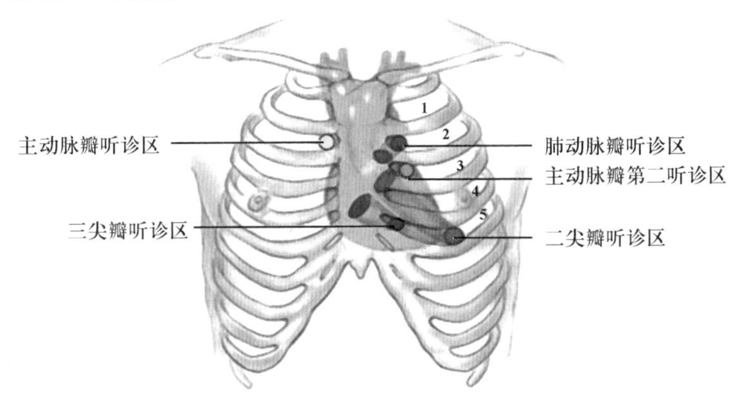

图实验 2-1 心音听诊部位示意图

二尖瓣听诊区：左第五肋间锁骨中线稍内侧（心尖部）；主动脉瓣听诊区：胸骨右缘第二肋间；主动脉瓣第二听诊区：胸骨左缘第三肋间；肺动脉瓣听诊区：胸骨左缘第二肋间；三尖瓣听诊区：胸骨左缘第四、五肋间

【结果记录】

记录受试者的心率及心音情况。

【讨论】

讨论心音听诊的意义。

【注意事项】

1. 室内必须保持安静，以利于听诊。

2. 听诊器的管道应保持通畅，各部分间连接紧密。管道切勿与其他物体摩擦，以免发生摩擦音而影响听诊。

3. 如呼吸音影响心音听诊，可嘱受试者暂停呼吸片刻。

【思考】

婴幼儿的心率易受各种因素影响，在心音听诊时应注意什么？

（本节编者：况 炜）

实验三　动脉血压测量

【目的】 学习间接测量人体动脉血压的方法，了解袖带加压法测定动脉血压的原理，能较准确地测量人体肱动脉的收缩压与舒张压，并能关爱检测对象。

【原理】 测定人体动脉血压最常用的方法是袖带加压法，测量部位一般为肱动脉。血液在血管内顺畅流动时通常没有声音，但当血管受压变狭窄或时断时通时，血液可发生湍流引起血管壁振动，形成所谓的“血管音”。当充气进入上臂袖带后，袖带内压力超过收缩压时，血管受压封闭使血流阻断，此时听不到“血管音”，也触不到桡动脉脉搏。然后缓慢放气，逐步降低袖带内的压力，当袖带内压力等于或略低于收缩压而高于舒张压时，血液可断续地流过受压血管，形成湍流而发出“血管音”，此时用听诊器既可在被压的肱动脉远端听到声音，也可触到桡动脉脉搏。因此，当从听诊器中听到第一声“血管音”时，袖带内压力等于收缩压。继续放气，当袖带内压力等于舒张压时，血管内血流由断续流动变成连续流动，声音突然由强变弱或消失，此时袖带内压力即为舒张压。

婴幼儿血压测量：测量方法与成人相同，但测量血压所使用的袖带宽度应根据年龄来选择，大约是上臂长度的 1/2~2/3，一般新生儿期选用 2.5cm 宽的袖带，婴幼儿期选用 4~6cm 宽的袖带，接到成人的血压计上即可。

【实验对象和用品】 人；水银血压计、听诊器。

【方法】

1. 水银血压计由袖带、橡皮球和测压计三部分组成（图实验 3-1），使用前应驱净袖带内的空气，打开水银柱底部的开关。

2. 测压前，检测对象应静坐 5 分钟。

3. 检测对象取端坐位或仰卧位，被测上肢裸露，伸直并轻度外展，前臂平放于桌面上，手掌向上，使肘部与心脏处于同一水平。此时，血压计零刻度也应处于同一水平。

4. 将袖带缠绕在距肘窝上方 2cm 处，充分暴露肱动脉听诊部位，松紧度应合适，以能插入两指为宜。

5. 戴上听诊器，使耳件的弯曲方向与外耳道一致。于肘窝内侧触到肱动脉脉搏，将听诊器胸件置于肱动脉上，不得将胸件塞入袖带下。

6. 一手轻压听诊器胸件，一手捏橡皮球向袖带内充气，使水银柱上升直到听不到“血管音”后，继续充气使水银柱再上升 20~30mmHg，一般可达 180mmHg。随即旋开气球螺帽，缓慢放气，逐渐降低袖带内压力，在水银柱缓慢下降的同时仔细听诊。当突然出现“嘣”的一声“血管音”时，读出血压计上所示水银柱刻度，即为收缩压。继续缓慢放气，“血管音”先由低变高，然后由高突然变低，最后完全消失。声音由强突然变弱这一瞬间称为变调点，此时血压计上所示水银柱刻度即为舒张压。

重复测量三次，取其平均数。重复测量时，每次之间应间隔数分钟。血压记录：收缩压 / 舒张压 mmHg（或 kPa）。

7. 测量结束后向右倾斜血压计，使汞柱内水银进入水银槽，关闭开关。整理好袖带，并协助被检者整理好衣物、被褥等。

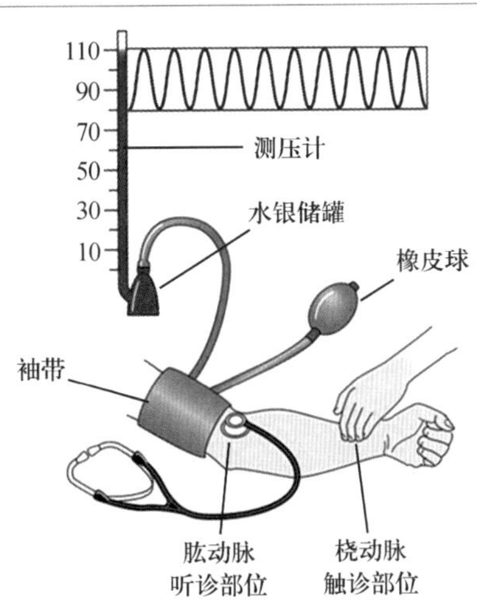

图实验 3-1 血压计测量人体动脉血压方法示意图

【结果记录】

记录检测对象的血压。

【讨论】

分析可能影响测量结果的因素。

【注意事项】

1. 室内必须保持安静，以利于准确听诊。

2. 注意充气前打开水银柱底部的开关，使用完毕后应关上开关，以免水银溢出。

3. 袖带缠绕不宜过松或过紧；袖带应距肘窝 2cm，充分暴露肱动脉听诊部位，勿将听诊器胸件塞入袖带内。

4. 重复测定时，每次间隔 2~3 分钟，袖带内的压力降到零位后方可再次打气。

5. 若血压超出正常范围，应让检测对象休息 10 分钟后再做测量。

6. 应充分考虑检测对象的需要，注意做好保暖措施。

【思考】

婴幼儿为什么不能使用成人的普通袖带进行血压测量?

（本节编者：况 炜）

实验四 肺通气功能测量

【目的】 学会测定肺活量（VC）、用力肺活量等指标的方法，能分析各指标的检测意义，能与检测对象良好沟通。

【原理】 采用肺量计测定肺通气功能。受试者呼吸时气体的进出引起肺量计内气体量的变化，肺量计内气体量的变化值即受试者呼出或吸入的气体量。肺活量、时间肺活量和最大通气量是反映肺通气功能的重要指标。肺活量是指尽力吸气后，所能呼出的最大气量。时间肺活量是指尽力吸气后，再尽力尽快呼气，计算第 1 秒末、第 2 秒末、第 3 秒末呼出气量占肺活量的百分数。最大通气量是指尽力做深快呼吸时，每分钟吸入或呼出的最大气量。

【受试对象和实验用品】 人；电子肺量计、鼻夹、一次性吹嘴。

【方法】

1. 肺量计的准备

打开肺量计电源开关，将吹嘴、吹管与传感器连接，选择相应的功能键进行检测。

2. 指标测定

（1）肺活量的测定

受试者取站立位，夹上鼻夹，尽力深吸气到最大限度，手持吹嘴呼气至不能呼出为止。连续测量三次（每次间隔 15 秒），取最大一次数值作为肺活量值。

（2）用力肺活量的测定

受试者取站立位，夹上鼻夹，尽力深吸气到最大限度，手持吹嘴以最快速度用力将气呼出。记录第 1 秒末呼出的气体量占肺活量的百分比，即 1 秒率（FEV_1），健康成人平均约为 83%。

【结果记录】

记录受试者的肺活量、用力肺活量。

【讨论】

论述各指标的检测意义。

【注意事项】

1. 一项指标测试完成后，受试者应平静呼吸几次，然后再测试下一项指标。

2. 若测试过程中因干扰而出现数字紊乱时，按下“清除”按钮，此时仪器进入初始状态，可以重新使用。

3. 测定时应防止从鼻孔或口角漏气。

【分析】

请分析婴幼儿的肺活量和用力肺活量比较低的原因。

（本节编者：陈慧玲）

实验五 视力测量

【目的】 学会使用视力表测定视力的方法，了解视力测量的原理，在测量过程中体现人文关怀。

【原理】 视力是指眼分辨细微结构的能力，以能分辨两点间的最小距离作为衡量标准，常用眼能分辨的最小视角的倒数来表示。计算公式为：

$$视力 = \frac{1}{5\text{米远处能看清物体的视角}}$$

视力表就是根据此原理设计的，由大小、方向不同的“E”字排列组成。从离视力表5m的距离观看该表第10行的“E”字，每一笔画的宽度和相邻笔画间隙的宽度均为1′视角，如能正确识别这一行的“E”字，就表示此眼的最小视角等于1′视角，此时视力即为1.0，为正常视力。

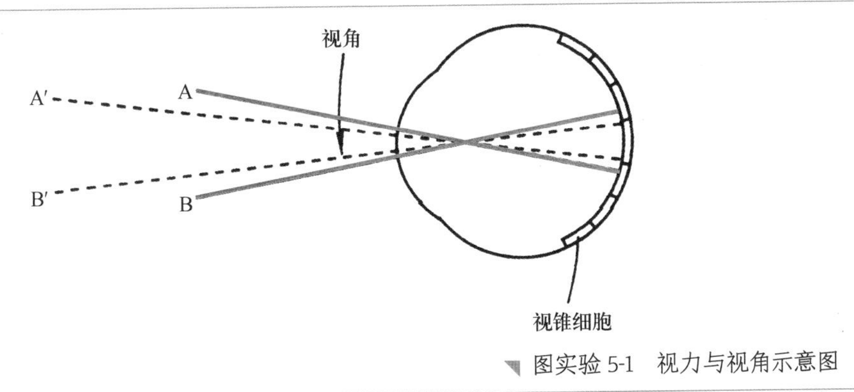

图实验5-1 视力与视角示意图

【实验对象和用品】 人；视力表、指示棒、遮眼板、米尺。

【方法】

1. 将视力表挂在光线充足的墙上，视力表第10行视标“E”的高度与被检者的眼位于同一水平。

2. 被检者站在距视力表5m处，用遮眼板完全遮住一只眼，另一只眼看视力表。

3. 检测者用指示棒从视力表的第 1 行开始，依次指点各视标，被检者说出指示棒所指视标的缺口方向。自上而下依次指向各行，直至被检者不能分辨为止，此时即可从表上读出其视力值。

4. 用相同的方法测量另一只眼的视力。

5. 如被检者对最上一行符号（即视力值为 0.1）无法辨认，则嘱其向前移动，直至能辨认最上一行为止。测量被检者与视力表的距离，按以下公式推算其视力：

$$视力 = \frac{0.1\times 被检者与视力表的距离（m）}{5m}$$

6. 测定被检者两眼裸眼视力后，如被检者近视，应再测定矫正视力。

【结果记录】

记录被检者视力。

【讨论】

论述影响视力的因素，并分析影响视力检测准确性的因素。

【注意事项】

1. 视力表须有充足的光线照明。

2. 用遮眼板遮眼时，勿压迫眼球，以防影响测试。

3. 检测者应注意与被检者的互动，指示清晰，态度亲切。

【分析】

被检者若在距视力表 2.5m 处才能看清第一行的“E”，被检者视力是多少？如何推算？

（本节编者：方 敏）

实验六 人体腱反射检查

【目的】 学会腱反射的检查方法，理解腱反射检查的意义，在检查中能与检测对象良好沟通。

【原理】 腱反射是快速牵拉肌腱所引起的骨骼肌牵张反射。由于腱反射的完成有赖于反射弧的完整，并受高位中枢的调控，临床上常通过检查腱反射，了解相应反射弧的完整性及高位中枢的功能状态。若腱反射减弱或消失，提示该反射弧受到损伤；若腱反射亢进，则提示高位中枢病变。

【实验对象和用品】 人；叩诊锤。

【方法】

1. **肱二头肌反射** 受检者取端坐位，检查者左手托住被检查者的肘关节，使其肘部放松。左手拇指置于肱二头肌肌腱，右手持叩诊锤叩击左手拇指（图实验 6-1），观察肘关节运动。

2. **膝反射** 受检者取坐位，小腿自然下垂约与大腿呈直角，下肢肌肉放松。检查者持叩诊锤叩击膑韧带（股四头肌肌腱）（图实验 6-2），观察膝关节运动。

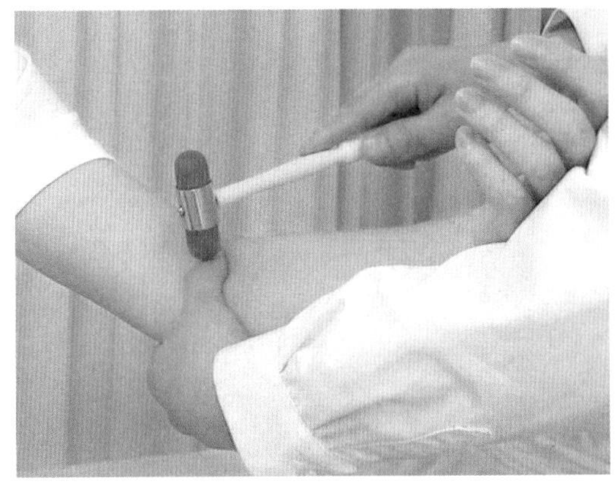

图实验 6-1 肱二头肌反射检查

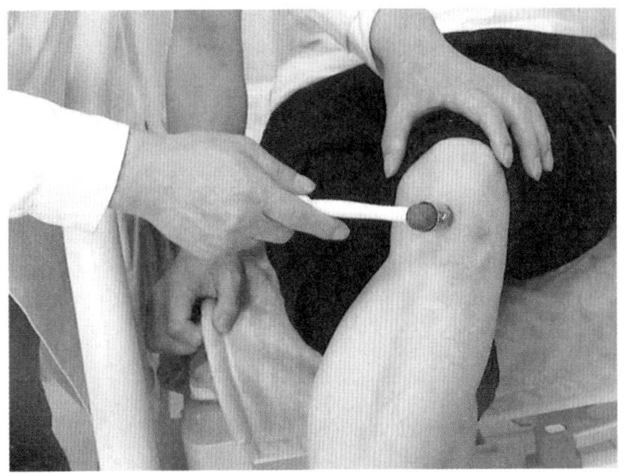

图实验 6-2 膝反射检查

【结果记录】

用文字描述所测两种反射的情况。

【讨论】

分析腱反射发生的机制。

【注意事项】

1. 被检查者应放松。

2. 持叩诊锤叩击肌腱时，力量要合适、部位要准确。

【分析】

腱反射增强或减弱分别常见于什么情况？

（本节编者：张玉琳）

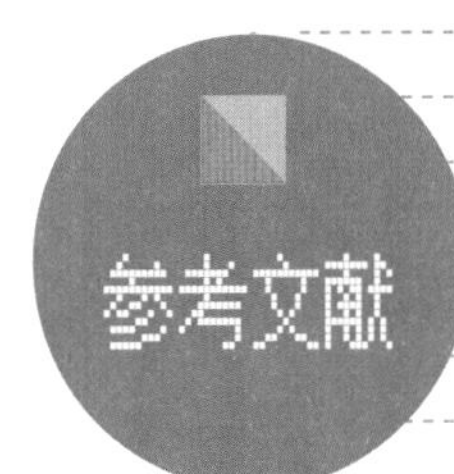

参考文献

[1] 柏树令，应大君 . 系统解剖学 [M]. 9 版 . 北京：人民卫生出版社，2018.

[2] 陈荣华，赵正言，刘湘云 . 儿童保健学 [M]. 5 版 . 南京：江苏凤凰科学技术出版社，2017.

[3] 方富熹，方格 . 儿童发展心理学 [M]. 北京：人民教育出版社，2005.

[4] 古桂雄，戴耀华 . 儿童保健学 [M]. 北京：清华大学出版社，2011.

[5] 郭争鸣，唐晓伟 . 生理学 [M]. 4 版 . 北京：人民卫生出版社，2018.

[6] 黄华，崔明辰 . 儿科学 [M]. 8 版 . 北京：人民卫生出版社，2021.

[7] 康松玲，许晨宇 . 0~3 岁婴幼儿抚育与教育 [M]. 北京：北京师范大学出版社，2021.

[8] 黎海芪 . 实用儿童保健学 [M]. 北京：人民卫生出版社，2018.

[9] 李伟东，章皓，陶冬英 . 人体结构与功能 [M]. 北京：中国协和医科大学出版社，2020.

[10] 林忠文，丁明星，阙玉玲 . 人体结构与功能 [M]. 郑州：河南科技出版社，2017.

[11] 刘东方，黄嫦斌 . 解剖学基础 [M]. 2 版 . 北京：科学出版社，2017.

[12] 刘学政，李和，田新霞 . 人体形态学 [M]. 2 版 . 北京：人民卫生出版社，2022.

[13] 倪秋月，陈尚 . 人体形态与功能 [M]. 北京：人民卫生出版社，2014.

[14] 聂绍通 . 中医儿科学 [M]. 4 版 . 北京：人民卫生出版社，2018.

[15] 王庭槐 . 生理学 [M]. 9 版 . 北京：人民卫生出版社，2018.

[16] 王卫平，孙锟，常立文 . 儿科学 [M]. 9 版 . 北京：人民卫生出版社，2018.

[17] 杨培禾 . 儿童生理与卫生学基础 [M]. 北京：首都师范大学出版社，2017.

[18] 杨泉芳，王艳芬 . 幼儿卫生保健基础 [M]. 北京：中国人民大学出版社，2020.

[19] 姚和翠，黄伏连，范双莉 . 生理学 [M]. 天津：天津科学技术出版社，2021.

[20] 中国营养学会 . 中国居民膳食指南（2022）[M]. 北京：人民卫生出版社，2022.

[21] 中国营养学会 . 中国居民膳食营养素参考摄入量 [M]. 北京：中国轻工业出版社，2006.

[22] 祝红．幼儿卫生与保健 [M]. 武汉：华中师范大学出版社，2012.

[23] 马源，文一博，汪玺正，等．河南地区婴幼儿把尿训练开始时间与排尿控制发育关系研究 [J]. 现代泌尿外科杂志，2018，23（9）：655-658，713.

[24] 王敏，孙慧敏，阮娟．抚触对正常婴幼儿早期生长发育影响的 Meta 分析 [J]. 解放军护理杂志．2015（24）.

[25] 张明明，石琳，李晓惠，等．高血压患儿病因及其靶器官损害相关因素分析 [J]. 武警医学，2017，28（8）：780-783.

[26] 中国康复医学会儿童康复专业委员会，中国残疾人康复协会小儿脑性瘫痪康复专业委员会，中国医师协会康复医师分会儿童康复专业委员会，等．中国脑性瘫痪康复指南 [J]. 中华实用儿科临床杂志．2022，37（12）.

[27] 中国预防医学会儿童保健分会．婴幼儿喂养与营养指南 [J]. 中国妇幼健康研究，2019（4）.

[28] 中华医学会小儿外科学分会内镜外科学组．隐睾症腹腔镜手术操作指南 [J]. 临床小儿外科杂志．2017（6）.

[29] Goldmuntz E.The epidemiology and genetics of congenital heart disease[J]. Clin Perinatol，2001，28（1）：1-10.

[30] JOINSON C，HERON J，VON GONTARD A，et al. A prospective study of age at initiation of toilet training and subsequent daytime bladder control inschool-age children[J]. J Devel Behav Pediatr，2009，30（5）：385-393.

[31] WEN J G，YEUNG C K，CHU W C，et al. Video cystometry in young infants with renal dilation or a history of urinary tract infection[J]. Urol Res，2001，29（4）：249-255.